# 小青龍湯

楊建宇,王成祥,朱慶文 主編

## 寒飲咳喘良方

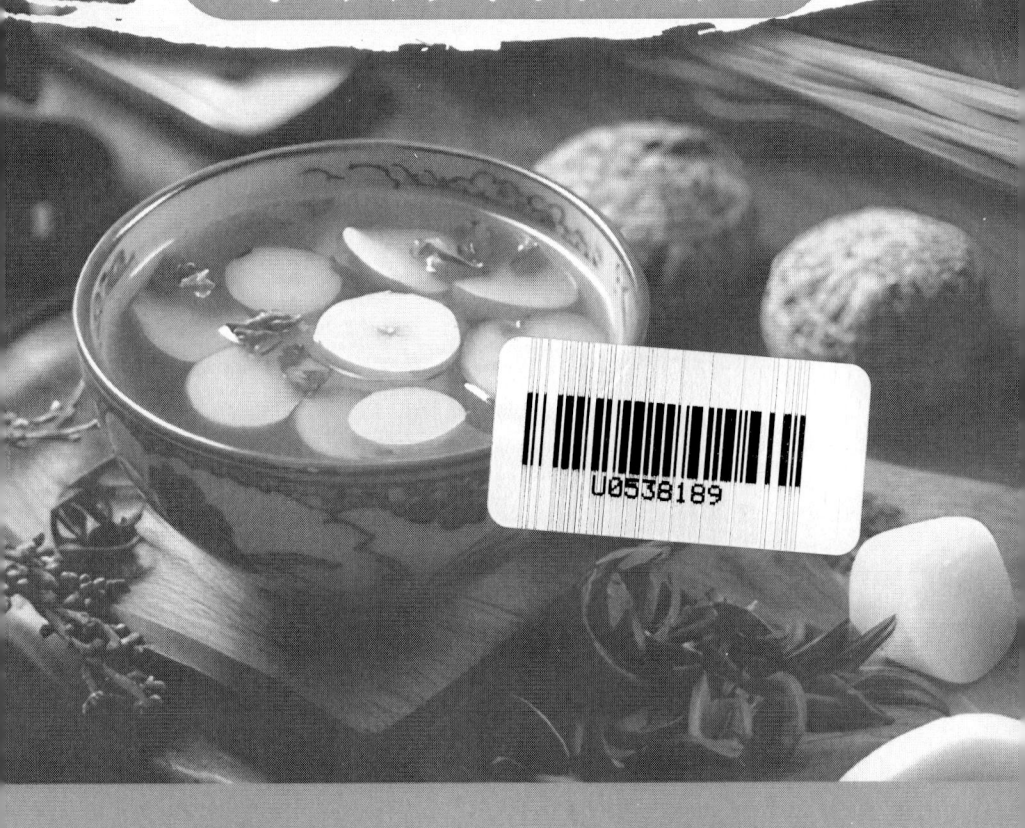

歷史源流、方義解析、臨床應用、現代研究
以嚴謹學術態度,結合理論與實踐,解析小青龍湯的經典價值

# 目錄

## 上篇　經方精要

第一章　小青龍湯概述……………………………………007

第二章　臨床藥理基礎……………………………………025

第三章　源流方論解析……………………………………037

## 中篇　臨證新論

第一章　經方臨證概論……………………………………065

第二章　經方臨證思維……………………………………085

第三章　經方臨床各論……………………………………109

## 下篇　現代研究

第一章　現代實驗研究……………………………………233

第二章　經方應用研究……………………………………269

## 參考文獻

目錄

# 上篇

## 經方精要

本篇從三個部分對小青龍湯進行論述：第一章第一節溯本求源部分從經方出處、方名釋義、藥物組成、使用方法、方歌等方面對其進行系統整理。第二節經方集注選取歷代醫家對經方的代表性闡釋。第三節類方簡析對臨床中較常用的小青龍湯類方進行簡要分析。第二章對組成小青龍湯的主要藥物功效與主治，以及作用機制進行闡釋，對小青龍湯的功效進行剖析。第三章對小青龍湯的源流進行整理，對古代醫家方論和現代醫家方論進行論述。

上篇　經方精要

# 第一章

## 小青龍湯概述

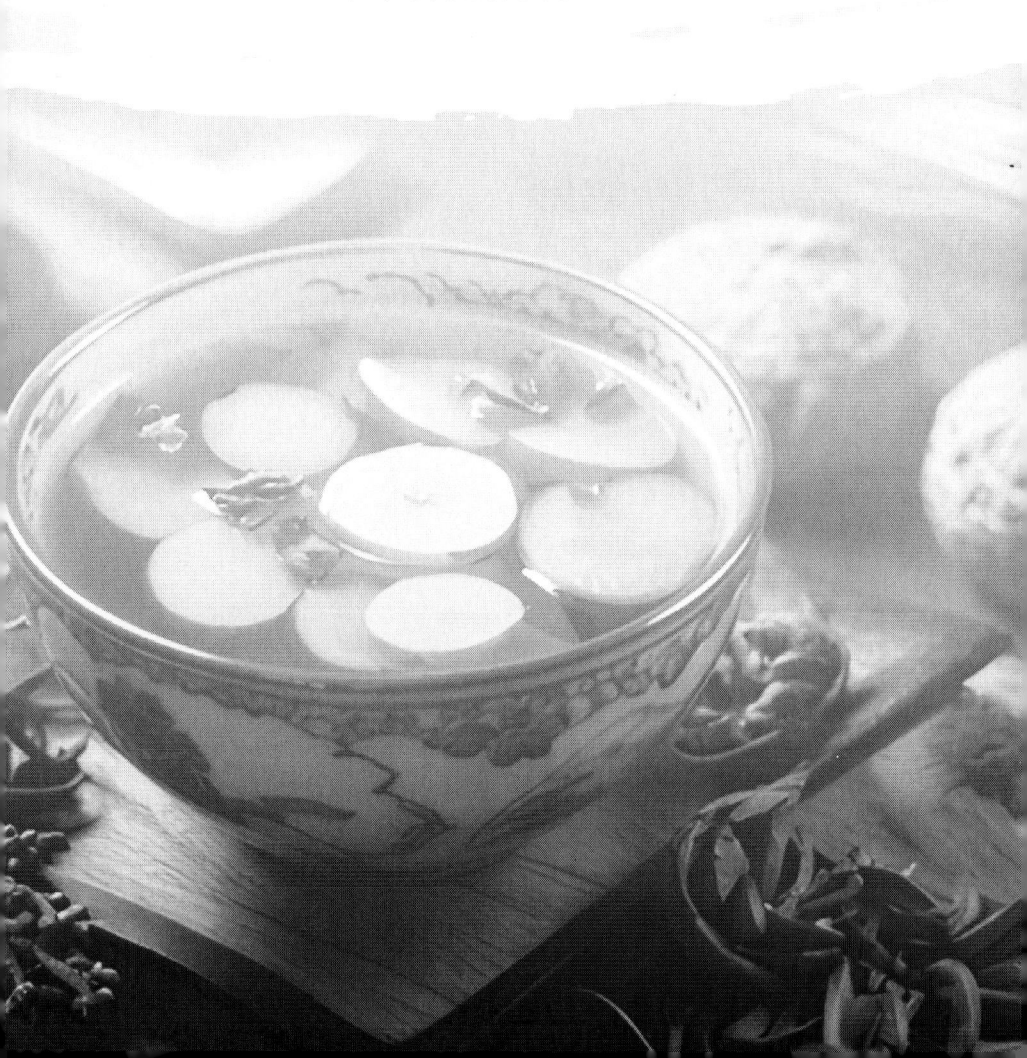

## 第一節　溯本求源

### 一、經方出處

《傷寒論》

　　傷寒表不解，心下有水氣，乾嘔發熱而咳，或渴，或利，或噎，或小便不利，少腹滿，或喘者，小青龍湯主之。(40)

　　傷寒心下有水氣，咳而微喘，發熱不渴。服湯已渴者，此寒去欲解也。小青龍湯主之。(41)

《金匱要略》

　　病溢飲者，當發其汗，大青龍湯主之；小青龍湯亦主之。「痰飲咳嗽病脈證并治第十二」

　　咳逆，倚息不得臥，小青龍湯主之。「痰飲咳嗽病脈證并治第十二」

　　婦人吐涎沫，醫反下之，心下即痞，當先治其吐涎沫，小青龍湯主之。涎沫止，乃治痞，瀉心湯主之。「婦人雜病脈證并治第二十二」

### 二、方名釋義

　　小青龍湯的命名原因，後世有兩種觀點較為常見。一種認為張仲景以四方之神之名（青龍、白虎、朱雀、玄武）命名方

劑。如張秉成所云：名小青龍者，以龍為水族，大則可以興雲致雨，飛騰於宇宙之間；小則亦能治水驅邪，潛隱於波濤之內耳。另一種觀點是，張仲景以主藥麻黃色青形似青龍而命名。對以上兩種說法，應合而論之較為合適。

據《輔行訣臟腑用藥法要》載：弘景（梁陶弘景）曰：「外感天行，經方之治，有二旦、六神、大小等湯。昔南陽張機，依此諸方，撰為《傷寒論》一部，療治明悉，後學咸尊奉之。」其中「二旦」即「大、小陽旦湯，大、小陰旦湯」；「六神、大小」即「大、小青龍湯，大、小白虎湯，大、小朱鳥（雀）湯，大、小玄武湯，大、小螣蛇湯，大、小勾陳湯」。此說提出諸方的命名運用了道教文化中的四神之名，也提供了張仲景撰寫《傷寒論》時所用方劑的來源。由此可知，《傷寒論》中的方劑必然也借鑑了《湯液經法》中原有的方劑名稱。

《輔行訣臟腑用藥法要》中同時載有陶弘景的話：「陽旦者，升陽之方，以黃耆為主；陰旦者，扶陰之方，以柴胡為主；青龍者，宣發之方，以麻黃為主；白虎者，收重之方，以石膏為主；朱鳥者，清滋之方，以雞子黃為主；玄武者，溫滲之方，以附子為主。此六方者，為六合之正精，升降陰陽，互動金木，既濟水火，乃神明之劑也。」說明在命名方劑時，借鑑六神之名的同時，更考慮到了方劑的主要藥物和主要功效，以六神的特性與之類比，進而命名。

明代醫家方有執提出「持二論合一」的觀點。如《傷寒論條

辨》云：「然青龍以桂枝麻黃得石膏之辛甘而有青龍之名……夫所謂青龍白虎者，青乃木色，龍乃木神，木主春。春熱而煩躁，雷雨解而致和焉。人之汗，以天地之雨名之。龍興雲雨至。發煩躁之汗而榮衛以和。龍之所以為湯，神湯之謂也……然均是龍也而一則曰主之，一則曰發之，何也？主之者，以煩躁之急疾屬動而言。發之者，以但重之沉默屬靜而言之也。」即大、小青龍湯的命名，綜合考慮了六神之中青龍的特性與方劑的特徵，將二者類比後，借「青龍」為方劑命名。至於《傷寒論》中大、小青龍湯的分別命名，《傷寒論條辨》中亦有：「然則是湯也，乃直易於散水寒也。其猶龍之不難於翻江倒海之謂歟。夫龍，一也。於其翻江倒海也，而小言之。以其興雲致雨也，乃大言之。能大能小，化物而不泥於物，龍固如是夫。白虎真武雖無大小之可言，其於主乎人身而為四體之元神則不偏殊。」

　　《傷寒論》對於所借鑑的方劑並沒有採用原有的名稱，而是進行了重新的命名。此原因，一方面，由於張仲景的儒生身分，使得他在採納前代的道教醫學成果的同時，並沒有完全傳承道教思想，更多的是採用方劑的主要藥物或者是全部藥物的名字來對方劑加以命名。另一方面，當時的社會環境正是對道教進行打壓的階段，為避免政治衝突，故而方劑命名皆「避道家之稱」。還有一種原因是當時以藥名代方名已經流行，而張仲景隨其時尚而改名，亦未可知。

綜上所述，小青龍湯的命名，應是既來源於古代中國道教的四方之神名，又結合了方劑的藥物組成及功效等特點。由於張仲景本人或者當時社會的原因，使得《傷寒論》中的方劑未按照道教醫學中的原方命名，但這並不能否認小青龍湯的名字來源於道教「四神」。因此，對於小青龍湯命名原因的諸多觀點，還是應該合而參之較為合適。

## 三、藥物組成

麻黃三兩（去節），芍藥三兩，五味子半升，乾薑三兩，甘草三兩（炙），細辛三兩，桂枝三兩（去皮），半夏半升（洗）。

## 四、使用方法

上八味，以水一斗，先煮麻黃，減兩升，去上沫，納諸藥，煮取三升，去滓，溫服一升。

若渴，去半夏，加瓜蔞根（天花粉）三兩；若微利，去麻黃，加蕘花，如一雞子，熬令赤色；若噎者，去麻黃，加附子一枚，炮；若小便不利，少腹滿者，去麻黃，加茯苓四兩；若喘，去麻黃加杏仁半升，去皮、尖；且蕘花不治利，麻黃主喘，今此語反之，疑非仲景意。

## 五、方歌

桂麻薑芍草辛三，夏味半升記要諳，

表不解兮心下水，咳而發熱句中探。(《長沙方歌括》)

## 第二節　經方集注

傷寒表不解，心下有水氣，乾嘔發熱而咳，或渴，或利，或噎，或小便不利，少腹滿，或喘者，小青龍湯主之。(40)

傷寒心下有水氣，咳而微喘，發熱不渴。服湯已渴者，此寒去欲解也。小青龍湯主之。(41)

### 成無己

傷寒表不解，則麻黃湯可以發；中風表不解，則桂枝湯可以散。唯其表且不解，而又加之心下有水氣，則非麻黃湯所能發，桂枝湯所能散，乃須小青龍湯，始可祛除表裏之邪氣爾。麻黃味甘辛溫，為發散之主，表不解應發散之，則以麻黃為君。桂味辛熱，甘草味甘平，甘辛為陽，佐麻黃表散之，用二者所以為臣。芍藥味酸微寒，五味子味酸溫，二者所以為佐者，寒飲傷肺，咳逆而喘，則肺氣逆，《內經》曰「肺欲收，急食酸以收之」，故用芍藥、五味子為佐，以收逆氣。乾薑味辛熱，細辛味辛熱，半夏味辛微溫，三者所以為使者，心下有

# 第一章　小青龍湯概述

水，津液不行，則腎氣燥。《內經》曰：「腎苦燥，急食辛以潤之。」是以乾薑、細辛、半夏為使，以散寒水。逆氣收，寒水散，津液通行，汗出而解矣……水蓄則津液不行，氣燥而渴，半夏味辛溫，燥津液者也，去之則津液易復；瓜蔞根味苦微寒，潤枯燥者也，加之則津液通行，是為渴所宜也。若微利去麻黃加蕘花水氣下行，潰入腸間，則為利，下利者，不可攻其表，汗出必脹滿，麻黃專為表散，非下利所宜，故去之；蕘花味苦寒，酸苦為湧泄之劑，水去利則止，蕘花下水，故加之……噎為胃氣虛竭，麻黃發汗，非胃虛冷所宜，故去之；附子辛熱，熱則溫其氣，辛則散其寒，而噎者為當，兩相佐之，是以袪散冷寒之氣……水蓄下焦，滲泄可也，發汗則非所當，故去麻黃；而茯苓味甘淡，專行津液，《內經》曰，熱淫於內，以淡滲之，滲溺行水，甘淡為所宜，故加茯苓。若喘者，去麻黃加杏仁。喘為氣逆，麻黃發陽，去之則氣易順，杏仁味甘苦溫，加之以泄逆氣。(《傷寒明理論》)

**柯琴**

　　傷寒表不解，心下有水氣，乾嘔、發熱而咳，或利，或噎，或小便不利，少腹滿，或喘者，用此發汗利水。夫陽之汗，以天地之雨名之。水氣入心則為汗，一汗而外邪頓解矣。此因心氣不足，汗出不徹，故寒熱不解而心下有水氣。其咳是水氣射肺之徵，乾嘔，知水氣未入於胃也。心下乃胞絡相火所居之地，水火相射，其病不可擬摹，如水氣下而不上，則或

渴，或利；上而不下，則或噎，或喘；留於腸胃，則小便不利而少腹滿耳。唯發熱乾嘔而咳，是本方之當症。此於桂枝湯去大棗之泥，加麻黃以開玄府，細辛逐水氣，半夏除嘔，五味、乾薑以除咳也。以乾薑易生薑者，生薑之味氣不如乾薑之猛烈，其大溫足以逐心下之水，苦辛可以解五味之酸。且發表既有麻黃、細辛之直銳，更不藉生薑之橫散矣⋯⋯兩青龍俱兩解表裏法，大青龍治裏熱，小青龍治裏寒，故發表之藥同，而治裏之藥殊也。此與五苓，同為治表不解而心下有水氣，在五苓治水蓄而不行，故大利其水而微發其汗，是為水鬱折之也。本方治水之動而不居，故備舉辛溫以散水，並用酸苦以安肺，培其化源也，兼治膚脹最捷。（《傷寒來蘇集·傷寒附翼》）

**王子接**

　　小青龍湯，治太陽表裏俱寒，方義迥異於大青龍之治裏熱也。蓋水寒上逆，即涉少陰，腎虛不得已而發表，豈可不相縮照，獨泄衛氣，立鏟孤陽之根乎？故於麻、桂二湯內不但留芍藥之收，拘其散表之猛，再復乾薑、五味攝太陽之氣，監制其逆；細辛、半夏辛滑香幽，導綱藥深入少陰，溫散寒水從陰出陽。推測全方，是不欲發汗之意，推原神妙，亦在乎陽劑而以斂陰為用。偶方小制，故稱之曰小青龍。（《絳雪園古方選注》）

**章楠**

　　腎為寒水之臟，而元陽實根於中。是故陽旺則水虧，陽虛則水盛，而水邪之本在腎也，其標又在脾肺二臟，何也？《經》

言：飲入於胃，游溢精氣，上輸於脾，脾氣散精，上歸於肺，通調水道，下輸膀胱，水精四布，五經並行。是胃中水液由少陽相火蒸騰而游溢，上輸於脾，如脾弱不能輸布，則蓄於中而為脹滿。若脾輸歸肺，而肺不能通調下輸，則壅於三焦而小便不利，則為身腫矣。若其水邪始發，脾肺氣窒，必有或喘，或嘔，或咳等證。加外感風寒，則有發熱、惡寒、頭痛等證。故仲景主治之法，以乾薑、甘草、半夏溫通脾胃之陽，以行水化氣；麻、桂、細辛通太陽、少陰之陽，以解風寒；風寒夾水，陰邪甚勝，故須重用辛溫陽藥，然陰無陽不生，陽無陰不化，故佐芍藥和陰，使表裏之氣輸化；更加五味收肅肺氣，俾得通調水道，則表裏之邪皆去矣。(《醫門棒喝‧傷寒論本旨》)

**張秉成**

　　前方(指大青龍湯)因內有鬱熱而表不解，此方因內有水氣而表不解。然水氣不除，肺氣壅遏，營衛不通，雖發表何由得汗？故用麻黃、桂枝解其表，必以細辛、乾薑、半夏等辛燥之品，散其胸中之水，使之隨汗而出。《金匱》所謂腰以上者，當發汗，即《內經》之「開鬼門」也。水飲內蓄，肺必逆而上行，而見喘促上氣等證。肺苦氣上逆，急食酸以收之，以甘緩之，故以白芍、五味子、甘草三味，一以防肺氣之耗散，一則緩麻、桂、薑、辛之剛猛也。名小青龍者，以龍為水族，大則可以興雲致雨，飛騰於宇宙之間；小則亦能治水驅邪，潛隱於波濤之內耳。(《成方便讀》)

### 張錫純

仲景之方，用五味即用乾薑。誠以外感之證皆忌五味，而兼痰嗽者尤忌之，以其酸斂之力甚大，能將外感之邪錮閉肺中，永成勞嗽，唯濟之以乾薑至辛之味，則無礙。誠以五行之理，辛能勝酸，《內經》有明文也。徐氏《本草百種注》中論之甚詳。而愚近時臨證品驗，則另有心得。蓋五味之皮雖酸，其仁則含有辛味，以仁之辛下濟皮之酸，自不至因過酸生弊，是以愚治勞嗽，恆將五味搗碎入煎，少佐以射干、牛蒡諸藥即能奏效，不必定佐以乾薑也。（《醫學衷中參西錄》）

### 俞根初

風寒外搏，痰飲內伏，發為痰嗽氣喘者，必須從小青龍加減施治。蓋君以麻、桂辛溫泄衛，即佐以芍、草酸甘護營。妙在乾薑與五味拌搗為臣，一溫肺陽而化飲，一收肺氣以定喘。又以半夏之辛滑降痰，細辛之辛潤行水，則痰飲悉化為水氣，自然津津汗出而解。若不開表而徒行水，何以解風寒之搏束？若一味開表，而不用辛以行水，又何以去其水氣？此方開中有合，升中有降，真如神龍之變化不測。設非風寒而為風溫，麻、桂亦不可擅用，學者宜細辨證，對證酌用也。（《重訂通俗傷寒論》）

### 鄭壽全

小青龍湯一方，乃發汗行水之方也。因太陽表邪未解，以致水氣不行，聚於心下，為咳、為喘、為悸，是皆水氣上逆之

# 第一章 小青龍湯概述

咎也，今得麻、桂、細辛，發太陽之表，行少陰之水，乾薑、半夏、五味，降上逆之水下行，甘草補土，白芍斂陰，最為妥切。此方重在解表，表解而水自不聚。以龍名湯，是取麻黃輕清發汗行水，如龍之得雨水，而飛騰變化莫測也，豈果若龍哉。（《醫理真傳‧雜問》）

病溢飲者，當發其汗，大青龍湯主之；小青龍湯亦主之。「痰飲咳嗽病脈證并治第十二」

咳逆，倚息不得臥，小青龍湯主之。「痰飲咳嗽病脈證并治第十二」

婦人吐涎沫，醫反下之，心下即痞，當先治其吐涎沫，小青龍湯主之。涎沫止，乃治痞，瀉心湯主之。「婦人雜病脈證并治第二十二」

## 李餌臣

心下有水，麻黃、桂枝發汗，以泄水於外。半夏、乾薑、細辛溫中，以散水於內；芍藥、五味子收逆氣，以平肺；甘草益脾土以制水；加石膏去煩躁，兼能解肌出汗也。（《金匱要略廣注‧肺痿肺癰咳嗽上氣病脈證治第七》）

## 徐彬

溢飲者，水已流行歸四肢，以不汗而致身體疼重。蓋表為寒氣所侵而疼，肌體著溼而重，全乎是表；但水寒相雜，猶之風寒兩傷，內有水氣，故以大青龍、小青龍主之。然大青龍含桂、麻而去芍加石膏，則水氣不甚，而挾熱者宜之；倘咳多而

017

寒伏，則必小青龍為當，蓋麻黃去杏仁，桂枝去生薑，而加五味、乾薑、半夏、細辛，雖表散而實欲其寒飲之下出也。(《金匱要略論注》)

## 第三節　類方簡析

小青龍湯的主要類方有小青龍加石膏湯、大青龍湯、射干麻黃湯和厚朴麻黃湯等，擴展了小青龍湯的應用範圍，下面對其類方進行分析。

### 一、小青龍加石膏湯

組成：麻黃三兩，桂枝三兩，細辛三兩，芍藥三兩，半夏半升，石膏二兩，乾薑三兩，五味子半升，甘草三兩。

用法：上九味，以水一斗，先煮麻黃，去上沫，納諸藥，煮取三升，強人服一升，羸者減之，日三服，小兒服四合。

功用：小青龍湯本身具備外解表寒、內化水飲的雙重效用，方中加石膏的目的為宣泄肺熱，除煩平喘，又不悖解表化飲之義。所以，小青龍加石膏湯主要功效是化飲、泄熱、平喘。

主治：外寒內熱之證。

鑑別：外感風寒，內有痰飲鬱熱，臨床上既可見到發熱、

惡寒、頭痛、周身不適之風寒表證，又可見到咳嗽、喘促、胸悶、氣短、痰量多而質稀的痰飲犯肺之裏證。本方解表化飲並重，其證為外寒內飲兼有鬱熱，外寒內飲並重，飲重於熱。

方解：麻黃、桂枝解表散寒，宣肺平喘；芍藥配伍桂枝，調和營衛；乾薑、細辛、半夏溫化水飲，散寒降逆；配以五味子之收斂，是散中有收，可防肺氣耗散太過；加大劑量石膏清熱除煩，與麻黃相協可發越水氣。方證相合，故收表解、飲化、熱清、喘平之效。

方歌：

小龍分兩照原方，二兩膏加仔細詳，

水飲得溫方可散，欲除煩躁借辛涼。(《金匱方歌括》)

## 二、大青龍湯

組成：麻黃六兩（去節），桂枝二兩（去皮），甘草二兩（炙），杏仁五十個（去皮、尖），生薑三兩（切），大棗十二枚（擘），石膏如雞子大（碎）。

用法：上七味，以水九升，先煮麻黃，減二升，去上沫，納諸藥，煮取三升，去滓，溫服一升。取微似汗。汗出多者，溫粉撲之。一服汗者，停後服；若復服，汗多亡陽，遂虛，惡風、煩躁、不得眠也。

功用：解表發汗，清熱除煩。

主治：表實兼有裏熱證，以四肢浮腫，沉重疼痛，無汗，煩躁而渴，舌苔黃，脈象浮緊等為主要臨床表現。

鑑別：大青龍湯證乃因寒邪客表，表熱惡寒，身痛無汗，煩躁不得眠者，是由於風寒外束，邪不從外解，勢必內犯，故出現不汗出而煩躁的內熱症狀。在治法上必須使病邪外越，隨發表之汗而出。當代名醫程門雪先生說：「大青龍湯合麻黃、桂枝、石膏於一方，而佐以薑、棗，使不致因石膏之寒而礙汗，一面仍用麻黃、桂枝，不致因石膏之寒而礙表，為外寒束其內熱出一主要方法。」

方解：該方倍用麻黃，佐以桂枝、生薑，加強辛溫發汗散寒之功，以啟表閉。加氣輕質重、辛甘且寒的石膏，一來助麻黃解肌以開陽鬱，二可清鬱熱以除煩躁，甘草、大棗健脾和中以滋汗源。因該方藥後具有汗出邪散，表裏雙解，猶如龍升雨降，鬱熱頓除之功效，故仲景以大青龍而命方名，實寓意貼切。

方歌：

二兩桂甘三兩薑，膏如雞子六麻黃，

棗枚十二五十杏，無汗煩而且躁方。（《長沙方歌括》）

## 三、射干麻黃湯

組成：射干三兩，麻黃四兩，生薑四兩，細辛三兩，紫菀三兩，款冬花三兩，大棗七枚，半夏半升，五味子半升。

第一章 小青龍湯概述

用法：上九味，以水一斗二升，先煮麻黃兩沸，去上沫，納諸藥，煮取三升，分溫三服。

功用：宣肺祛痰，下氣平喘。

主治：外寒內飲，飲邪痹阻，咽喉腫痛，喉中喘鳴之症。

鑑別：外邪誘發、觸動內伏於肺之痰飲，痰氣阻塞，使肺氣不得宣降，而表現為氣道攣急，呼吸喘促，喉間痰鳴等肺系發作性疾病。治療重在發表散寒，開痰平喘，溫肺化飲，安中扶正。肺為嬌臟，外感寒邪，寒束衛表，肺失宣降，而發咳喘。須用辛溫解表之品，有表證者當先解表，以防病邪內侵，加重病情。哮因痰起，痰為哮根，痰濁結聚，沉潛不去，留伏肺系，內外相因，寒痰上迫於肺，氣道狹窄，通氣不利。「欲降肺氣，莫如治痰。」據《素問・臟氣法時論》「肺苦氣上逆，急食苦以瀉之」的法則，須治以苦辛去壅，泄滿降逆之品。寒飲內停，閉塞肺氣，故「咳而上氣」。痰飲與肺失通調，脾失健運，腎失蒸化以致水液停聚有關。飲屬陰邪，遇寒則聚，得溫則散，故治飲當以溫藥溫通振奮陽氣，調暢氣機之品。脾胃同居中焦，主運化水穀，升清降濁，為氣血生化之源。故有「內傷脾胃，百病由生」之說。大棗、生薑和胃健脾，培補中宮，氣充血旺。虛則補其母，脾土健則肺金得養，正氣足則邪去。

方解：射干味苦平，主咳逆上氣，喉痹，咽痛，不得消息，散結氣，腹中邪逆，飲食大熱。款冬花味辛溫，主咳逆上氣，善喘，喉痹，寒熱邪氣。紫菀味苦性溫，主咳逆上氣，胸中寒

021

熱結氣。可知本方證當有咽喉疼痛，腹脹胸悶。半夏味辛平，主傷寒寒熱，心下堅，下氣，咽喉腫痛，胸脹咳逆，與方中細辛、五味子、生薑相伍，溫化寒飲。

方歌：

喉中咳逆水雞聲，三兩干辛款菀行，

夏味半升棗七粒，薑麻四兩破堅城。(《金匱方歌括》)

## 四、厚朴麻黃湯

組成：厚朴五兩，麻黃四兩，石膏如雞子大，杏仁半升，半夏半升，乾薑二兩，細辛二兩，小麥一升，五味子半升。

用法：上九味，以水一斗二升，先煮小麥熟，去滓，納諸藥，煮取三升，溫服一升，日三服。

功用：散飲降逆，止咳平喘。

主治：主治外寒內飲，飲鬱化熱，肺氣鬱閉，上逆而致咳喘、汗出身熱、胸腹脹滿等。

鑑別：厚朴麻黃湯是小青龍加石膏湯的變方，以厚朴、杏仁、小麥易桂枝、芍藥、甘草，具有散飲降逆，止咳平喘之功。凡飲邪上迫，兼有鬱熱，病勢有向上向外傾向的肺系疾患，皆可化裁運用。

方解：麻黃、石膏合用，不唯功擅辛涼解表，且祛痰力巨；厚朴、杏仁寬中定喘，輔麻黃、石膏以取麻杏石甘湯之義；乾

薑、細辛、五味子溫肺斂氣，功具開合；半夏降逆散氣，調理中焦之溼痰；尤妙在小麥一味補正，斡旋其間，相輔相需，以促成健運升降諸多作用。

方歌：

杏仁夏味半升量，升（小）麥四麻五朴良，

二兩薑辛膏（雞）蛋大，脈浮咳喘此方當。（《金匱方歌括》）

上篇 經方精要

# 第二章

## 臨床藥理基礎

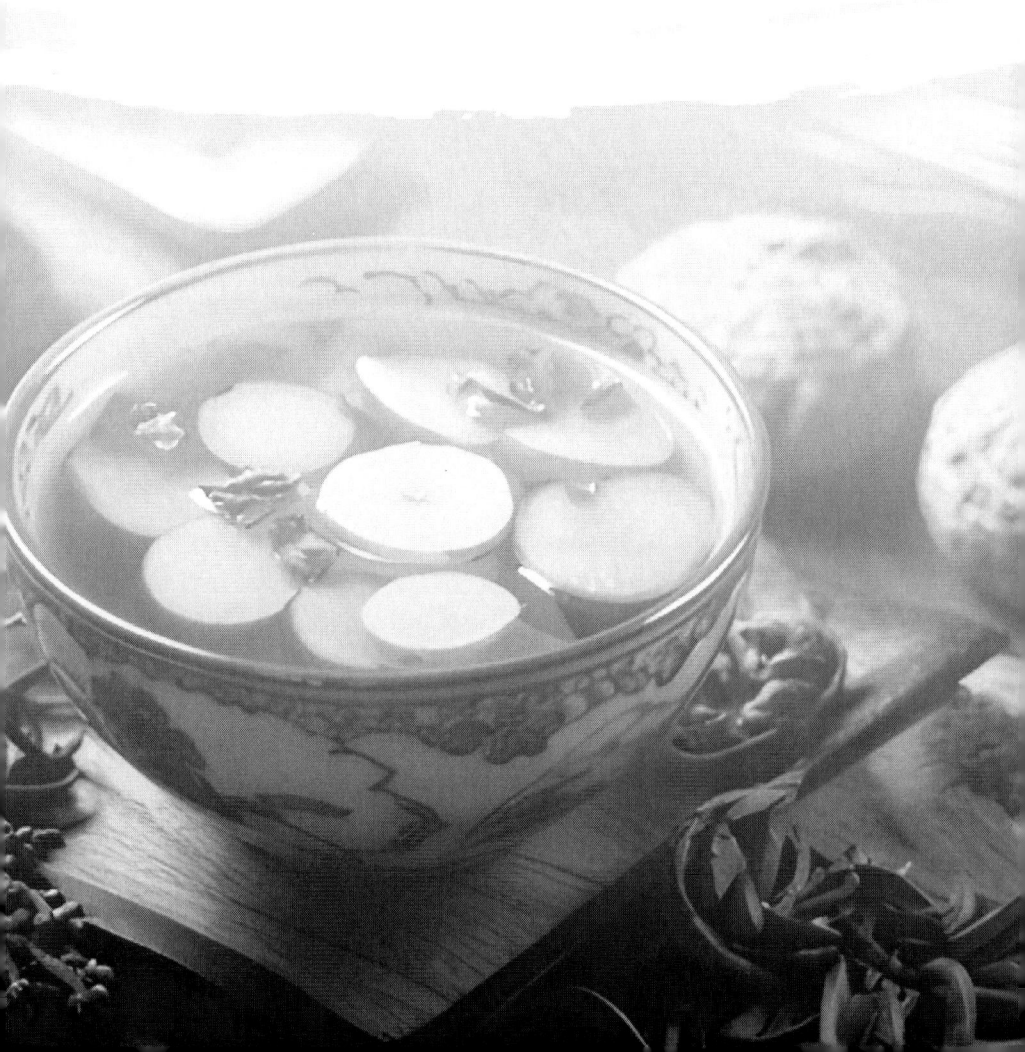

## 第一節　主要藥物功效與主治

小青龍湯全方由麻黃、桂枝、半夏、芍藥、乾薑、細辛、五味子、炙甘草等八味藥組成，主治表寒內飲、痰多而稀、舌苔白滑、脈浮緊等症。

### 一、麻黃

麻黃主治外感發熱和咳嗽氣喘者。

「外感發熱」，其主治多因脾肺虛寒，一遇寒侵，邪即乘虛而入，影響肺氣致閉鬱不宣，津液凝聚不布，遂有惡寒發熱，頭身痛痛，咳喘痰稀的表寒裏飲症候。方中麻黃宣肺溫散寒邪以消除病因。而且透過宣肺，可使表氣開達，水從汗孔而出，裏氣得通，水從膀胱排出，肺的宣降功能得以恢復，水液代謝正常。故麻黃在此既可以發汗解表，又發揮宣肺利水的作用。

「咳嗽氣喘」，外感風寒可見頭痛、發熱、身痛、腰痛、骨節疼痛、惡風、無汗而喘者。此由風寒之邪致肺氣宣降失常，肺氣上逆而喘。另一種原因是肺寒停飲。肺寒停飲，氣失宣降，常以咳嗽氣喘，吐痰清稀為主證。可宣肺降逆，溫肺滌飲。方中用麻黃宣散肺中之鬱，配伍半夏燥溼化痰，乾薑溫運脾陽。

## 二、桂枝

桂枝主治發熱惡風和營衛不和者。

發熱或自覺熱感，易出汗，甚或自汗、惡風、對寒冷感覺敏感、關節痛。自覺腹部有上衝感或搏動感，動悸，易驚，潮熱，失眠。發熱大多是低熱，或僅僅自覺熱感，同時伴有汗出、惡風、怕冷。惡風只對風過敏，在溫暖的居室或多加衣服可以緩解。汗出是指自動汗出，雖然天氣不炎熱，也不運動，也未服用發汗藥物依然出汗者。常見腹部皮膚及手心比較溼潤。

上衝感：包括頭暈、潮熱、失眠、多夢、胸腹有氣上衝感、臍腹部的搏動感。舌質大多黯淡、暗紅，甚至紫暗，但質地柔嫩而潤澤。

## 三、芍藥

芍藥主治攣急，尤其是腳攣急、腹中急痛、身痛痛。

腳攣急，是張仲景明確的芍藥證。《傷寒論》中芍藥甘草湯是治療腳攣急的專方。《朱氏集驗方》稱芍藥甘草湯為去杖湯，用以治療腳軟無力，行走困難。腳攣急，主要表現為下肢肌肉痙攣，特別是腓腸肌痙攣。其急痛，是指疼痛呈痙攣性，有緊縮感，並有陣發性的特點，也是張仲景所謂的「時痛」。胃痙攣、腸痙攣、腓腸肌痙攣、支氣管痙攣、臟器平滑肌痙攣、軀幹骨骼肌痙攣等導致的疼痛，均屬於芍藥證。

腹中急痛，為腹痛呈痙攣性、陣發性，其部位在上腹部者，有臍周者，也有下腹部者，或腹痛連及腰背者，或腹痛連及陰部者。身痛痛，多為腰背痠痛、四肢疼痛，嚴重的可以導致步履困難，如坐骨神經痛也表現為痙攣性。芍藥證多見於一種痙攣性體質，患者易於腹痛，易於便祕，易於肌肉痙攣。其體型胖瘦皆有，但多肌肉堅緊，尤其是腹壁肌肉比較緊張，日本人吉益東洞提出了「腹皮攣急，按之不弛」的腹證。臨床上若見肌肉鬆軟者，大便不成形、日行多次而無腹痛者，應慎用芍藥。

## 四、乾薑

乾薑主治多涎唾而不渴者。

涎唾即涎沫，即唾液及痰涎。多涎唾者，即口內唾液較多，或咳吐痰涎較多，乾薑所主的涎唾，多清晰透明，或多泡沫，患者多無口渴感，或雖渴而所飲不多。臨床若見此證，其舌苔必白厚或膩，或白滑，舌面若罩一層黏液，可稱此種舌為「乾薑舌」。乾薑證可見於以下情況：①反覆服用攻下藥物後（凡經誤下者，張仲景皆用乾薑）；②以腹瀉、嘔吐為特徵的消化道疾病以及伴有的脈微肢冷；③以咳嗽氣喘為特徵的呼吸道疾病；④腰部冷痛、骨關節疼痛等；⑤部分出血性疾病等。在本方中與細辛、五味子配伍，可治療過敏性鼻炎、支氣管哮喘、支氣管炎、肺氣腫、肺心病等見咳喘心悸、痰清稀量多起泡沫者。患者體型以瘦弱為宜。

## 五、細辛

細辛主治惡寒不渴,兼治咳、厥冷、疼痛者。

所謂惡寒,指患者惡寒喜暖,四肢厥冷,患者往往雖夏日而厚衣,或稍受風寒則冷氣入骨、全身拘急不適。所謂不渴,指口不乾渴,唾液清稀且量多,甚或自覺口內有冷氣,唾液嚥下也覺冰冷。凡惡寒不渴之人,多精神不振,喜臥懶言,小便清長,脈象或緩或遲。其舌質淡紅,舌苔白滑,上罩一層細滑黏液。或咳者,痰液清稀量多,或多泡沫,或有清涕如水;或厥冷者,則四肢冷且痛,遇冷尤劇;或痛者,多為頭痛、身痛、腹痛、胸背痛以及咽痛、齒痛、目痛等。細辛證必有水,如痰涕清稀,或舌苔水滑,精神狀態較好。本方中配伍乾薑、五味子治咳逆上氣,其痰液必清稀。

## 六、五味子

五味子主治肺虛喘咳、口乾作渴、自汗盜汗、勞傷羸瘦、夢遺滑精、久瀉久痢等。

五味子秉酸收之性,有斂肺保腎之功。因其酸斂,則有凝痰、滯邪、聚火之弊。是故五味子所治之咳,乃肺腎不足、元氣耗散之咳,取其固守金水則喘咳自止。若夫外因客邪、內緣停痰火熱之類所致之喘哮咳嗽,則五味子避之猶恐不及,是為大忌者也。如若虛實相兼之證,必用五味子時,可與瀉實之藥

同用，相輔而成功。故五味子，每與乾薑為伍者，是之故也。其咳證之用五味，必與乾薑同用，從無獨用者。五味子專於收斂，倘有一毫風寒痰火內外之邪，用之則永遠不出而成痼疾。東垣曰：五味子治咳以之為君，但有外邪者，不可聚用，恐閉其邪氣，必先發散爾後用之乃良。有痰者，以半夏為伍；喘者阿膠為伍，但分量少不同耳。

## 七、半夏

半夏主治嘔而不渴者，咳喘，咳上氣，兼治咽痛、失音、咽喉異物感、咳喘、心下悸等證。

「嘔」包括乾嘔、嘔吐、胃反等，但患者大多不渴。所謂的不渴，為口腔無明顯乾燥感，也沒有明顯的口渴感，或經常泛吐清稀的唾液或胃內水液，其舌面也可見溼潤的黏膩舌苔。相反，如果患者有嚴重的口渴感，或者舌面乾燥無津，雖然有嘔吐，也不宜使用半夏。咳喘因外感風寒兼裏飲內伏者，方中以半夏配麻黃、乾薑、細辛有散寒化飲、降逆平喘之效，與「病痰飲者，當以溫藥和之」之旨相合。

## 八、炙甘草

甘草主治羸瘦，兼治咽痛、口舌糜爛、心悸、咳嗽及慢性病的躁、急、痛、逆諸症等。

## 第二章　臨床藥理基礎

甘草用於瘦人，《神農本草經》記載甘草能「長肌肉」。《傷寒論》中凡治療大汗、大下、大吐以及大病以後的許多病症的方劑，大多配合甘草。汗吐下以後，氣陰不足，必形瘦膚枯。以羸瘦為主要病症的疾病，如肺結核、慢性腎上腺皮質功能減退症、慢性肝炎、肝硬化、愛滋病等，可大量使用甘草。咽痛，多用甘草。這種咽部的疼痛感，多伴有乾燥感、灼熱感，局部多充血、紅腫。以咽喉、口舌疼痛為特徵的疾病，如急性咽喉炎、喉頭水腫、口腔黏膜潰瘍、白塞氏症候群等。除口腔黏膜病外，還可用於其他黏膜潰瘍，如肛裂、痔瘡、尿道刺激等症。咳嗽，也是黏膜刺激症狀，甘草同樣適用。所以，以咳嗽為主訴的疾病，如急慢性支氣管炎、咽喉炎、肺結核等，均可配伍甘草使用。以心動悸為主訴的疾病，如期前收縮、心動過緩、病竇症候群、心肌炎、心臟瓣膜病、心房顫動等，常配桂枝、茯苓、人參等。雜病多見躁、急、痛、逆諸症。此躁，為情緒不安定，變化無常、煩躁、多動。此急為急迫、攣急、拘急之證。此痛，為一種攣急性、較窄樣、緊縮性的疼痛。此逆為吐逆、衝逆、氣逆。以上症候的發生，多見於形瘦膚枯、舌淡脈細者。如體胖浮腫、舌苔厚膩者，甘草應慎用，尤其不可過量，否則易於出現胸滿、浮腫加重、頭昏等。甘草還是古代救治食物中毒或藥物中毒的主要藥物。甘草用於外科感染性疾病。綜上所述，甘草證以體型羸瘦為客觀指徵，主治病症以乾枯性（羸瘦）、痙攣性（肌肉痙攣、絞痛）、刺激性（咽痛、黏

膜潰瘍)、躁動性(心悸、臟躁)、突發性(中毒、外科感染)為特點。

## 第二節　小青龍湯的功效與主治

　　小青龍湯專為表寒實邪兼水飲而設。病症特點為無汗脈緊、喘咳、咳吐清稀白痰甚多、嘔逆。追溯病因，乃因風寒阻隔肺衛之氣，肺氣不利則咳喘；水之上源不通則貯痰甚多；衛氣不宣無以作汗，則水液排泄不利。病機雖異，病根則一，均由風寒作祟，水飲內停，故宜辛溫峻汗，以驅散風寒邪氣。

　　小青龍湯證的病機為表寒外束，水飲內阻。外束於表的「寒」和內阻於裏的「飲」均屬於陰邪，故表裏均是陰勝於陽。在表，寒邪鬱表則可見惡寒、無汗、頭身痛痛等症狀，陽氣虛衰而滯鬱於肌表之內，故而發熱，但熱勢不高。在裏，陽虛不足以溫化布散津液，津液停聚，形成水飲，則出現咳嗽、氣喘、咯痰、乾嘔等各種或然證。由此可見，小青龍湯證所出現的各種表寒裏飲證，主要矛盾是陽虛，津液敷布不利而導致陰液凝聚，故《金匱要略》云「病痰飲者，當以溫藥和之」。

　　「傷寒表不解，心下有水氣」，是對外寒裏飲小青龍湯證病機的概括。心下原有寒飲之邪內停，即所謂「心下有水氣」。水寒射肺，肺失宣降則咳嗽。水飲之邪變動不居，可隨三焦氣機

升降出入，故有眾多或然證；水飲不化，津液不滋，則渴，但不欲飲水；水走大腸，清濁不分，則下利；水寒滯氣，氣機失暢，則噎；水飲內停，氣化不利，則小便不利，甚或少腹脹滿；寒飲迫肺，肺氣上逆，則喘。綜上分析諸症，咳喘、渴、噎為上焦症候；乾嘔為中焦症候；小便不利、少腹滿、下利為下焦症候。症候雖多，關鍵均為「水氣」所致。《傷寒來蘇集》云「太陽之化，在天為寒，在地為水」，「心下有水氣，是傷臟也」。知其飲聚陽遏，所以治療當以溫化水飲為要。內有水飲，外有表寒，治以小青龍湯外散在表之寒邪，內消心下之水飲，此為發汗蠲飲，表裏兩治之法。

本方在《傷寒論》中用治太陽傷寒兼裏有停飲的咳喘，在《金匱要略》中用治溢飲、支飲及婦人吐涎沫，可知本方治療病症以裏有寒飲，飲邪上迫外溢為其關鍵。

對於常見呼吸系統疾病的治療，需要辨證辨病相結合，常配伍以宣肅肺經、利溼化痰、健脾溫腎、祛風解痙等藥，其運用一方面當遵循「寒飲內停」這一基本病機，另一方面當根據不同疾病的特點、患者體質的區別、疾病的進展趨勢以及轉歸等情況，審症求因，辨證用藥靈活加減，才能獲得好的療效。

## 1. 宣肺理氣，調理氣機

「肺者，相傅之官，治節出焉」。一身之氣的升降出入協調，則全身氣機調暢。若肺衛陽虛，客邪侵襲，陽虛痰飲內

停,每外感風寒則宿飲引動,肺失肅降而為咳;肺氣失於宣肅則喘,氣不歸根則短氣不續。因此在治療上除驅邪解表、溫肺化痰法外,宣肅肺氣、調暢氣機不可偏廢,宣肺可選用蟬蛻、薄荷等輕清之品,輕可宣肺,清能利肺之故;肅肺則紫蘇子、白芥子、杏仁等肅降肺氣、止咳化痰之品可商。另外,宣發及肅降肺氣之藥聯合應用效果更佳。如麻黃配杏仁,麻黃辛溫散寒,宣肺平喘;杏仁味苦性溫,功專下氣,二者合用,宣降相宜,肺氣乃平。臨證據病情酌用藥對,調暢氣機,療效明顯。

## 2. 健脾化痰,肺脾同調

痰飲為患,變幻多端,其或因外感溼邪,內滯於脾,或飲食不節,恣食肥甘厚味,生冷黏滑,以致脾失健運,溼濁內生,困滯脾胃,脾運不健,水穀精微不歸正化,聚為痰飲;或素體陽氣虧虛,脾陽不振,健運無力,津液失輸,停而為飲。若飲停於胸膈,阻礙肺氣宣降,以致咳逆倚息,短氣不能平臥,則為支飲;或痰飲留伏,結成窠臼,潛伏於內,膠固難化,或有七情調攝失宜,飲食不潔節,或風寒外邪侵及肌表,引動伏痰,導致哮喘發作。可以看出,痰飲是呼吸系統常見病發病的主要病理因素,因此,治療方面尤須化痰健脾,痰飲化則氣道利、氣機調暢,脾胃健則痰無以生,水穀精微化生有源,元氣旺盛,土旺而金生。臨床用藥除選用化痰藥外,需加用健脾祛溼藥。《嚴氏濟生方·痰飲證治》云,人之氣道貴乎順,順則

津液流通，決無痰飲之患，調攝失宜，氣道閉塞，水飲停膈，故組方可選用陳皮、枳殼、厚朴、香附、木香等理氣藥，行氣化痰，暢通氣機，痰飲化而咳喘之症失。

## 3. 溫補腎陽，顧護先天

「邪之所湊，其氣必虛。」況久病必致腎氣虧虛，腎陽衰憊，腎氣虧虛，納氣失職，氣短喘促，陽氣虧虛，津液氣化失常，水飲內停，困滯脾胃，積溼生痰，水飲痰濁上凌心肺，加重肺氣之升降失常。如在治療支氣管哮喘及慢性支氣管炎等呼吸系統常見病需慮其病程較長，病勢纏綿，正氣內虛，元氣耗散，腎不納氣，元氣虛脫之憂，用藥需酌加溫補腎陽、納氣固腎之品，藥如紫石英、補骨脂、肉蓯蓉、淫羊藿、製附片之類，草木蟲石、血肉有情之品，均可量加。腎精充則根本固。

## 4. 祛風利肺，緩急解痙

對於支氣管哮喘的治療，其慢性炎症導致氣道高反應性的增加，多數患者有家族過敏史，此類患者其臨床表現為接觸過敏原後發作，發病快，病情多變，且春秋季節多發，其致病特點具有風邪「善行而數變」的特性，治當宜祛風解痙，藥可選用紫蘇葉、防風等、蟬蛻、僵蠶、地龍、蜂房等蟲類藥，功善剔絡搜風，臨床尤須加用，每收良效。

上篇　經方精要

# 第三章

## 源流方論解析

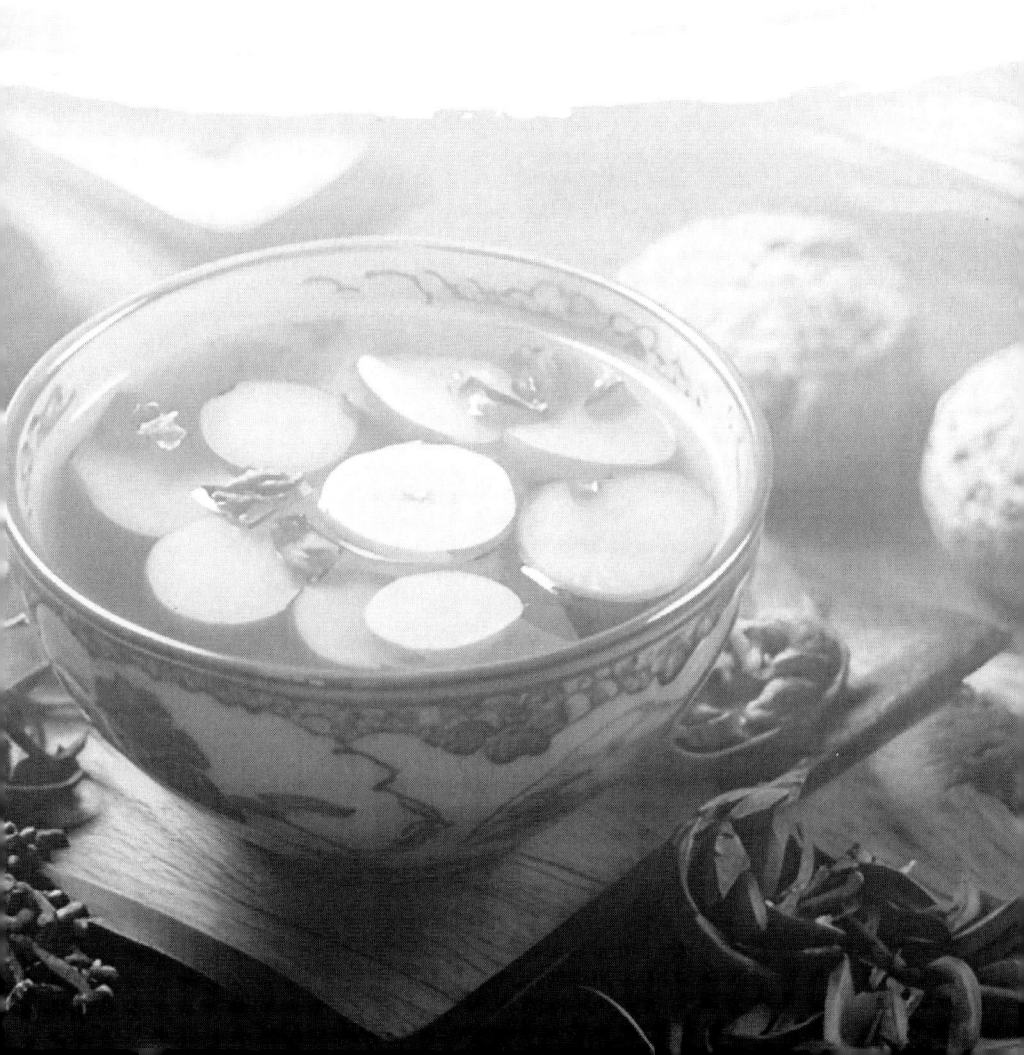

上篇　經方精要

# 第一節　源流

　　小青龍湯為張仲景所制之方，全方由麻黃、桂枝、細辛、半夏、乾薑、五味子、芍藥、炙甘草組成，配伍集收散宣降為一體，以期達到解表散寒、溫肺化飲的目的，為主治外感表寒、內聚水飲的經典方劑。在用藥方面，麻、桂溫散表邪，夏、薑、辛溫化水飲；佐以白芍監制麻、桂，五味子收斂肺氣，組方嚴謹。徐靈胎因此而稱讚此方為「真神劑也」。觀其症狀表現，在現代醫學中與之緊密相關的主要是呼吸系統常見疾病如支氣管炎、支氣管哮喘等。後世歷代醫家常用本方溫肺化飲、止咳平喘，近代醫家更是根據臨床實際加減運用於多種疾病之中，因其主治病症之多、適用病種之廣、臨床療效之佳，豐富了本方辨治範圍。加之其配伍之巧妙、功效之奇特，更增其臨證化裁之用途，故歷代醫家對其推崇備至，然而，其主治、功效中所蘊含的豐富精義，卻著實令人深思。因此，各代醫家倍加關注，並從不同的角度加以闡述與發揮。近代之後，隨著西方醫學知識的傳入，近代醫家結合西醫學的知識，或在原先學說的基礎上賦予了新的內涵，或自立新說，百家爭鳴。現將小青龍湯古今發展論述如下：

　　此方原載於《傷寒論》和《金匱要略》。《傷寒論》第40條：「傷寒表不解，心下有水氣，乾嘔發熱而咳，或渴，或利，或噎，或小便不利，少腹滿，或喘者，小青龍湯主之。」又第41

條:「傷寒心下有水氣,咳而微喘,發熱不渴。服湯已渴者,此寒去欲解也。小青龍湯主之。」《金匱要略·痰飲咳嗽病脈證并治第十二》云「病溢飲者,當發其汗,大青龍湯主之。小青龍湯亦主之」,「咳逆,倚息不得臥,小青龍湯主之」;《金匱要略·婦人雜病脈證并治第二十二》曰:「婦人吐涎沫,醫反下之,心下即痞,當先治其吐涎沫,小青龍湯主之。」

宋代,在《傷寒論》的基礎上,進一步闡述了小青龍湯的適應證是「傷寒表邪不解,水飲內停」而出現的乾咳和發熱等症,且分析了水飲證形成的機制。宋代許叔微在《傷寒百證歌》中云:「有水須分表和裏,安可妄投增病勢;乾嘔微利咳發熱,謂表有水青龍諦。」

金代成無己《注解傷寒論》曰:傷寒表不解,心下有水飲,則水寒相搏,肺寒氣逆,故乾嘔發熱而咳。金代劉完素亦在《傷寒直格》曰:治傷寒表未罷,心下有水氣,表雖未罷,而已有熱入於裏,怫鬱於胃,則飲食水液不能傳化宣行,蓄積不散而為此,非裏熱大實,煩渴引飲過多,停積而為病者;乾嘔發熱而咳,或渴,或利,或噎,或小便不利,少腹滿,或喘者,水不能浸潤宣散,滋潤腸胃臟腑,故熱而渴,或噎,或喘,或小腑不利,少腹滿而喘也;水液不能宣行,則溼熱甚於腸胃,故或利也。

元代,在前代醫家的基礎上進一步發展了小青龍湯方證。朱丹溪《丹溪心法》曰:小青龍湯,治水氣發喘尤捷。提出了水

乘肺氣，可以使用小青龍湯。

明代，對小青龍湯的功效進行了闡述，小青龍湯具有發散表邪、祛除水飲之功。如李中梓《傷寒括要》曰：主表邪不解，心下有水氣……若表不解而心下有水氣，為表裏兩傷，須小青龍祛表裏之邪。張介賓《景岳全書》曰：治傷寒表不解，心下有水氣，嘔噦而咳，發熱，或渴，或利，或小水不利，小腹滿而喘，并治肺經受寒，咳嗽喘急，宜服此以發散表邪。方有執認為「水氣」即為水飲，在《傷寒論條辨》曰：水氣，謂飲也。從而明確了水氣即水飲，實際確定了小青龍湯主治外有表寒、內有水飲之咳喘證。

清代，對小青龍湯水飲證的認知進一步充實。認為水氣即寒水，指出水飲的形成與肺臟關係密切。肺通調水道，布散津液，水飲內停不同部位可產生不同臨床症狀，顯示小青龍湯具有溫肺化氣行水作用，並且臨症運用小青龍湯時見一症即可。如張志聰《傷寒論集注》曰：水氣即寒水之氣而無形者也……水氣逆於心下，故乾嘔；表不解故發熱；水寒上逆故咳；氣不化而水不行，故有或渴，或利，或噎，或小便不利，少腹滿，或喘諸證；但見一證即是，不必悉具，小青龍湯主之；黃元御在《傷寒懸解》進一步分析道：傷寒表證不解，而水停心下，阻肺胃降路，胃氣上逆，而生乾嘔，肺氣上逆而生咳嗽，或火生金燥而為渴，或氣阻肺脹而為喘，或濁氣上噯而為噎，或清氣下泄而為利，或小便不利而少腹滿，凡此皆水氣瘀格之故，宜小青龍

湯。柯琴《傷寒來蘇集》曰：水氣者，太陽寒水之氣也……心下有水氣，是傷臟也；水氣在心下則咳，為必然之症，喘為或然之症……但見一證即是，不必悉具。張璐在《傷寒纘論》曰：傷寒表不解……此即前證發遲，而致水飲停蓄也，水寒相搏則傷其肺；人身所積之飲，或上或下，或熱或冷，各自不同，而肺為總司，但有一二證見。他提出只要是辨明「水飲」，便可使用小青龍湯散邪逐水。徐大椿《傷寒論類方》曰：此方專治水氣。蓋汗為水類，肺為水源，邪汗未盡，必停於肺胃之間，病屬有形，非一味發散所能除，此方無微不到，真神劑也。傷寒表不解，發汗未透。心下有水氣，即未出之汗。乾嘔發熱而咳，或渴，或利，或噎，或小便不利，少腹滿，或喘者，皆為水停心下症，宜小青龍湯主之。指出小青龍湯可主治水停心下之症。醫家吳謙提出使用小青龍湯發汗而利水可治療雜病之腹脹水腫證。喻嘉言《尚論篇》曰：風寒不解，心下有水氣，水即飲也，水寒相搏，必傷其肺，或為多證者，人身所積之飲，或上，或下，或中，或熱，或冷，各不相同，指出了水飲有不同的症狀。汪昂《醫方集解》曰：發熱惡寒、頭痛身痛皆屬太陽表證，仲景書中，凡有裏證兼表證者則以「表不解」三字概之，內有水飲則水寒相搏，水留胃中，故乾嘔而噎；水寒射肺故咳而喘，水停則氣不化津不生故渴，水漬腸間故下利，水蓄三焦則小便不利而少腹滿。進一步闡述了水停三焦所產生的不同症狀。

　　從歷代醫家對小青龍湯的論述可知，小青龍湯雖然具有解

表散寒、溫化水飲之功,用於「水飲內停」之證;但仲景方以證立,是方重在滌飲,是證自當以飲證為主。小青龍湯更多針對的是內有水飲,對於是否表有寒症並不重視。陳亦人曾言:徐靈胎明確提出此方專治水氣,尤有見地;劉渡舟亦說:小青龍湯是溫化寒飲名方,但其主要作用在於蠲除內飲。因此,《金匱要略》用其治療溢飲、支飲,咳逆倚息不得臥。目前臨床已將該方應用於呼吸系統、循環系統、消化系統等有水飲或痰飲內停之證的治療。

近代醫家曹穎甫曰:痰飲之源,始於水氣,水氣之病,則起於傷寒。使寒凝皮毛,早服麻黃湯,發汗之後,表氣當從汗孔散出。唯其失時不治,寒水凝結不出,因與脾臟之溼,合併而成飲。水氣在胃口之上,胃不能受,則為乾嘔、為咳、為喘……他認為外感寒邪,治療不及時,寒邪化而成飲,加之脾臟溼阻,停滯中焦導致胃氣不能順降反上逆出現各種症狀。日本醫家矢數道明提出:胃內停水者,又患外感表證與胃內停水互結而引起諸種症狀。即乾嘔為內停水。由表熱內擾引起上逆;喘咳為表熱與停水侵犯呼吸系統;下利為水飲下行之故噎為嚥下之物與上迫之水飲發生衝突;小便不利為停飲上行,不下降所際;又少腹脹滿,為停飲聚於少腹所發。李顯忠認為小青龍湯乃因內有水飲,感寒而發,針對水飲犯上、中、下三焦疾病,不同表現,均可使用。武躍華認為慢性心力衰竭本屬「水飲內停、留而不去之體」,如果因為外感而引動伏飲,水飲上犯凌心

射肺而出現「喘、咳、心動悸、不得臥」等症,治療上應首選小青龍湯。近代醫家張錫純認為小青龍湯諸多或然症狀,皆為水氣停滯的表現,他在《醫學衷中參西錄》曰:水散為氣,氣可復凝為水;心下不日停水,而日有水氣,此乃飲水所化之留飲,形似水而有黏滯之性,又與外感相互膠漆,是以有以下種種諸病也;乾嘔者,水氣黏滯於胃口也;發熱者,水氣變成寒飲,迫心肺之陽外越也;咳者,水氣浸入肺中也;渴者,水氣不能化津液上潮也;利者,水氣溜入大腸作瀉也;噎者,水氣變成寒痰梗塞咽喉也;小便不利、少腹滿者,水氣凝結膨脹於下焦也;喘者,肺中分細管皆為水氣所瀰漫也。又提出有血證者,最忌桂枝,不甚忌麻黃,再加石膏服之可癒。

現代醫家劉渡舟亦認為水邪變動不居,可隨氣機升降到處為患。故小青龍湯證的或見證特別多,他提出:如水飲走腸道則下利;蓄於膀胱,氣化失職,則小便不利、少腹滿;水寒壅滯於上,阻礙氣機則噎;水飲內停,氣不化津,則口渴;此均可使用小青龍湯治療。熊曼琪認為:小青龍湯關鍵在於溫化,水氣內停而成懸飲,得小青龍湯溫肺化飲為主,診時雖無明顯外寒,用之亦效。李雅琴認為咳喘是小青龍湯的主證之一,但見一證即是,不必悉具,故見水飲、咳喘、痰白而稀,凡屬寒飲內伏、水寒上射肺系所致咳喘者,皆可使用。梁健春認為:結核性滲出性胸膜炎為中醫學「懸飲」範疇,其臨床表現為胸痛、胸悶、氣促、咳嗽等症狀,皆因胸腔積液,引起肺失肅

降,水化不利所致,小青龍湯加減治療,對消除胸水效果好,尤其對伴有畏寒發熱者更佳。

隨著醫學的進一步發展,近現代醫家對小青龍湯的進一步認識理解和發揮,小青龍湯已經應用到全身多系統疾病的治療。比如王新昌提出:小青龍湯溫陽散寒化飲,中陽得溫,溼邪得化,氣機通利,清升濁降,腹脹自消,故本方配合寬中理氣之品,對以腹脹為主要臨床表現的慢性胃炎有較好療效。藍少敏認為脾失健運,肺失宣降,以致痰濁內生,利用小青龍湯散寒祛溼化飲,治療經久不癒的痰溼頭痛效果滿意。劉傳法認為卡他性中耳炎多因上感、變態反應、外界氣壓急遽改變,致使咽鼓管的通氣及排液障礙引起,屬於中醫的「痰飲、水飲」之屬;他利用小青龍湯治療卡他性中耳炎獲得滿意效果。談華南認為慢性潰瘍性結腸炎乃感受風寒之邪後,風、寒等蟄伏體內,伏邪損傷陽氣,陽不化液,積而成飲,飲留腸胃;治療當採用散寒祛風、溫陽化飲、透邪外出法;臨床應用小青龍湯加味治療腹瀉型慢性潰瘍性結腸炎獲得滿意療效。楊淑芳臨床上抓住辨證要點「水」,痰量多而容易咳出,其痰清稀帶沫、流口水,流眼淚,皆屬本方的著眼點;應用小青龍湯治療急性腎炎(溢飲症),迎風流淚等外寒裏飲所致病症,效果滿意。黃景在水飲基礎上,進一步提出溼之與飲異名同類,故可使用小青龍湯治寒溼痹痛證。

## 第二節　古代醫家方論

**方有執**

　　夫風寒之表不解，桂枝、麻黃、甘草所以解之。水寒之相搏，乾薑、半夏、細辛所以散之。然水寒欲散而肺欲收，芍藥、五味子者，酸以收肺氣之逆也。然則是湯也，乃直易於散水寒也。其尤龍之不難於翻江倒海之謂歟。(《傷寒論條辨》)

**吳昆**

　　表不解者，頭痛、發熱、身痛尚在也。傷寒曾渴，飲水過多，故心下有水氣；有聲無物，謂之乾嘔，名曰水氣，則有形之水已散，但無形之氣仍在耳，故無物可吐而但有聲；或咳，或噎，或喘，皆水寒射肺故也。青龍者，東方木神，主發育萬物，二方以發散為義，故名之。麻黃、桂枝、甘草發表邪也，半夏、細辛、乾薑散水氣也，芍藥所以和陰血，五味子所以收肺氣。(《醫方考》)

**喻嘉言**

　　風寒不解，心下有水氣，水即飲也，水寒相搏，必傷其肺，或為多證者，人身所積之飲，或上，或下，或中，或熱，或冷，各不相同，兩肺同為總司，但有一二證見，即水逆之應也。於散風寒、滌水飲藥中，加五味子之酸，以收肺氣之逆，乾薑之辛，以瀉肺氣之滿，名曰小青龍湯，蓋取其翻波逐浪以

045

歸江海，不欲其興雲升天，而為淫雨之意也。後人謂小青龍湯為發汗之輕劑，毋乃昧其旨乎？（《尚論篇》）

**柯琴**

此於桂枝湯去大棗之泥，加麻黃以開玄府，細辛逐水氣，半夏除嘔，五味子、乾薑以除咳也。以乾薑易生薑者，生薑之味氣不如乾薑之猛烈，其大溫足以逐心下之水，苦辛可以解五味之酸。且發表既有麻黃、細辛之直銳，更不藉生薑之橫散矣。若渴者，是心液不足，故去半夏之燥熱，加瓜蔞根之生津，若微利與噎，小便不利與喘者，病機偏於向裏，故去麻黃之發表，加附子以除噎，蕘花、茯苓以利水，杏仁以定喘耳。兩青龍俱兩解表裏法，大青龍治裏熱，小青龍治裏寒，故發表之藥同，而治裏之藥殊也。此與五苓，同為治表不解而心下有水氣，在五苓治水蓄而不行，故大利其水而微發其汗，是為水鬱折之也。本方治水之動而不居，故備舉辛溫以散水，並用酸苦以安肺，培其化源也。（《傷寒附翼》）

**汪琥**

傷寒表不解發熱，其人風寒之邪正盛，止因咳嘔氣逆，而湯中既用芍藥之酸以收之，復用五味子半升以斂之，今醫稍知藥性者，例不敢用，仲景於當日獨用之，何也？或云五味子宜用南產黃色者，取其味辛多而酸少也，斯言亦近乎理。（《傷寒論辯證廣注》）

# 第三章　源流方論解析

**趙以德**

　　溢飲之證,《金匱》云當發其汗,小青龍湯治之。蓋水飲溢出於表,營衛盡為之不利,必仿傷寒營衛兩傷之法,發汗以散其水,而後營衛行,經脈通,則四肢之水亦消,必以小青龍為第一義也。(《古今名醫方論》)

**尤在涇**

　　大青龍合麻桂而加石膏,能發邪氣除煩躁,小青龍無石膏,有半夏、乾薑、芍藥、細辛、五味能散寒邪行水飲,而通謂之青龍者,以其有發汗蠲飲之功,如龍之布雨而行水也。夫熱閉於經,而不用石膏,汗為熱隔,寧有能發之者乎?飲伏於內,而不用薑、夏,寒與飲搏,寧有能散之者乎。芍藥、五味不特收逆氣而安肺氣,抑以制麻、桂、薑、辛之勢,使不相驚而相就,以成內外協濟之功耳。(《傷寒貫珠集》)

**王子接**

　　小青龍湯,治太陽表裏俱寒,方義迥異於大青龍之治裏熱也。蓋水寒上逆,即涉少陰,腎虛不得已而發表,豈可不相縮照,獨泄衛氣,立鏟孤陽之根乎?故於麻、桂二湯內,不但留芍藥之收,拘其散表之猛,再復乾薑、五味攝太陽之氣,監制其逆;細辛、半夏辛滑香幽,導綱藥深入少陰,溫散水寒,從陰出陽。推測全方,是不欲發汗之意,推原神妙,亦在乎陽劑而以斂陰為用,偶方小制,故稱之曰小青龍。(《絳雪園古方選注》)

## 黃元御

傷寒表證不解,而水停心下,阻肺胃降路,胃氣上逆而生乾嘔,肺氣上逆而生咳嗽,或火升金燥而為渴,或氣阻肺脹而為喘,或濁氣上噯而為噫,或清氣下泄而為利,或小便不利而少腹滿急,凡此皆水氣瘀格之故,宜小青龍湯。甘草培其中氣,麻、桂發其營衛,芍藥清其風木,半夏降逆而止嘔,五味、細辛、乾薑降逆而止咳也。(《傷寒懸解》)

## 喻嘉言

桂枝、麻黃湯無大小,而青龍湯有大小者,以桂枝、麻黃之變法多,大青龍湯之變法,不過於麻、桂二湯之內施其化裁……又立小青龍湯一法,散邪之功兼乎滌飲,取義山澤小龍,養成頭角,乘雷雨而翻江攪海,直奔龍門之義,用以代大青龍而擅江河行水之力,立法成大備也……昌昔謂膀胱之氣化大行,地氣不升,則天氣常朗,其偶受外感,則仲景之小青龍一方,與大士水月光中、大圓鏡智無以異也。蓋無形之感,挾有形之痰,互為膠漆,其當胸窟宅,適在太陽經位,唯於麻、桂方中,倍加半夏、五味以滌飲而收陰,加乾薑、細辛以散結而分邪,合而用之,令藥力適在痰邪縮結之處,攻擊片時,則無形之感從肌膚出,有形之痰從水道出,頃刻分解無餘,而膺胸空曠。《尚論篇》

## 徐大椿

此方專治水氣。蓋汗為水類，肺為水源，邪汗未盡，必停於肺胃之間，病屬有形，非一味發散所能除，此方無微不到，真神劑也。(《徐洄溪古方新解》)

## 莫文泉

古經方必有主藥，無之者小青龍是也。何以言之？方中麻、芍、薑、辛、桂、甘各三兩，味、夏各半升。考古半升，約古分亦三兩。仲景每以半夏半升配生薑三兩，五味半升配生薑三兩，此方正其例也。八味輕重同則不相統，故曰無主藥。或謂麻黃先煎即是主藥，豈知麻黃以有沫當去，不得不先煎，與先煎澤漆、先煎大黃有別。特以肺為水源，以此疏其壅塞耳！且本方加減法云：去麻黃者四，麻黃在可去之例，豈主藥乎？匪特麻黃非主藥也，即桂枝亦不過因表不解發熱而用之，其與芍藥、甘草同用，全乎桂枝湯矣。桂枝即非主藥，芍藥、甘草更可知已，又何論半夏乎？此方本從桂枝來，而其義則在乾薑、五味、細辛三味。本論於柴胡湯，四逆散方下云：咳者，加乾薑、五味子、細辛，即此方主治之義。柴胡湯方下又云：咳者，去人參、生薑、大棗，加五味子、乾薑，即此方用桂枝湯，所以必去棗、薑之義。然則小青龍為治飲家咳之方，故凡用乾薑、五味子，而與若桂、若麻並施者，皆自此出。如《金匱》厚朴麻黃湯、射干麻黃湯，苓桂五味甘草薑辛湯、苓桂五味甘草薑辛半夏湯、苓桂五味甘草薑辛半夏杏仁湯、苓桂五味甘草薑辛半夏杏仁大黃湯六方是也。(《研經言》)

## 錢天來

　　既見微利,則知水氣下走,當因其勢而導使下泄。去麻黃者,恐內外兩亡津液也。此說亦通,然表寒重而全未解者,尚當斟酌,若竟去麻黃而留芍藥、五味之酸收,其如傷寒表不解何……夫渴雖一症而各經不同……此條或渴之症,乃水寒在胃,下焦之氣液不得上騰而為涕唾,故渴,心下既有水氣,豈可亦以瓜蔞根為生津而用之邪?若未以為然,觀下文服湯已而渴,為寒去欲解,則知不必以撤熱生津為治矣……噎者,心下有水氣而胃氣不通也,所謂水寒相搏,其人必,噎與同。蓋呃逆也……此水寒相搏,故加附子以溫散之,若寒甚而陽氣虛者,去麻黃不使汗泄其虛陽亦可……小便不利而少腹滿者,為下焦無火,不能化氣而出也。真陽不足,去麻黃而不使汗泄,則可矣。茯苓不過味淡,滲泄而已,豈能助下焦氣化之功哉……喘為肺氣逆滿之症,加杏仁以助麻黃利肺氣可也,若加杏仁而去麻黃,施之於表不解之傷寒,恐未切當。若肺虛而喘,則又宜補不宜瀉,非唯麻黃當去,並杏仁亦不可加矣。(《傷寒溯源集·太陽下篇》)

## 吳謙

　　太陽停飲有二,一中風有汗為表虛,五苓散證也;一傷寒無汗為表實,小青龍湯證也。表實無汗,故合麻桂二方以解外。去大棗者,以其性滯也。去杏仁者,以其無喘也,有喘者仍加之。去生薑者,以有乾薑也;若嘔者,仍用之,佐乾薑、

細辛，極溫極散，使寒與水俱得從汗而解。佐半夏逐痰飲，以清不盡之飲，佐五味以收肺氣，以斂耗傷之氣。若渴者去半夏加花粉，避燥以生津也。若微利與噎，小便不利，少腹滿，俱去麻黃，遠表而就裏也。加附子以散寒，則噎可止。加茯苓以利水，則微利少腹滿可除矣。此方與越婢湯同治水飲溢於表，而為腹脹水腫，宜發汗外解者，無不隨手而消。越婢治有熱者，故方中君以石膏，以散陽水也。小青龍治有寒者，故方中佐以薑、桂以散陰水也。（《醫宗金鑑》）

## 第三節　現代醫家方論

**劉渡舟**

　　臨床使用小青龍湯的過程中應該從色、舌、脈、痰、咳、喘等六個辨證要點著手，以上六點是正確使用小青龍湯的客觀依據，但並不是所有患者都必須完全具備，只要有一或兩個主證無誤，就可以使用小青龍湯治療。若寒飲有化熱趨勢，且出現煩躁證者，可在本方中加生石膏，即小青龍加石膏湯。本方只要辨證準確，臨床用之多有效，但不宜久服。本方藥味峻厲，發散力強，如果因其有效而過服，或因辨證不明而誤服，則恐有傷陰動血之弊，故對某些心臟疾患引起的咳喘以及肺結核等傳染病，應當慎用。

## 周仲瑛

在臨床尚於應用經方治療各科疾病，小青龍湯是其常用方之一，尤其在肺系疾病的診治過程中。周仲瑛在多年行醫過程中，總結其自身經驗並結合現代醫學的疾病特點，將咳喘分為風寒外束，痰熱內蘊證；外寒內飲，痰濁阻肺證；脾腎陽虛，痰濁蘊肺證；痰熱蘊肺，肺腎陰傷證；痰濁伏肺，肺、脾、腎俱虛證等五個證型，其中小青龍湯主治外寒內飲，痰濁阻肺證。此證型臨床常見於慢性支氣管炎、支氣管哮喘、肺氣腫、心源性哮喘等急性發作期。辨證要點包括：咳喘氣急，喉中痰鳴轆轆，痰多色白質稀夾有泡沫，形寒微熱，口不渴。苔白膩或白滑，脈弦滑或沉弦。治宜解表散寒，溫化寒飲。方用小青龍湯加減，臨證亦可酌情配伍三子養親湯合二陳湯等以止咳化痰平喘。常用方藥：炙麻黃5g，桂枝3～10g，白芍藥10g，細辛1.5～5g，乾薑3～9g，五味子5g，薑半夏10g，炒紫蘇子10g，炙白前6g，桔梗5g，鼠麴草10～15g，炙甘草3g。寒熱已解，但仍有咳而氣急，痰鳴量多，苔濁膩者，去五味子，加白芥子、萊菔子、紫菀、澤瀉；咽癢，咯痰黏白，噴嚏較多者，加炙僵蠶；冷熱調節功能差，易由感冒引發者，加生黃耆、生白朮、防風、陳皮；痰白量少，苔淡黃，脈小弦滑者，加黨參、焦白朮。周仲瑛認為，咳喘病初起，風寒外束，肺氣宣降不利，當以宣肺為先，麻黃功能解表散寒、宣肺平喘，為必用之

藥，除治用小青龍湯發散風寒、溫化寒飲之外，伍以紫蘇子、白前降氣止嗽，藥證相符，方能迅速起效。

**梅國強**

其辨治咳喘，認為外寒內飲之咳喘，尚有小青龍湯證。此證與射干麻黃湯證相比，外寒內飲，均較前者為重。若惡寒發熱、頭痛、身痛、無汗等，說明外寒較重；咳喘較重，痰不易出，說明內飲亦重。小青龍湯以麻黃配桂枝、細辛，則溫散發汗之力強；射干麻黃湯以麻黃配細辛、生薑，則溫散發汗之力較弱。小青龍湯以細辛、乾薑、五味子、甘草為伍，則溫化寒飲之力強；射干麻黃湯以射干、細辛、紫菀、款冬花、五味子為伍，則溫化水飲之力略遜。觀此二證，輕重有別；觀此二方，強弱有別，會其意用之即可。小青龍湯證，若在觸冒風寒，表證明顯者，則多有發熱，否則亦可不發熱，故梅中強教授認為，若辨準外寒內飲之病機，不論發熱與否，恆可用之。本方既可治咳、治喘，亦可治咳喘相兼之病。梅國強教授認為，臨床上外寒內飲不過十之一二，外寒內飲化熱之咳喘常占十之八九。若有煩熱口乾，痰黃、綠黏稠。舌暗紅（絳）、苔微黃，脈滑數等，但見一二症，便為化熱之徵，須加生石膏清之，即小青龍加石膏湯。但梅國強教授認為，石膏畢竟為質重之品，不符合「非輕不舉」之意，且有寒涼傷胃之嫌，不利化飲，還因許多藥店常不備生石膏，或以熟石膏代之，影響療效，故常用黃芩、魚腥草、白英等輕清之品代替石膏。

## 何紹奇

「傷寒表不解」即顯示患者有惡寒、發熱、無汗等一系列麻黃湯類症；水飲停於內，津液不化，水氣內生，水氣凌射於肺則有咳嗽、喘憋等症；留胃則噎、乾嘔；飲阻氣化，津失宣布則為渴；水飲內停，氣化失宣則飲不從其道，表現為小便不利、少腹滿，泄瀉下利。由此可知小青龍湯證為外觸寒邪，內停水飲，內外合邪之證。

## 李培生

小青龍用麻、桂、芍、草，解肌表，和營衛，以辛散外寒；薑、辛、夏、五味，散水氣，宣氣道，以溫化裏飲。是表裏雙解之劑。其用乾薑，正與《內經》「脾氣散精，上歸於肺」（《素問·經脈別論》）之旨相符。蓋脾為生痰之源，肺為貯痰之器。脾氣失其健運之常，則易滋生痰飲，痰飲上逆，則為咳喘，為嘔逆。若得中氣健運，寒飲自化。乾薑是溫中藥，亦即（《金匱要略·痰飲咳嗽病脈證并治》）「病痰飲者，當以溫藥和之」是也。外感咳喘，多忌五味子、白芍等酸斂止澀之品，此則與麻、桂、細辛等溫宣藥同用，正使藥力不純然外散，而欲取其內宣之功。與單純用酸收止咳之義，又有不同。可見經方用藥配伍之妙。其小青龍湯加減法，疑為後人所補，與仲景用藥之準則，似不甚合。（《柯氏傷寒論附翼箋正》）

# 第三章 源流方論解析

## 顧武軍

不能把表證不解作為應用小青龍湯辨證施治時的著眼點，而是要抓住寒飲內伏這一主要病機，其認為小青龍湯證雖然可以治療兼夾有表證不解的疾病，但必須是在寒飲內伏的前提下才可以獲得好的效果。

## 劉愛民

小青龍湯集麻黃、桂枝、乾薑、細辛多種溫散之品於一方，又伍以化痰降逆、收斂等藥，故具有散飲解表、宣肺平喘之功。方以麻、桂宣肺散寒平喘；桂枝得芍藥而調和營衛；細辛、乾薑、半夏溫通蠲飲，降逆化痰，即所謂「病痰飲者，當以溫藥和之」；五味子、芍藥酸以斂肺，以防宣散太過；炙甘草和中益肺。全方宣斂結合、溫降並舉，雖為表裏雙解之劑，但以散寒飲為主，發表次之。適用於無論有無表邪，因飲而致的喘咳、嘔吐、下利、小便不利等證。

## 傅元謀

臨床使用小青龍湯的診斷要點是水飲證和舌象，而其中最重要的是觀涎唾與看舌象。水飲證的 4 個特點中，只要具備其中任何一個，即可用小青龍湯治療：①水停心下見背冷如掌大；②心下滿並有水動的狀態；③心下悸，臍下悸；④吐涎唾，其特點為：稀、白（灰、綠、黃）、鹹、寒。小青龍湯的舌體特徵為：舌胖大、邊有齒痕，舌體淡白或暗；而舌苔特徵為：白苔，或見灰白淫潤苔，或綠苔、腐苔、膩苔、滑苔。

## 牛沛然

　　小青龍湯重用細辛，方中細辛一藥，與五味子配伍有開有合，散中有斂之功，尤為重要。臨床凡遇哮喘屬寒飲者，選用小青龍湯重用細辛，療效甚捷。細辛煎湯服用 12～15g，甚至服用 1 月之久，亦未見任何不良反應，世醫拘泥於「細辛不過錢」之說，關鍵在於忽視了《本草綱目》中指出的「單用末」三字，故研末吞服，必須注意用量，不可過大，以免中毒。細辛味辛性溫，外可宣散風寒，內可袪除陰冷，又可止咳化飲，治外感風寒，常配麻黃；治陰寒內盛，常伍附子；治寒邪伏肺，常合乾薑、五味子。只要辨證明確，用藥得當，都能獲得藥到病除之驗，然亦有因藥輕不至病所而未能收效。

## 藍少敏

　　麻黃宣肺行水溼，配桂枝以溫陽化氣，助麻黃以行水滌飲，調和營衛；乾薑溫肺脾之寒，使脾能散精上歸於肺，肺能通調水道，下輸膀胱，則水液能在體內運行，不能停蓄經竅為患；用細辛之辛溫芳香散寒祛痰，通竅止痛，配五味子則散中有收，以防肺氣耗散太過；乾薑、細辛、半夏同用，溫中蠲飲化痰，相須為用，相得益彰；白芍和營緩解止痛，以甘草之甘調和諸藥，即《黃帝內經》所謂「以辛散之，以甘緩之，以酸收之」之意。全方合用，則脾肺得溫，痰溼得化，經竅得通，則痰溼頭痛乃癒。

## 黃素

　　溼之與飲異名同類，故可借用小青龍湯治寒溼痹。方中麻、桂善於溫經通脈，宣化寒溼；桂枝與白芍相配又能調營衛，和陰陽；半夏化經絡之痰溼，夏、芍相配則痰瘀并治；更有細辛溫化痰溼，生薑發散寒邪，乾薑溫中州以達四肢，其寒溼之邪何處存留？故罹寒溼痹證者，得是方之治自能痊癒也。

## 矢數道明

　　胃內停水者，又患外感表證與胃內停水相互交結而引起諸種症狀，即乾嘔為內停水。由表熱內擾引起上逆；喘咳為表熱與停水侵犯呼吸系統；下利為水飲下行之故，噎為嚥下之物與上迫之水飲發生衝突，小便不利為停飲上行，不下降所致；又少腹脹滿，為停飲聚於少腹所發。據此，麻黃與桂枝解表，桂枝抑制水氣上衝，麻黃又能治喘咳；細辛、乾薑、半夏消逐胃內停飲；芍藥、五味子收斂肺氣以止咳；甘草調和諸藥，使上衝之氣平息。全方配伍平謹穩妥，具有消逐心下水飲，降逆氣，解表邪作用。

## 高福壽

　　用於麻疹誤治，冰伏遏制，表邪不解，疹鬱不透，麻、桂、辛、薑辛溫宣透，舒展氣機，以化涼遏；半夏開宣解鬱；赤芍斂陰和營；甘草和中；少用五味子即可滋其肝源，亦可防麻桂汗之太過；加杏仁助麻黃宣泄透疹。全方達表開疹、透毒邪外出之功，故投之疹出向癒。

#### 熊曼琪等

小青龍湯主要用於「外寒內飲」。當中麻、桂發汗解表，桂、芍調和營衛，故可治外寒；乾薑、細辛、半夏溫肺化飲，配伍五味子酸斂收澀，是散中有收，以防肺氣耗損太過。外邪解，內飲化，肺氣宣，咳喘自平，關鍵在於溫化。水氣內停而成懸飲，得小青龍湯溫肺化飲為主，診時雖無明顯外寒表現，用之亦效。可見本方應用廣泛。

#### 梁健春等

結核性滲出性胸膜炎為中醫學「懸飲」範疇，其臨床表現為胸痛、胸悶、氣促、咳嗽等症狀，皆因胸腔積液，引起肺失肅降，水化不利所致，小青龍湯加減治療，對消除胸水療效好，尤其對伴有畏寒、發熱的患者更為適宜。

#### 吳以嶺等

小青龍湯加減規律，《金匱要略》以病分篇，全書似無序貫，然而卻針對疾病的病機變化及發展過程，制有基礎方，並隨其兼證、變證加減而成散方。如痰飲咳嗽因陽虛氣化不利，飲邪停聚，浸漬肺竅而見咳嗽、咳痰稀白、苔滑、脈弦諸症，治遵「病痰飲者，當以溫藥和之」之宗旨，以溫肺化飲、解表平喘之小青龍湯為基礎方，尤以乾薑、細辛、五味子三藥為主藥，靈活加減變化。飲邪挾熱，則入石膏而成小青龍加石膏湯，溫飲清熱，並行不悖；咳而上氣，喉中水雞聲，乃寒飲鬱肺，肺氣失宣，痰凝其氣，氣觸其痰，搏擊氣道，則以小青龍

湯加減桂枝之熱、芍藥之收、甘草之緩，加入射干、紫菀、冬花等，增強宣肺祛痰之力而為射干麻黃湯；若咳而脈浮，胸滿氣急，為飲邪上迫，肺氣鬱閉，則小青龍湯去桂枝、甘草、芍藥加厚朴利氣除滿，石膏辛寒清熱，小麥清心安胃而為厚朴麻黃湯。又如《金匱要略‧痰飲咳嗽病脈證并治》用小青龍湯治咳逆喘息不得臥，下舉隨證五變，皆以乾薑、細辛、五味子為始終不易之主藥，平寒氣衝逆加桂枝，降飲邪嘔逆納半夏，衛鬱肺壅形腫，顧及血虛不用麻黃則入杏仁，胃熱上衝面熱如醉用大黃。隨證化裁，主輔分明，層次井然，終不離「溫藥和之」之繩墨。故陳修園說：《金匱要略》治痰飲咳嗽，不外小青龍湯加減，方中諸味，皆可去取，唯細辛、乾薑、五味不肯輕去，即面熱如醉，加大黃以清胃熱，及加石膏、杏仁之類，總不去此二味。學者不可不深思其故也。

**黃先善**

　　小青龍湯之應用，寒勝陽虛，痰飲內停是根本，圓機活法，重在加減。治療慢性支氣管炎急性發作期，需要根據寒熱盛衰、虛實深淺進行加減。透過臨床觀察，未發現「拔腎根」之虞。認為如「拔腎根」主要是腎虧，又誤用或多用麻黃所致。那麼遇到腎虛的病人，可加鵝管石、淫羊藿之類補腎納氣以預防之；並將生麻黃改為炙麻黃，以削其發散之性，取其宣肺平喘之功；方中芍藥、五味子、甘草酸甘收斂，可防變端。現代藥理研究發現，小青龍湯不同組合的煎劑對豚鼠離體氣管平滑肌有不同程

度的鬆弛作用。在發揮抗炎、抗過敏作用的同時，具有雙向免疫調節作用，故小青龍湯對慢性支氣管炎的治療作用是肯定的。

## 唐凱

　　風寒挾飲，鬱熱內閉，致肺失肅降，用小青龍湯方，又伍以化痰降逆、收斂等藥，故具有散飲解表、宣肺平喘之功。方以麻、桂宣肺散寒平喘；桂枝得芍藥而調和營衛；乾薑、細辛、半夏溫通蠲飲、降逆化痰，即「病痰飲者，當以溫藥和之」；五味子、芍藥酸以斂肺，以防宣散太過；炙甘草和中益肺。全方宣散結合、溫降並舉，雖為表裏雙解之劑，但以散寒飲為主，發表次之，適用於無論有表無表，因飲而致得喘咳、嘔吐、下利、小便不利等症。

## 文小敏

　　小青龍湯治外寒內飲咳喘，其病機是因脾陽不振，水飲內停，復感外寒，出現外寒引動內飲而致諸症。方中細辛辛溫芳香走竄，氣盛味烈，既能「主咳逆上氣」，又善祛「水中之寒」，且能入腎經，與麻黃配伍治療外寒內飲是非常有利的，乾薑溫脾腎以散中上焦之寒，為治本之品。半夏燥溼化痰，麻黃、桂枝、細辛、乾薑、半夏五藥透過溫散、溫化和降逆，而使肺脾氣機正常運化，促進水道之津液正常敷布。此外，根據氣血關係，選芍藥入血分，與桂枝協同，調理營衛。透過藥物整體配伍提高療效，而復入五味子乃又顧護津氣之功，溫不傷陰，散不傷氣，展現了中醫學的整體觀思想。

## 李文瑞

　　本方證為風寒外束，水飲內停或溢飲，即傷寒兼水飲，「傷寒表不解，心下有水氣」是也。傷寒表不解，見症惡寒發熱，無汗，身痛痛等太陽傷寒表證存在；心下有水氣，為素有水氣之故，水飲內停犯胃，或上射於肺。方中麻黃、桂枝配伍，發汗解表，止咳定喘，且麻黃可利水氣，乾薑、細辛溫肺化飲，乾薑且溫中，使脾之精微，上輸於肺，通調水道以利水行；半夏苦溫入肺、脾二經，燥溼化痰，調飲降濁；五味子酸斂，與上述發散之品相配，一收一散互相制約；全方共奏散寒解表，溫肺化飲之功。

## 王有鵬

　　因北方氣候嚴寒，冬季漫長，以寒邪居多，小兒易感寒邪而發病。此外，北方寒地室內外溫差大，冷熱的極大反差致使寒地小兒腠理緻密，加之冬季腠理本就常閉，玄府不開，肺失宣降，故上竅不開，下竅無泄，津液化為汗的作用失調，水液代謝障礙，停積體內而形成水飲。又因小兒肺臟尤嬌，脾常不足，故北方冬季出生的孩子，則更易受到寒邪的侵襲。由此可見，北方寒冷地區，外寒裏飲的特點尤為明顯，十分符合小青龍湯證外寒內飲的病機特點，根據「因地制宜」之旨，故應擴展小青龍湯在寒冷地區的應用。

## 丁培植

　　日本有不少報導顯示小青龍湯對小兒支氣管哮喘有一定療效，小青龍湯在針對支氣管哮喘各個發病環節上發揮著不同的作用。其中甘草具有抗炎、抗過敏作用；桂枝、麻黃作為抗補體劑，可阻斷抗原抗體的結合；細辛、乾薑有抗組織胺及乙醯膽鹼的作用；麻黃有抗 5- 羥色胺的作用；麻黃、桂枝、半夏、芍藥、細辛、乾薑具有擴張氣管的作用；甘草、乾薑可促進黏膜排泌功能；芍藥、五味子、細辛可作為祛痰劑。竹內良夫報導方中麻黃、桂枝、細辛有抑制肥大細胞脫顆粒游離出化學介質的作用；麻黃、乾薑、五味子能拮抗化學介質引起的炎症反應；甘草、五味子能抑制皮內過敏反應；甘草不僅具有中樞性鎮咳作用，而且透過改善肺循環、糾正細胞內脫水發揮止咳作用。本方含有的麻黃素是 β- 腎上腺素能受體興奮劑。甲賀正聰認為支氣管哮喘是一種非生理性水分在支氣管內滯留所致的「水毒」，本方中的半夏、乾薑、細辛等可排出在支氣管內滯留的水分。飯倉洋治進行的動物試驗顯示，小青龍湯的依賴劑量可使豚鼠的氣管平滑肌鬆弛。小鼠實驗：給予本方治療組的皮膚過敏反應的抑制作用較對照組明顯得多……麻黃、桂枝以祛除在表之風寒，細辛、乾薑、半夏蠲除內停之水飲。此三藥辛熱而燥，傷津耗液，用甘寒滋陰之品輔佐又助溼礙飲，故用五味子酸斂生津，芍藥酸澀斂陰。陳修園謂「乾薑、細辛、五味子三藥一開一闔一樞」，巧妙配合，使辛開與酸斂之藥相互制約，而發揮其相輔相成的作用。

# 中篇　臨證新論

　　本篇從三個部分對小青龍湯的臨證進行論述：第一章臨證概論對古代和現代的臨證運用情況進行了整理；第二章介紹經方的臨證思維，從臨證要點、與類方的鑑別要點、臨證思路與加減、臨證調護與預後等方面進行展開論述；第三章為臨床各論，從內科、外科、婦科、兒科等方面，以臨證精選和醫案精選為基礎進行詳細解讀，充分表現了中醫「異病同治」的思想，為讀者提供廣闊的應用範圍。

中篇　臨證新論

# 第一章

## 經方臨證概論

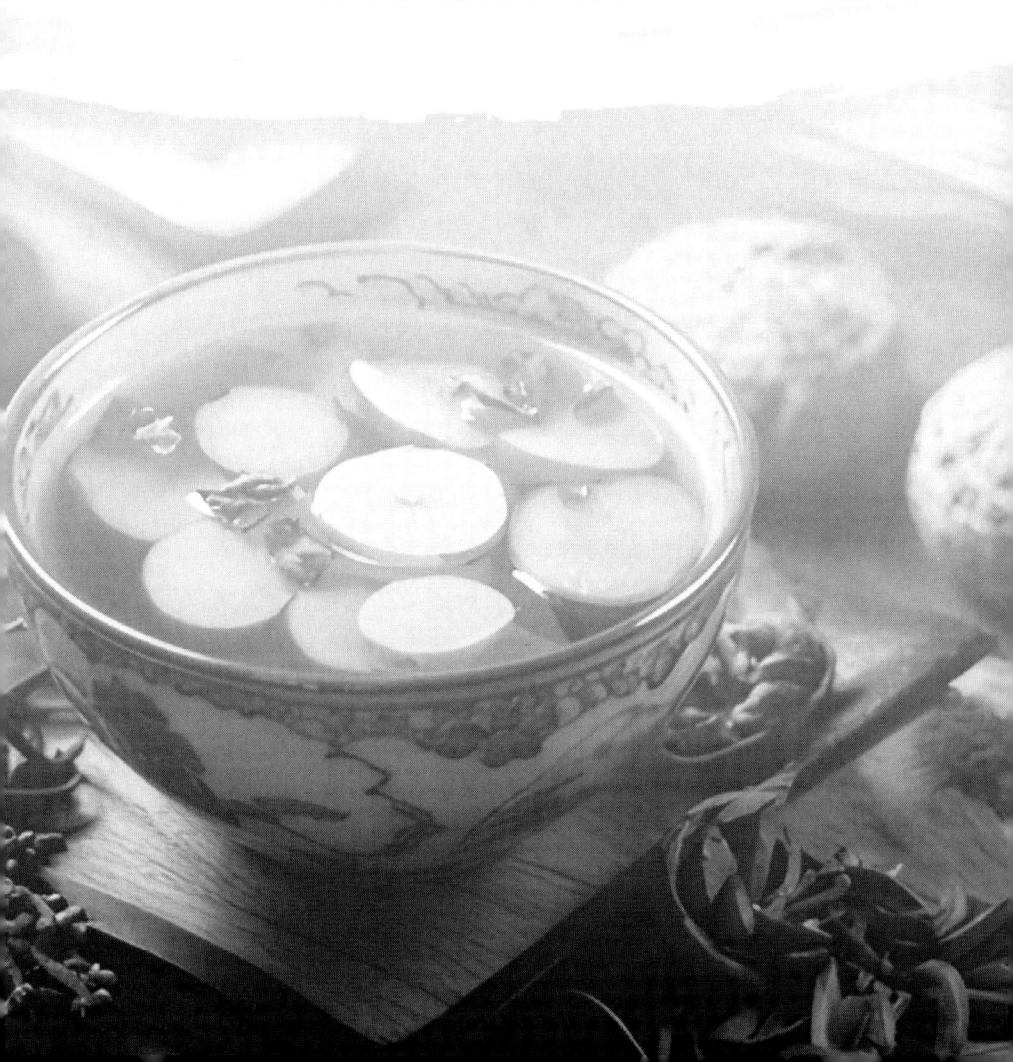

## 第一節　古代臨證回顧

小青龍湯在《傷寒論》中用於治療表寒兼水飲內停證。在《金匱要略》中用於治療溢飲,咳逆倚息不得臥;并治婦人吐涎沫,醫反下之,心下既痞。在《醫學衷中參西錄》中用於治療有血證者。在《丹溪心法》中治療水乘肺氣者。在《千金方》中用於治療婦人霍亂嘔吐。《醫學六要》用本方加檳榔治療腳氣初起、上氣喘促。《太平惠民和劑局方》治療形寒飲冷、內傷肺經、咳嗽喘息、嘔吐涎沫。《御藥院方》治療肺氣不利,咳嗽喘急,胸膈煩悶,痰盛涎多,喉中有聲,鼻塞清涕,頭痛目眩,肢體倦怠,咽嗌不利,嘔逆噁心。《方函口訣》治療表不解,心下有水氣,喘咳者;又用於溢飲之咳嗽。《景岳全書》治療時行風邪在肺,咳嗽喘急多痰,而陰寒氣甚,邪不易解者。瘟疫,若傷風兼寒而發熱;咳嗽者,外感之嗽,若冬月寒盛氣閉,邪不易散者;實喘,若冬月風寒感甚者,肝肺受寒,咳嗽喘急。《傷寒附翼》治療水寒在胃,久咳肺虛。《醫宗金鑑》用於治療雜病之腹脹水腫症,以發汗而利水。《醫燈續焰》治療水寒射肺而咳,脈浮,痰飲停於胸胃咳嗽;勞極,形寒寒飲傷肺,肺傷少氣,咳嗽鼻鳴。《濟陽綱目》治療水寒相搏發呃。《金匱翼》治療冷嗽,喘因寒邪入肺者,皮膚痛,寒熱,上氣喘咳動肩背,呼吸不利,右寸沉而緊,亦有六部俱伏者;喘者,積痰在肺,遇冷即發,喘鳴迫寒,但坐不得臥,外寒與內飲相搏。《產科發矇》治

療妊娠感風寒咳嗽。《溫病條辨》治療秋溼內伏，冬寒外加，脈緊無汗，惡寒身痛，喘咳稀痰，胸滿舌白滑，惡水不欲飲，甚則倚息不得臥，腹中微脹。《傷寒類方匯參》中咳嗽費力而又咳痰不出者，均宜小青龍湯。皮脹及水寒射肺冷哮，久咳肺虛等證，用之最效。

柯琴說：「此既主水寒在胃，又治久咳肺虛。」本方主要用於治療肺系病症，對於其他諸症，凡屬外寒內飲者亦為適用，足見中醫學「異病同治」的特色。

## 一、溢飲

小青龍湯用於治療溢飲，治以發汗散飲。主證可見身體沉重疼痛，肢體浮腫，甚則顏面、四肢水腫，惡寒無汗，口不渴，喘咳，痰多白沫，乾嘔，胸腔痞悶。因「飲水流行，歸於四肢，當汗出而不汗出」。寒邪外束，水氣阻於表皮，故曰：「病溢飲者，當發其汗，大青龍湯主之；小青龍湯亦主之。」喻嘉言提出：「溢飲之證，水飲溢出於表，營衛盡為之不利，必仿傷寒病營衛兩傷之法。發汗以散其水，而營衛經脈行，則四肢之水亦散矣。」故兩方均治飲邪在表而立汗者。大小之分在於麻黃的劑量。兩者的區別還在於，大青龍湯用石膏是為內有鬱熱，發熱煩躁者而設；小青龍湯用半夏、乾薑為「乾嘔……而咳」，裏有寒飲而設，故發表藥雖同，治裏藥卻異。另外，對於素來脾陽虛弱，飲邪內伏，復感外寒，引動內飲，飲邪上逆，肺氣

不降，而「咳逆倚息不得臥」者，用小青龍湯溫裏解表，發汗散飲，用於寒性哮喘而痰飲壅盛者，往往有奇效。

## 二、支飲

《金匱要略‧痰飲咳嗽病脈證并治》云：咳逆倚息，短氣不得臥，其形如腫，謂之支飲。同時指出咳逆，倚息不得臥，小青龍湯主之。故小青龍湯是治療支飲所致喘咳的主要方劑。其病位雖在肺，病根實源於心下（胃中）之水氣，仲景亦稱為「心下有水氣」。心下水氣引起肺氣不利的過程被稱為「水寒射肺」或「水氣凌脈」，《黃帝內經》對其機制早有明確闡述。如《氣厥論》記載：其寒飲食入胃，從肺脈上至於肺，則脈寒，肺寒則外內合邪，因而客之。則為肺咳。小青龍湯所治「支飲」或「心下有水氣」所致之咳喘，其臨床特點是咳喘嚴重，甚至倚息短氣而不得臥，臨證非此湯不可。此外，運用小青龍湯治療「支飲」或「心下有水氣」所致的咳喘，需了解以下幾種情況：其一，治療《傷寒論》中提出「傷寒表不解，心下有水氣」，即外寒引動內飲。因小青龍湯有麻黃、桂枝之配伍，既可溫化水飲，又能發散外寒，故以其為主方。其二，若在「支飲」或「心下有水氣」的同時，出現以身體疼痛沉重為特點的溢飲症候，亦可以小青龍湯治療，透過其外散內消的作用，達到兼治目的。如《金匱要略‧痰飲咳嗽病脈證并治》又提到：病溢飲者，當發其汗……小青龍湯主之。其三，外邪鬱閉陽氣而又引發心下之水氣上射

於肺，致水氣喘咳的基礎上出現煩躁，則當加石膏以治其水中鬱陽，即《金匱要略·肺痿肺癰咳嗽上氣病脈證并治》所云：肺脹，咳而上氣，煩躁而喘，脈浮者，心下有水，小青龍加石膏湯主之。

## 三、懸飲

懸飲是四飲之一，因飲邪停留脅肋部而見咳唾引痛的病症。《金匱要略·痰飲咳嗽病脈證并治》：「飲後水流在脅下，咳唾引痛，謂之懸飲。」懸飲停留於胸脅水流脅間，絡道被阻，氣機升降不利則胸脅脹痛，咳唾、轉側、呼吸時疼痛加重，心下痞硬脹滿，氣短息促，或兼乾嘔，頭痛目眩，或胸背掣痛不得息，苔白滑，脈沉弦。治療用攻逐水飲之法，方用十棗湯、三花神佑丸、控涎丹等。發病機制主要責之中陽素虛，復加外感寒溼，飲食、勞欲所傷，三焦氣化失宣，肺、脾、腎對津液的通調轉輸蒸化失職，陽虛陰盛，水飲內停。病機關鍵是陽虛陰盛，輸化失調，因虛致實，水飲停積為患。飲為陰邪，遇寒則凝，得溫則行，故其治療宗《金匱要略》提出的「病痰飲者，當以溫藥和之」的原則；本病多虛實夾雜，治當以攻補兼施。凡飲邪壅實者，分別治以攻逐、利水、發汗等法，因勢利導以袪除飲邪；陽虛飲微者，治以健脾溫腎法，陽氣通則飲自化。小青龍湯本證治療外寒內飲所引起的病症，主治「傷寒表不解，心下有水氣」所引起的症狀。「心下有水氣」即可理解為飲邪停留

於胸脅、胃脘等部位，故懸飲病亦可用小青龍湯治療。小青龍湯主藥以溫為主，亦符合「以溫藥和之」的宗旨，臨床可靈活加減運用。小青龍湯方中麻黃、桂枝相須為君，發汗散寒以解表邪，且麻黃又能宣發肺氣而平喘咳，桂枝化氣行水以利裏飲之化。乾薑、細辛為臣，溫肺化飲，兼助麻、桂解表祛邪。然而素有痰飲，脾肺本虛，若純用辛溫發散，恐耗傷肺氣，故佐以五味子斂肺止咳、芍藥和養營血；半夏燥溼化痰，和胃降逆，亦為佐藥。炙甘草兼為佐使之藥，既可益氣和中，又能調和辛散酸收之品。全方可溫肺化飲，促進懸飲溫化而去。

## 四、哮病

哮病是一種發作性的痰鳴氣喘疾患。發作時喉中哮鳴有聲，呼吸氣促困難，甚則喘息不能平臥。中醫學認為哮病的發作以痰氣交阻為主要病理特點，痰阻氣道，肺失肅降，氣道攣急引起的喉中哮鳴有聲，呼吸氣促困難，甚則喘息不能平臥，為哮病的各種症候所共有，其基本病理變化為「伏痰」遇感引觸，痰隨氣升，氣因痰阻，相互搏結，壅塞氣道，肺管攣急狹窄，通暢不利，肺氣宣降失常，引動停積之痰，而致痰鳴如吼，氣息喘促。由此可見，痰在哮病的發病當中占據著樞紐的位置。如《症因脈治·哮病》說：「哮病之因，痰飲留伏，結成窠臼，潛伏於內。」或以為氣滯和痰濁內伏，如《證治彙補·哮病》認為：「內有壅塞之氣，外有非時之感，膈有膠固之痰，三者相合，閉拒

氣道，搏擊有聲，發為哮病。」或以為是寒邪和痰濁內伏，如《時方妙用‧哮證》說：「哮喘之病，寒邪伏於肺俞，痰窠結於肺膜。」所論非一，然皆未離乎痰。小青龍湯，用於治療「傷寒表不解，心下有水氣」。「表不解」表示寒熱表證存在，「有水氣」顯示內有水飲。小青龍湯證基本病機可表現為「表寒外束，水飲內阻」，符合張仲景原旨和臨床實際。針對表證，方中用麻黃、桂枝辛溫解表，發散外束之風寒；針對裏證，則用乾薑、細辛、半夏辛溫入裏，溫肺化飲，合「病痰飲者，當以溫藥和之」之意。方中還用五味子、白芍、甘草配伍，酸、甘合用，在表制約麻、桂以防過度發散，在裏制約薑、辛、夏之溫燥。組方一表一裏，一酸一收，平衡陰陽，則表解飲去，諸症可除。

## 五、喘證

喘證又稱喘息、氣喘，是以呼吸困難，甚則張口抬肩、鼻翼煽動、不能平臥、面色唇青紫為基本特徵的一種病症，甚者出現喘脫，可見於多種急、慢性疾病過程中。《黃帝內經》記載了喘證的名稱、臨床表現及發病機制，如《素問‧臟氣法時論》：肺病者，喘咳逆氣，肩背痛……虛則少氣不能極息……腎病者，腹大徑腫，喘咳身重。《諸病源候論》認為喘證病位在肺，病機不外虛實二端，肺主於氣，氣有餘則喘滿逆上；虛勞之病，或陰陽俱傷，或血氣偏損，今是陰不足，陽有餘，故上氣也。王肯堂《證治準繩》：喘者，促促氣急，喝喝息數，張口抬肩，

搖身擷肚。《臨證指南醫案》提出喘證在肺為實，在腎為虛。小青龍湯作為主治表寒外束，水飲內阻之咳喘證的有效方劑，其所治之「喘」，為水寒之逆阻肺所致，方中麻黃發汗、平喘、利水，桂枝宣散表邪，通暢陽氣，芍藥與桂枝，調和營衛；乾薑辛熱，合細辛性溫，溫肺散寒、滌痰化飲，配五味子味酸性溫，斂肺止咳；半夏味辛性溫，降逆，燥溼化痰；炙甘草和中。諸藥合用，雙解表裏。可見，小青龍湯為治療外寒內飲之咳喘良方。

## 第二節　現代臨證概述

### 一、單方妙用

◎案

蒲某，男，8歲。2009年11月5日初診。咳嗽，咳痰5天。初期惡寒發熱，體溫（T）37.8℃，扁桃腺長期Ⅱ度腫大，抗生素治療無效。該患兒體較胖，現咳嗽、咯痰，入夜尤甚，痰白而清稀，口不渴，無汗，頭痛，喉癢，腹脹。舌質不紅，舌苔薄白，脈浮。診斷為咳嗽。辨證為風寒束肺。治以辛溫解表，宣肺止咳。方用小青龍湯加味。

處方：麻黃5g，桂枝8g，炒白芍8g，清半夏8g，細辛2g，乾薑6g，五味子5g，炙紫菀8g，白前8g，厚朴8g，茯苓

8g，甘草 3g。

服 3 劑，諸症悉除。

◎案

何某，男，72 歲。2009 年 12 月 10 日初診。咳嗽 20 餘年，本次自立冬以後頻發咳嗽、喘息，遇寒尤甚，咯吐稀痰，夾有泡沫，氣喘不能平臥，形寒肢冷，背部尤甚，面色青晦，口唇發紺，心悸胸悶，口不渴。舌質紫，舌苔白滑，脈弦緊。血壓（BP）120/80mmHg（1mmHg＝0.133kPa），心率（HR）96 次／min。診斷為喘證。辨證為表寒裏飲。治以溫肺化飲，宣肺平喘。方用小青龍湯加減。

處方：麻黃 9g，桂枝 18g，炒白芍 15g，清半夏 9g，細辛 6g，五味子 9g，乾薑 10g，葶藶子 12g，浙貝母 9g，杏仁 10g，茯苓 8g，甘草 3g。

服藥 9 劑而癒。

◎案

馬某，女，36 歲。2009 年 2 月 19 日初診。患者反覆皮膚搔癢，斑塊狀隆起時隱時現年餘，以兩上肢，胸背部皮膚為甚，受壓或搔抓後亦出現條索狀隆起。症見：皮膚散在斑塊樣隆起，色白無水皰，無結痂、鱗屑。皮膚劃痕症（＋），肢體痠楚，口淡不渴。舌苔白膩，脈浮緩。診斷為風癮疹。辨證為風寒鬱滯肌腠。方用小青龍湯加減。

處方：麻黃 9g，桂枝 12g，炒白芍 10g，清半夏 9g，細辛 6g，乾薑 9g，白蒺藜 15g，蟬蛻 6g，蒼朮 9g，茯苓 8g，甘草 3g。

服藥 3 劑明顯好轉，續服 6 劑痊癒。

◎案

曹某，女，53 歲。2010 年 1 月 6 日初診。主訴左肩胛區疼痛月餘。現左肩胛區疼痛，遇寒尤甚，患者體型較胖，膽結石術後 2 年，BP 115/80mmHg，血脂、血糖正常。左肩胛內側及嵴下壓痛（＋＋），不能上舉及內旋，痛處不紅，腿痛，周身沉重，伴口苦食少，煩躁眠差。舌苔白，脈弦緊。診斷為肩凝風。辨證為風寒凝滯，太陽經疏不利。治以溫經散寒，祛風止痛。方用小青龍湯加減。

處方：麻黃 9g，炒白芍 12g，清半夏 9g，桂枝 15g，細辛 6g，乾薑 9g，茯苓 10g，威靈仙 15g，秦艽 15g，絡石藤 10g，梔子 10g，薑黃 10g，甘草 6g。

服藥 3 劑明顯好轉，續服 6 劑痊癒。

◎案

武某，女，17 歲。2008 年 10 月 23 日初診。外感風寒 5 天未癒，鼻塞，涕清色白，量多有腥味，不聞香臭，稍遇風寒則鼻塞流涕加重，伴前額痛，氣怯神疲，面色白。舌質淡，苔薄白，脈細無力。診斷為鼻淵。辨證為肺氣虛寒。治以益氣宣肺，散寒通竅。方用小青龍湯加減。

處方：麻黃 9g，桂枝 12g，炒白芍 12g，清半夏 9g，細辛 6g，乾薑 9g，川芎 20g，五味子 9g，黨參 15g，白芷 9g，甘草 6g。

服 6 劑而癒。

◎案

金某，女，60 歲。反覆發作面部痛疼，流清涕 1 年餘。CT 診斷為雙上頜竇炎。抗感染、鎮痛治療無效。前額及雙面頰部懵痛，局部按壓痛，清涕泛流，常不自主滴出。

處方：小青龍湯加製附子 12g。6 劑。

服藥第 3 天清涕明顯減少，卻流出大量黃稠腥臭濃涕，疼痛明顯減輕。

複診疼痛減輕大半，仍有膿液。守上方加連翹 45g，辛夷 30g（包煎），蒼耳子 18g，桔梗 18g。6 劑，每日 1 劑。清涕濃涕幾無，疼痛消失。

◎案

趙某，男，70 歲。既往有高血壓病及慢性支氣管炎史。3 週前因右側外囊大量出血入住某醫院外科。經血腫清除後，病情趨於穩定。後出現咳嗽、咯痰，無發熱、汗出。胸部 X 光顯示慢性支氣管炎伴肺部感染。經三重抗生素治療 12 天，因痰液黏稠呼吸不暢行氣管切開。近 3 天痰量增多呈稀黃色，考慮二重感染。遂邀中醫治療。症見：精神差，形體消瘦，面色青黃，

頻繁嗆咳，從氣管套管中噴出大量稀黃色痰液，輕微腹脹。舌暗，苔白膩，脈沉細。方用小青龍湯加減。

處方：麻黃10g，桂枝15g，五味子18g，細辛10g，清半夏20g，白芍18g，乾薑12g，生甘草8g，製附子15g。5劑，水煎，每次200ml，鼻飼，每日2次。

服藥第3天痰液明顯減少，停用抗生素，1週後痰液消失，呼吸平穩，順利拔管。

◎案

羅某，女，65歲。腦出血後遺右口角流清水3個月。症見：右口角稍斜，說話口水直流，前胸衣服溼透，伴頭昏無暈、納呆。舌淡，苔白膩水滑，脈沉滑。

處方：小青龍湯合茯苓、白朮各30g，加製附子10g。

服藥3劑即減輕大半，續服15劑而癒。

◎案

劉某，女，56歲。2008年11月14日初診。患哮喘5年，常發作，入冬尤甚，受涼即發；胸悶氣急，身寒肢冷，日輕暮重。以「支氣管哮喘繼發感染」給予抗菌、平喘等中西藥治療一月之久，哮喘未能緩解。端坐呼吸，張口抬肩，痰多而稀。舌紫暗，苔白膩，脈細數。中醫辨證為外寒裏飲。治以溫肺化痰，解表通陽，佐以平喘。方用小青龍湯加減。

處方：灸麻黃 15g，桂枝 9g，五味子 9g，乾薑 9g，製半夏 30g，白芍 30g，細辛 6g，甘草 15g。

因寒痰黏稠加旋覆花 10g（包煎）。水煎 2 次，合藥液，睡前頓服。藥後 30min，喘漸平，自覺身熱，平臥入睡。停用一切西藥，繼服 1 劑鞏固療效。後用益腎納氣，固本培元善後。

◎案

王某，女，36 歲。自訴 1 個月前覺畏寒，乾嘔，少腹滿，小便不利，尿頻，尿短，腰痠。實驗室檢查：白血球（WBC）9×10⁹／L，中性粒細胞百分比（NE%）70%。尿液常規檢查：尿液混濁，白血球（＋＋），紅血球（＋）。西醫診斷為泌尿系感染。給予 Gentamicin 等西藥治療，雖有短暫好轉，但以上症狀仍反覆發作，故轉中醫治療。症見：患者精神欠佳，畏寒無汗，少腹滿，小便不利，尿頻，尿液呈乳白色，混濁，伴腰痠，口乾。舌淡，苔薄白而潤，脈細緊弦。辨證為外感風寒，內停水飲。治以解表散寒，溫肺化飲。方用小青龍湯加味。

處方：五味子 5g，麻黃 5g，乾薑 6g，桂枝 6g，白芍 10g，半夏 10g，茯苓 10g，澤瀉 10g，細辛 3g，甘草 3g。

3 劑後上症好轉，小便清長，守上方加黨參 15g，再進 3 劑，諸症消失，隨訪數年未復發。

## 二、多方合用

小青龍湯在臨床中應用廣泛，常與其他經方、後世方合方應用。與經方合方舉例如下：

小青龍湯與附子理中湯合用，運用於陽虛兼有痰飲的慢性阻塞性肺疾病（慢阻肺）急性加重期的常規治療後，有明顯療效。

小青龍湯合血府逐瘀湯加減為主的方法輔助西醫治療慢阻肺，能切中病機，通陽化瘀，其中小青龍湯可以解表散寒，化飲平喘；血府逐瘀湯活血祛瘀，理氣止痛，二者合用可起溫陽化瘀之效。

小青龍湯合用葶藶大棗瀉肺湯治療喘而不臥、口燥胸痛的肺源性心臟病（肺心病），葶藶大棗瀉肺湯可散寒解表，溫肺化飲；小青龍加石膏湯可清熱除煩。

小青龍湯合葶藶大棗瀉肺湯還可治療懸飲病以及現代醫學之胸腔積液等疾病，兩方合用總以溫化為旨，溼去則絕其生痰之源，痰飲自除，療效顯著。

小青龍湯與瓜蔞薤白半夏湯合方治療肺心病急發期咳喘有很好的臨床療效，無論有無惡寒、發熱等表證，只要出現咳嗽、喘憋、不得臥等證均可用之。

小青龍湯合三子養親湯加減治療老年慢性支氣管炎，能夠散寒解表、溫肺化飲，促進老年患者咳嗽、咳喘症狀好轉，療效滿意。

小青龍湯合陽和湯中補陽藥可增強內分泌及人體生物調控活性物質功能，改善營養物質代謝，提高免疫功能等作用，合用可溫、宣、補三法並用、攻補兼施，用於治療哮喘反覆發作、本虛標實之證。

小青龍湯合二陳湯加減治療痰飲停肺型外感後久咳屬有滿意療效。

小青龍湯合用玉屏風散加減治療過敏性鼻炎哮喘症候群有良好的臨床療效。

小青龍湯合用四逆散治療內外寒熱並見，客邪水飲閉阻之哮喘急性發作，可發揮表散化結、通閉開阻的作用，且四逆散表散不傷陰助熱，與夏、辛、薑等溫化寒飲，一寒一熱，則燥性熱性大減，開鬱散結化痰之功反增。

小青龍湯合千金葦莖湯治療慢性阻塞性肺疾病急性加重期，中醫辨證為外寒內飲、熱毒壅肺，兩方合用，寒熱並用、攻補兼施，共奏溫肺化飲、泄熱消癰之功，是以寒飲去、痰熱清、肺氣降，則咳嗽、痰、喘諸症皆除。

小青龍湯合香砂六君子湯治療過敏性哮喘小鼠，結果發現其能有效降低哮喘小鼠的氣道反應性，調控細胞因子含量水平，從而改善哮喘之氣道炎性反應。因為在臨床上哮喘常為本虛標實之證，其本虛多為肺脾氣虛，而標實則以風寒外束、痰飲內停為主，對於這類患者，基於標本同治的原則，多處以此二方之合方，小青龍湯溫肺化飲、止咳平喘以治其標；取香砂

六君子湯補氣健脾、燥溼化痰以治其本。二方合用，可獲良效。

張炳厚教授根據「肺與大腸相表裏」的理論，創造性地將中成藥防風通聖丸加入小青龍湯中合用治療常年性過敏性鼻炎，二者相輔相成，共奏疏風散寒宣肺、清熱通竅之功，使肺氣得宣，鬱熱得解，則諸症自癒，療效頗佳。

葉俊呈用小青龍湯合辛夷散治療寒性鼻衄，兩方皆以辛溫發散之藥為主，均可治療寒飲停肺復感風寒之證，小青龍湯偏於祛痰利水，兼具益氣斂肺之力；辛夷散偏於祛風散寒，亦有清肺通竅之效。兩方合用，療效顯著。

小青龍湯與蘇子降氣湯合用治療慢性支氣管炎急性發作，全方補散、潤燥結合，治上顧下，標本兼施，臨床療效確切。

小青龍湯合己椒藶黃丸治療慢性肺心病心功能不全，療效顯著。兩方諸藥相伍，奏發汗、利水、瀉下三法合用之功，消除致病原因，調整五臟功能，治療慢性肺源性心臟病心功能不全的相關症狀，藥到病除。

小青龍湯合併五苓散加減治療慢性鼻炎，結果顯示此兩種方藥聯合應用的總有效率達 90.70%，優於單純西藥治療。

## 三、多法並用

小青龍湯表現中醫方劑八法「汗」、「吐」、「下」、「消」、「和」、「清」、「溫」、「補」中的汗法。汗法是透過發腠理，調營

衛，發汗解表從而袪邪外出的治療方法。用發汗的方法治療疾病是中醫學最古老的治療方法之一。最早關於發汗治病的記載出現在《馬王堆漢墓帛書》中：「熨寒汗出，汗出多，能屈伸，止。」而在《黃帝內經》中關於汗法的論述則比較廣泛而臻於完備對發汗的理論及運用都達到了相當系統化的認知層面，《素問‧陰陽應象大論》云：「其有邪者，漬形以為汗，其在皮者，汗而發之。」張志聰對此解釋道：「漬，浸也，古用湯液浸出汗以去其邪。」《素問‧玉機真臟論》云：「今風寒客於人，使人毫毛畢直，皮膚閉而為熱。當是之時，可汗而發也。」太陽主一身之表，《靈樞‧海論》裡說「夫十二經脈者，內屬於腑臟，外絡於肢節」太陽經內屬太陽腑膀胱，外「其直者，從巔入絡腦，還出別下項」，太陽為寒水之經，寒性收引，所以太陽一病即如《傷寒論》首條所言「太陽之為病，脈浮，頭項強痛而惡寒」。

由以上論述可知，太陽病就是由於邪氣鬱閉於表，導致太陽經氣失於條達。而太陽為寒水之經，寒性收引，頭項強痛就是經氣不疏的外在表現，故可透過疏通太陽經氣的方法即汗法，而得以疏通。《素問‧六微旨大論》云「太陽之上，寒氣治之」，寒性收引，萬物所該，太陽為寒水之經，自不能外。太陽一病，則表現其本寒之性，故太陽經所過之頭項發緊，緊則感覺為痛為強，病人此時的感覺就是頭皮發緊，所謂頭痛實則為頭皮緊，即太陽經氣機被鬱，被憋住而失於條達。

太陽經鬱閉為何發汗可解呢？程國彭在《醫學心悟》中說

「汗者，散也」。而在《素問・生氣通天論》中則有「體若燔炭，汗出而散」的論述。太陽主表，汗出於表，陰陽和合為之汗，所以透過發汗之發散法疏通太陽寒水之經，從而使太陽病得解。由此推之，不僅解太陽可有汗出，少陽病小柴胡湯證也有「上焦得通，津液得下，胃氣因和，身濈然汗出而解」，少陰證之「下利，脈沉而遲，其人面少赤，身有微熱，下利清穀者，必鬱冒汗出而解」，可見出汗的確為陰陽自和的表現。

汗法是中醫學治療疾病的簡潔而重要的法門，說其簡潔因為表證的症狀繁多，如麻黃湯證的疼痛——頭痛、身痛、腰痛、關節疼，發熱，喘等，如沒有「太陽表實證」這一高度概括性的本質認知，則定然是不知何故，也不知何法可治說其了。重要是因為如《素問・陰陽應象大論》所謂「善治者，治皮毛，其次治肌膚，其次治筋脈，其次治六腑，其次治五臟，治五臟者，半死半生也」。病在皮毛，不待其傳，則以汗解之，故稱為「善治」。所謂治之於初起，防患於未然。發汗解表，表有虛實，故汗法有其縝密的運用規律。分而言之有解表發汗，解肌發汗，溫經發汗，升津發汗，蠲飲發汗等。柯琴將汗法分為五種「麻黃湯汗在皮膚，是發散外感之寒氣；桂枝湯汗在經絡，是疏通血脈之精氣；葛根湯汗在肌肉，是升提津液之清氣；大青龍湯汗在胸中，是解散內擾之陽氣；小青龍湯汗在心下，是驅逐內蓄之水氣」，說明了汗法運用之廣。

小青龍湯治療當以蠲飲發汗：表證用麻黃湯，兼裏水則發

表兼滌飲。小青龍湯證為太陽表寒，又兼水氣為患。水氣為病，變證繁雜，蓋因水性變動不拘，誠如水無定形，其致病也現叵測之狀，與燒灰存性是同一個道理，即取類比象理論客觀實在性的根基。反過來講，見動盪不拘之症，亦應多做水氣為病來理解。所以小青龍湯證或渴者，非為裏熱，乃水蓄而津不行也；或利，非裏寒之三陰證，乃水漬腸間也；或噎，乃水逆於上故也；或小便不利，少腹滿，非下焦陽虛，乃水氣留而不行也。《金匱要略・痰飲咳嗽病脈證并治》云「病痰飲者，當以溫藥和之」。故以乾薑，細辛，半夏暖水散寒，而散心下水氣，又借麻黃之力，宣通肺氣而走表，則裏水得消，外寒得散，內外之症豁然若失，消失於何有之鄉。此為治水氣之專方，清朝名醫徐大椿在《傷寒論類方》中評價此方專治水氣。蓋汗為水類，肺為水源，邪汗未盡，必停於肺胃之間。病屬有形，非一味發散所能除，此方無微不到，真神劑也。

綜上所述，小青龍湯證實為太陽傷寒兼內有水飲，太陽病固有以發汗為治療原則，但是裏有停飲，必兼逐水，表始得解。假如不兼逐水，或汗或下，不但病不去，且每因激動裏飲而發生諸多病變。故治療當辛溫發汗解表，溫中宣肺蠲飲，表裏同治，方能邪去病安。在《傷寒論》第40、41條中提到：「傷寒表不解，心下有水氣，乾嘔發熱而咳，或渴，或利，或噎，或小便不利，少腹滿，或喘者，小青龍湯主之。」還提道：「傷寒心下有水氣，咳而微喘，發熱不渴。服湯已渴者，此寒去欲

解也。小青龍湯主之。」傷寒表不解，即頭痛身痛、惡寒發熱無汗等表證沒有解除。心下有水氣，指胃脘部有飲邪。水飲阻中，以致胃氣逆而乾嘔，水氣侵肺，則肺失宣降而咳嗽。乾嘔發熱而咳，是外有表邪內挾水飲的主要見證。然表裏同病，內外相引之後，飲動不居氾濫，隨氣升降，無處不到，或逆於上，或積於中，或滯於下，各隨其所至而為病，因而又有或然諸證。或水蓄而津液不升，則發生口渴，或水漬入腸而發生腹滿，或水氣逆於上，則為噎為喘，或水氣留於下，則為小便不利、少腹滿。喘證為肺氣閉鬱，雖同麻黃湯，但更主要的原因是水氣射肺，與單純的風寒束肺有別。這五個或有證差異雖大，但病機相同，皆由外寒侵襲引動內飲，導致內外合邪，故治以解表散寒、溫肺化飲，方用小青龍湯。表邪解，內飲化，則諸症自癒。

在臨床當中，因為患者的病情比較複雜、症候不一，所以我們需要多法協同運用，以期獲得更好的療效。臨床上符合小青龍湯適應證的患者中除了有《傷寒論》第40、41條和其他分散的條文所說的症狀如「病溢飲者，當發其汗」；「咳逆，倚息不得臥」；「婦人吐涎沫，醫反下之，心下即痞」。在臨床中，因患者症狀往往相兼出現，除小青龍湯主證以外，還兼夾其他病症，故在使用小青龍湯治療疾病的過程中，需要緊密連繫臨床，辨證與辨病相結合，靈活運用經方。

# 第二章

## 經方臨證思維

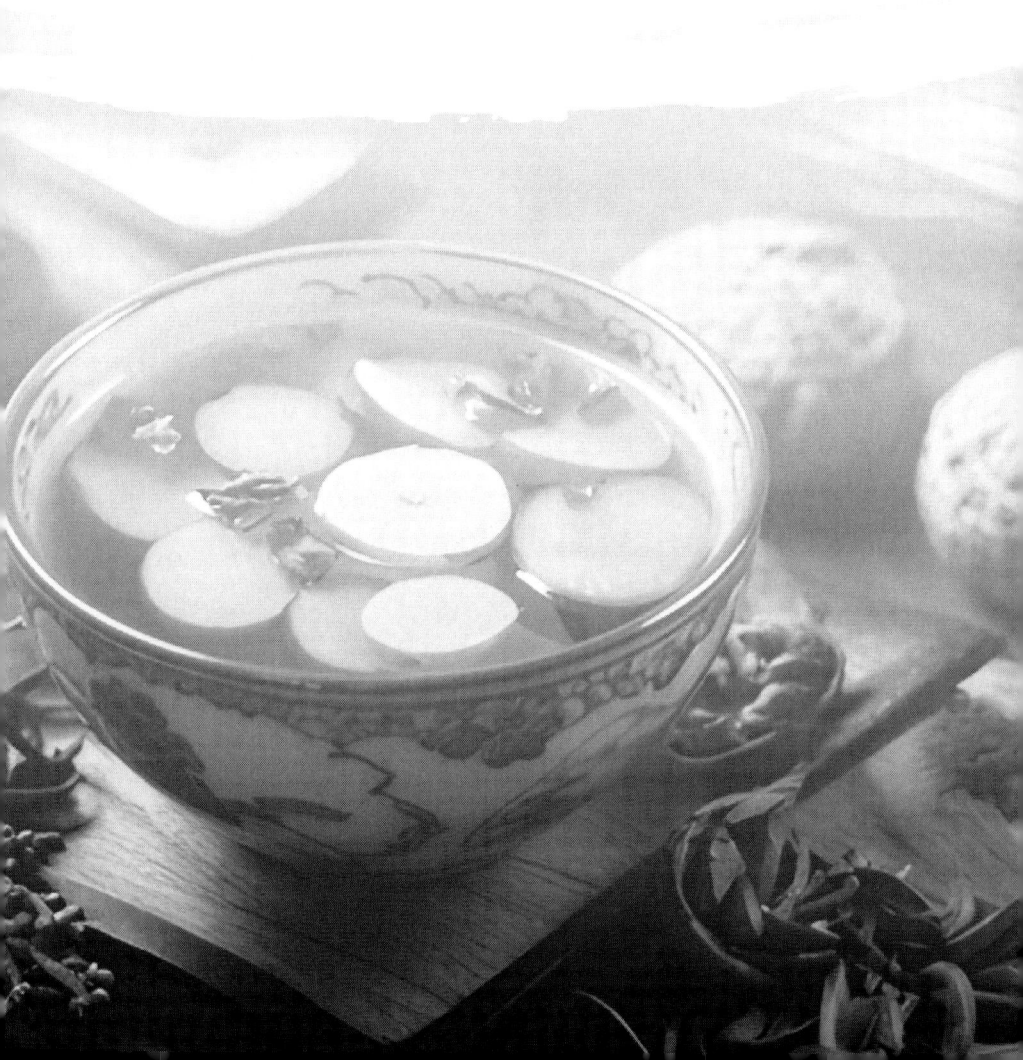

中篇　臨證新論

## 第一節　臨證要點

在臨證過程中應用本方，各醫家有各自不同的觀點，現述如下：

張錫純認為小青龍湯之藥性當以熱論，而外感痰喘之證又有熱者十之八九，「是以恆加石膏」，分四種情況：一是所遇之證分毫不覺熱，亦必加石膏五六錢，「使藥性之涼熱歸於平均」；二是其脈虛者用人參於湯中者，即其脈分毫無熱，亦必加石膏兩許以輔之，「始能受人參溫補之力」；三是脈熱者，應加石膏兩許或一兩強；四是兼有煩躁或表裏壯熱者，石膏應加至兩半或至二兩。他還認為小青龍湯證之喘雖由於外感，亦恆兼因元氣虛損不能固攝，而麻黃定喘其得力之處在於瀉肺，元氣素虛者實不宜用，而《神農本草經》謂桂枝「主上氣咳逆吐吸」，是桂枝原能降氣定喘也，故常在實際應用中減麻黃而取桂枝之降肺，並加杏仁助降肺兼能利痰祛邪。對於素有血證之人，他認為「最忌桂枝，不甚忌麻黃，以桂枝能助血分之熱」。然而即使素有他證，不宜用小青龍湯而必須用者，他認為「不可顧忌，當急則治其標。」

劉渡舟提示，在臨床應用小青龍湯時應從以下六個方面辨證：①辨氣色：小青龍證，為水寒射肺，或寒飲內伏。寒飲為陰邪，必羈縻陽氣，而使心胸之陽不溫，如是則榮衛之行澀，而不能上華於面，故患者面部呈現黧黑之色，我們管它叫做「水

色」；或兩目周圍呈現黑圈，互相對稱，我們管它叫做「水環」，或者，在患者的額頭、鼻柱、兩頰、頦下的皮裡肉外顯現黑斑（如同婦女妊娠蝶斑），我們管它叫做「水斑」。②辨脈：小青龍證為寒飲之邪，故脈見弦，弦主飲病；抑或脈浮緊，則為表寒裏飲俱實之微；如果寒飲內伏，浸循日久，其脈見沉，沉主水病。然須注意的，凡尺脈遲，或尺脈微，抑或兩寸濡弱無力，是為心腎先虛，榮氣不足，血少故也。這樣，就不要濫用小青龍湯而發虛人之汗。③辨舌：小青龍證為水飲凝滯不化，肺寒津凝，故舌苔多呈水滑；舌質一般變化不大，唯陽氣受損以後，則舌色淡嫩，此時小青龍湯必須加減化裁，而不能原方照搬不變。④辨痰涎：小青龍湯治肺寒金冷，津凝氣阻之證，所以，咳嗽必然多痰、痰咯較爽。因係寒性水飲，故痰涎清稀不稠，形如泡沫，落地則頃刻化水。然亦有咳出之痰，明亮晶徹，形同雞蛋清狀，亦屬寒凝津聚，必冷如涼粉，口舌感涼而為辨。⑤辨咳喘：小青龍證在咳喘方面，有三種情況，臨證時務必分清。一種是咳重而喘輕，如《傷寒論》第41條所說「傷寒，心下有水氣，咳而微喘……」指咳嗽為重，而氣喘反微的證情；另一種是喘重而咳輕，如《金匱要略·痰飲咳嗽病脈證并治》說的「咳逆倚息，不得臥，小青龍湯主之」是指喘息為重，而咳嗽為輕的證情；第三種是咳喘皆重的症候，如「膈上病痰，滿喘咳吐，發則寒熱，背痛腰疼，目泣自出，其人振振身瞤劇，必有伏飲」。是說咳與喘同時俱重的病候。儘管咳喘有重有輕，但治療的方法皆應以小青龍湯溫寒化飲為主。⑥辨兼證：小青龍證

為水飲之證，除咳喘外，由於水邪變動不定，而有許多兼證出現：如水寒上犯，陽氣受阻，則兼噎；水寒中阻、胃氣不和，則兼嘔；水寒滯下，膀胱氣化不利，則兼少腹滿而小便不利；若外寒不解，太陽氣鬱，則兼發熱，頭痛等證。

李可認為小青龍湯主證只「咳喘」二字，病在肺臟，日久由肺入腎。其病機為「本氣先虛，外寒內飲」。治療大法為發汗利水，表裏雙解。

成建山將咳嗽咳痰、痰多喘息、發熱惡寒、無汗、頭身痛、舌苔薄白或白滑、脈象浮而有力或弦緊等症狀歸納為小青龍湯方在應用時的主要臨床指徵。雖然有些患者也可有口渴、下利、小便不利、小腹脹滿、脈象弦細或細滑等臨床表現，但不具有普遍性，辨證時可作為次要症狀加以考慮。其認為各種原因導致的內伏痰飲才是小青龍湯證的最主要病機，而感受風寒邪氣等引動內飲，只是疾病發生的一個主要誘因。在疾病初期以外寒為主，表現為口不渴、痰稀白、苔白、脈滑等症狀，隨著病情的發展或治療不當，痰飲鬱久而化熱，則可出現口渴、痰稠、苔黃、脈數等症狀。

張立山在應用小青龍湯方的時候，緊扣痰飲內伏這一主要病機，非常重視痰的性狀特點，並主要透過觀察痰的顏色是白是黃，痰的性質是清稀還是黃稠，痰的量是多是少等來進行表裏寒熱的辨證。

王明炯認為在小青龍湯運用方面，一定要抓住痰飲的存在

和機體陽氣不足這個「綱」，不可拘於「外感風寒，內傷水飲」這一個「目」，如此方可做到綱舉目張。機體陽氣不足和痰飲相互影響，當陽氣不足時容易內生痰溼，而當痰飲內蓄日久，又可困頓機體的陽氣。所以在臨床運用小青龍湯時，無論疾病如何變化，只要緊緊扣住機體陽氣不足和痰飲內盛這一辨證要點，就不會出現原則性的錯誤。

胡少華認為小青龍湯方在臨證運用的時候只要辨明證屬寒飲喘咳，即可放心使用，不必因該方具有外解風寒、內散水飲的功效而強求表證和水飲同時存在。

周兆山結合臨床應用經驗，歸納小青龍湯治療呼吸病應用指徵為：咳嗽，或咳嗽喘息，以咳為主；咯白色泡沫痰，或痰多清稀；惡寒，或畏寒，或背冷，或遇寒咳喘發作或加重；舌質淡，苔白潤或白滑，以上具備三點即可。

宋蓓透過長期的臨床實踐，總結了小青龍湯適應的兩個證型：一是咳喘痰飲等病，外感風寒或者痰飲內伏，但見一證，都可以用小青龍湯方加以治療，咳喘如果具有明確的受寒誘因，無論熱象有無、輕重，都可以選用。二是對於肺源性心臟病（肺心病）或伴有心力衰竭患者表現為不能平臥、雙下肢浮腫、痰量多而稀白等症狀，可用小青龍湯方加益氣利尿藥進行治療。但是，因為小青龍湯方易耗傷津液，其認為也有相應的禁忌證：一是不可長期服用；二是不可用於乾咳無痰或陰虛火旺者。

林冰至認為小青龍湯證的精髓在於「內飲」，沒有內在之

水飲，外寒內飲證就變成了單純的外寒證，治療上用麻黃湯、桂枝湯等足以。而內飲產生之機，當因脾陽不足，水液運化失常，停而為飲。誠然，五臟均參與水液代謝，其異常責之肺、脾、腎三臟，與三焦關係密切，但脾為中土之臟，主運化而行津液，水液氾濫首當責之於脾；而脾以其氣為用，脾氣健旺則能運化。運化之氣為動，屬陽，陽氣充沛，運行正常，津液隨氣流通，水飲不生。脾陽不足，內生水飲，飲水流行，停於肺則發咳唾稀痰，停於肌膚則發溢飲。反觀小青龍湯組方，乾薑、細辛之配伍不但可以散寒溫肺，化飲滌痰，乾薑更可以溫運中焦，使脾陽得復，細辛走竄，通行經絡，使陽氣暢達以布；半夏辛開苦降，散水飲，條暢中焦氣機；此來陽氣得布，遍布四肢百骸，土氣得復，運化水液精微，再無水飲為害之患。

其還認為「外寒」當作「表未解」。《金匱要略》所述「飲水流行，歸於四肢，當汗出而不汗出，身體疼重，謂之溢飲」、「病溢飲者，當發其汗」中，溢飲或支飲並未提及發熱惡寒等表證，但卻有「當汗出而不汗出」之表氣鬱閉之徵。表證之機是外邪侵犯腠理肌表，表閉不通而有發熱；而病溢飲者，飲水流行而歸四肢，此時水飲停於肌腠之間，當出不出，亦屬「表證」。「當汗出而不汗出」者，水飲阻滯，表氣鬱閉，玄府不通，氣與飲均不得散，與風寒束表有類同之機。治療上，循「其在皮者，汗而發之」之理，當開腠理發其汗而外散水飲，與治療傷寒表證有共同之理。風寒之邪外束肌表，外感風寒為外因，衛陽不固為內因；

而溢飲一證，內生水飲為因，流行四肢，當出而不得出為果。故「外寒」當作表氣不暢解。「陽氣者，衛外而為固也」，脾陽不足，化源乏力，損及衛陽，「邪之所湊，其氣必虛」，衛陽固外之能受損，則肌表必遭外邪侵犯，而發「外寒」，此其一也。其次，陽氣不足，肌表氣機不暢，若有外邪則難除；若為溢飲，流行四肢之飲水也難以隨陽氣布達出表，隨汗而解。同時陽氣不足也是之前所述可無發熱的原因之一。方中麻黃不但可以開宣肺氣，更可以開鬱閉之肌腠，合桂枝使陽氣通達，從而通達表氣，或使水飲之邪汗出而解。

　　王付教授詮釋小青龍湯沒有局限於「君臣佐使」理論框架，而是從方藥組成言簡意賅的概述為：解表宣肺藥有麻黃、桂枝、細辛，降肺藥有半夏，收斂肺氣藥有五味子，益營補血藥有芍藥，益氣藥有甘草，方藥組成決定功效是解表散寒，溫肺化飲，兼益氣血。方中宣肺藥、降肺藥同用，斂肺藥、益肺藥兼有，從而達到既祛邪又益正的目的，這為臨床活用小青龍湯開拓研究思路與應用方法。

　　方宏圖認為從小青龍湯由大批溫熱燥溼藥物組成可以推斷，小青龍湯應當最適合陽虛體質、寒溼體質患者。臨床觀察陽虛體質、寒溼體質寒飲內停機率最高。陽虛體質患者易於表虛、陽越、氣脫、氣陰兩虛，應用強力發汗利水的麻黃應謹慎，可適度減少麻黃用量，或用炙麻黃，或去麻黃。對陽虛體質明顯、老年人、高血壓患者及心動過速、前列腺增生症（若小便不利、

少腹滿者，去麻黃，加茯苓），療效滿意。寒溼體質患者體型粗壯，惡寒喜熱，不易出汗，易於著涼，著涼後易肌肉痠痛，即常有麻黃湯證表現。對麻黃有較好的耐受能力者，可適度加大麻黃用量。故小青龍湯最適宜陽虛體質、寒溼體質之患者。由於小青龍湯藥物組成比較峻烈，所以小青龍湯是陽虛體質、寒溼體質患者寒飲咳喘的高效方。

夏睿明認為小青龍湯證中關於痰之性狀，從張仲景自身的論述中，可從以下兩點推導，從而進行臨床辨證。其一，張仲景論「水氣」，就其性質而言，其原意仍是以自然之水為本源，如《金匱要略・腹滿寒疝宿食病脈證治第十》囑「大烏頭煎」用法時述：「烏頭大者五枚……以水三升，煮取一升，去滓，納蜜二升，煎令水氣盡。」此「水氣」即自然之水也。故「心下有水氣」之「水氣」，其性狀當與自然之水的屬性一致，應具有「清稀、無色及流動性」等特性。又因被寒相激，寒水相合即冰雪之色，色白也。表現在人體之痰即為「色白清稀而多」，「清稀而多」則具有流動性。其二，觀《金匱要略・肺痿肺癰咳嗽上氣病脈證治第七》「射干麻黃湯」治「咳而上氣，喉中水雞聲」一文，可知能出現「水雞聲」之痰不會是黏稠難咯之痰，一定是「清稀而多」之痰，而「薑、味、辛、夏」並用應與小青龍湯同理，據仲景嚴謹的用藥法度，「水氣」之痰性狀不推自明。故劉渡舟在《傷寒論十四講》對小青龍湯所治咳喘特有這樣一段描述：從痰上辨證，多咳吐稀泡沫樣痰，落地成水，或痰寒而亮，如雞蛋清狀。

張友堂等選取小青龍湯古今驗案 116 例，對其中所出現的症狀進行分類、統計和整理，並進行資料分析，確定了小青龍湯方證的參考指徵：①主症：惡寒發熱，咳而喘，胸悶，痰多清稀；②兼症（或然症）：小便不利，乾嘔，少腹滿，利，渴，噎；③舌脈：舌淡苔白滑，脈滑、滑數或弦滑。在臨床應用中有四項主症加上舌脈徵象，或三項主症，兩項兼症，加上舌脈徵象即可診斷為小青龍湯證，並選用小青龍湯治療。

何麗清經統計研究得出咳、痰、喘三個症狀是小青龍湯證的主症，而其中小青龍湯證表證所占的比例不大，說明表證並非小青龍湯證的必見證。

顧武軍認為，小青龍湯證是表裏同病，以裏證為主，即以寒飲為主，是寒飲射肺而兼表不解，而非表證兼寒飲射肺，指出《傷寒論講義》將其列入太陽病兼證中討論實屬不妥，混淆了兼證的概念。同時顧武軍強調本方在臨床運用上，有表證可用，無表證也可用，關鍵在於證屬寒飲射肺。

聶惠民在臨床使用小青龍湯的過程中強調：①抓主症：小青龍湯的主症，重點在於咳喘、乾嘔、發熱等；病機的重點在於寒飲。左季雲《傷寒論類方參》曰：「此風寒挾水氣，浸漬胸中及肺胃間，發熱乾嘔而咳，為制發汗利水之溫方也。胸為太陽出入之表，又為肺經安居之所。皮毛者，肺經之所主，太陽之所行，故能治水氣浸入胸中乾嘔而咳。」此突出了治療的重點。②應用加減：慢性咳喘病，久咳不癒者，重用五味子，並

加黨參；痰盛者，加白芥子、紫蘇子；兼熱象者，見口乾且渴、心煩、苔黃，加石膏、桑白皮；見胸滿、心煩，加炒梔子、淡豆豉；喘甚者去麻黃，加杏仁、款冬花。

吳波論述小青龍湯證的病機，一為「傷寒表不解」，一為「心下有水氣」。因此臨床既可見惡寒發熱等太陽病表證，也可見「乾嘔」、「不渴」、「咳而微喘」等痰飲水氣證。由此可知，小青龍湯證是表裏同病，亦即外寒內飲。臨床尤以裏證為主，即以寒飲為主，是寒飲射肺而兼表不解。本方在臨床運用上，有表證可用，無表證也可用，關鍵在於證屬寒飲射肺。

陳亦人曰：徐氏（徐大椿）明確提出此方專治水氣，尤有見地。因臨床運用本方主要針對肺胃水氣，表證不是必具，所以，切勿被表不解印定眼目。綜合以上，小青龍湯的關鍵病機在於「心下有水氣」，而水氣流動不居的特點又決定了臨床病機變化的複雜性。如飲邪隨氣機流行，外而肢節，內而臟腑，無處不至，因此臨床可見病位廣泛、症狀繁雜、症候多變等複雜表現。基於此，雖然強調了「心下有水氣」，但是張仲景仍於原文做了補充論述，如水寒阻氣，則兼噎；水寒犯胃，則兼嘔；水寒滯下，則兼小便不利；水寒流溢四肢，則兼腫等。提示我們對於小青龍湯證病機的看法應該開拓思維和眼界，不可只局限於「心下」。

譚穎穎等在臨床工作中獲得經驗：小青龍湯證所論「心下有水氣」，病位在肺不在胃，屬上焦水氣證，治用小青龍湯以溫化

肺中寒飲。病位在胃脘部的「心下有水氣」，證屬中焦水氣證，當為茯苓桂枝白朮甘草湯所主，以溫化中焦之水飲。小青龍湯證雖為表裏俱病，但觀方中藥物多為裏證而設，故當知寒邪雖未離於表，卻已深入於裏，傷及於臟，而見諸裏證，表證只見發熱一證。故方用麻、桂解其表，餘藥重在溫化在裏水飲之邪。

何麗清在進行小青龍湯證症狀多樣性的臨床觀察中發現：①小青龍湯證症狀的多樣性主要表現在或然症、舌象、脈象上，在主症中的表現不明顯；②小青龍湯證的主症是咳嗽、痰、喘息三個，痰的量較大，質稀薄，色白，乾嘔、發熱所占的比值較小，應列為或然症；③小青龍湯證的或然症有發熱、乾嘔、口渴、噎阻、小便不利、少腹滿、水腫等 7 個，小便不利和少腹滿單見者多，其或然症不僅數量多，且在臨床上兼雜出現，錯綜複雜，變化多端，呈多樣性分布；④小青龍湯證的舌象以舌質淡，舌苔以白膩苔、薄白苔、白滑苔為主；脈象以滑脈、細脈、數脈等脈為主，可單見，也可夾雜出現，還可兼見緊脈、緩脈、弱脈等脈象，也表現為多樣性；⑤小青龍湯證的病機關鍵是內有水飲，而不是外有表寒，表證可有可無，不是必見之證。

楊靜等認為小青龍湯在服法上要求水煎分 3 次服，使藥力不致太猛。儘管如此，在臨床上對於年高體弱，嬰幼兒童，特別是心腎功能虛衰的患者，仍要慎用，恐有拔腎氣，動衝氣，耗陰動陽之弊。對於一般的患者，使用本方也只是喘咳急性發作時的急救之法，不可久服，一旦疾病緩減，就應當改用苓桂

劑（如苓桂朮甘湯、苓桂杏甘湯、苓桂味甘等）溫化寒飲以善後，以表現仲景「病痰飲者，當以溫藥和之」的思想。不過，治療當以辨證為依據，只要辨證準確，則治無禁忌，因此也不可當用而不用。

宋禧等總結出小青龍湯使用三宜、三不宜。三宜：①表現咳喘痰飲，只要兼有表證、寒證，均宜首選小青龍湯，或由受寒引發或誘發，無論熱象輕重，亦宜選用；②小青龍湯宜用於肺心病或伴有心衰患者，表現倚息不得臥、浮腫、痰多稀白，可酌加益氣利尿劑；③小青龍湯宜早期短期應用，症狀控制後應適當調整方性。三不宜：①小青龍湯有溫燥之性，不宜長期應用；②不宜用於久咳虛勞患者，以防傷津耗陰；③不宜用於乾咳無痰或陰虛體質患者。

## 第二節　與類方的鑑別要點

### 一、與小青龍加石膏湯鑑別

小青龍加石膏湯出自《金匱要略》，其是在小青龍湯方的基礎上加一味石膏而成。主要治療外感風寒，內蘊痰飲鬱熱之發熱惡寒、喘息、胸悶氣短、咳嗽、咳痰，兼有煩躁，舌紅苔黃等熱象。小青龍加石膏湯功效主要是外散寒邪，內蠲痰飲，兼以清熱除煩。與小青龍湯鑑別主要在於其有化熱之象，若臨

床未見熱象,則仍以小青龍湯證為主。但兩方仍為表裏雙解之劑,小青龍湯為表裏皆寒,外寒內飲。而小青龍加石膏湯為外寒內熱。

## 二、與大青龍湯鑑別

本方與大青龍湯均出自《傷寒論》,均有寒邪外束太陽之表,而出現惡寒,發熱,無汗,脈浮緊等症,均以麻黃、桂枝配伍以發汗解表,同能治表裏之證。不同的是:本方證是寒邪束表,內有水飲為患,表裏皆寒,同時兼有裏虛之象。臨床表現為:心下有水氣,乾嘔,咳嗽,咯痰清稀量多或如泡沫,惡寒發熱等表裏同寒的症狀。麻黃、桂枝、芍藥、五味子等配伍散收結合,除表之寒,化裏之水飲。大青龍湯為表寒外束,寒邪入裏化熱,閉熱於裏,表裏均屬實證,但表現為表寒裏熱之證。臨床表現為:惡寒發熱,身痛痛,無汗煩躁,脈浮緊。亦可治溢飲,見上述症狀而兼喘咳面浮者。方中重用麻黃,佐以石膏,解表發汗除煩。兩方證關鍵在於治裏之藥不同。

## 三、與射干麻黃湯鑑別

本方與射干麻黃湯相比均可治療肺中有寒的喘、哮證,但射干麻黃湯偏重於肺中有寒邪,寒鬱生熱,寒熱錯雜;或肺中有寒痰,積而生熱,寒痰化燥,導致肺氣宣降失常而成哮證、

喘證等肺氣上逆症候。雖可有氣息喘促之症狀，但以哮為主，咯出多為白黏痰或痰少；而小青龍湯偏重於胸中有水飲，水飲性寒、寒飲在內為病理基礎，若感受外寒，首先犯肺，與肺中寒水相搏，從而出現喘證，雖有哮的表現，但仍以喘為主，而且咯吐多為稀涎或白稀痰涎，量較多。由於臨床上咳、喘、哮常相互兼雜，故對於不典型的病例應加以仔細鑑別。

## 四、與厚朴麻黃湯鑑別

本方與小青龍湯均可解表兼祛飲，但厚朴麻黃湯治療主症中胸悶、喘咳、短氣症狀突出，且兼有陽明裏熱表現可見煩躁等，與小青龍加石膏湯證更為相似，因外邪裏飲證，水飲鬱久化熱，又有表邪，同時存在內熱鼓動，故脈象外浮。兩者均可解表，但小青龍湯發汗解表力量大，厚朴麻黃湯較弱，臨床症狀表現為小青龍湯惡寒發熱的程度較重。就溫中化飲力度而言，小青龍湯偏大，厚朴麻黃湯略弱。就補虛力度而言，厚朴麻黃湯比小青龍湯力度偏大。綜上所述，透過臨床症狀、舌脈等可以鑑別。

# 第三節　臨證思路與加減

小青龍湯原方由八味藥所組成，歷代醫家在臨床運用時總會根據主症之偏重不同，或者兼症的不同而對小青龍湯進行辨

證加減應用。《傷寒論》原文第 40 條就簡述了部分小青龍湯辨證加減的應用：若渴，去半夏，加天花粉三兩。渴為津液不足，故去溫燥之法半夏，加天花粉生津止渴。若微利，去麻黃，加蕘花，如一雞子，熬令赤色；大便溏而不爽，即微利，微利乃水氣阻於腸，故用蕘花，水去則利止。若噎者，去麻黃，加附子一枚，炮；噎為陽虛而氣機升降不利，故加附子以溫振陽氣。若小便不利，少腹滿者，加茯苓四兩；小便不利、少腹滿為水氣停於下焦，故加茯苓以利水。若喘，去麻黃加杏仁半升，去皮尖；虛喘患者去麻黃而加杏仁，麻黃辛散，用杏仁以降氣平喘。以上諸症去麻黃。是以免過於發散陽氣。

小青龍湯在臨床主要用於治療呼吸系統疾病，但不限於表寒裏飲證，即使沒有表證，只要屬於寒飲喘咳者均可用之。如哮喘屬於寒喘者，無論成人和小兒，用之皆有良效。哮喘發作時，多有不同程度的汗出，麻黃雖能發汗，但全方仍以平喘為主，哮喘發作時，哮喘一止，汗出亦隨之消失，故哮喘汗出者，仍可用小青龍湯治療。

**臨證加減**

唐代孫思邈《千金要方》曰：治咳逆倚息不得臥，小青龍加石膏湯主之。提出當心下水氣鬱而發熱，導致肺脹出現咳逆喘息，可加石膏以清金而退熱。

明代李中梓《傷寒括要》曰：汗出而解，心下有水氣，故立加減之法。渴者，去半夏，加瓜蔞根，水蓄則津液不行，氣燥

而渴，半夏性燥，去之則津易復，瓜蔞性潤，加之則津易生。微利者，去麻黃，加蕘花。水漬腸胃，則為利，下利不可發表，發之必脹滿，故去麻黃，酸苦能湧泄，水去則利止，故加蕘花。水得冷氣，其人即噎，胃寒非表症，故去麻黃，辛熱能溫中，故加附子。若小便不利，病在下焦，甘淡者下滲，故加茯苓，發散者上行，故去麻黃。喘則氣上，法當降下，麻黃輕揚而上，是以去之，杏仁苦泄而下，是以加之。

清代吳謙認為小青龍湯主治表實無汗，他提出：若渴者，去半夏加花粉，避燥以生津也，若微利與噎，小便不利，少腹滿，俱去麻黃，遠表以就裏也，加附子以去噎，散寒則噎可止，加茯苓以利水，則微利少腹滿可除矣，此方與越婢湯同治水飲溢於表，而為膚脹水腫，宜發汗外解者，又因為小青龍治有寒者，故方中佐以薑桂以消陰水也。

清代吳鞠通用小青龍湯臨證加減：常用小青龍湯去麻黃、細辛加杏仁、薏仁治風水喘咳，其人自汗者；或去麻黃、細辛加枳實、陳皮治表寒裏飲，飲阻中焦，自汗惡風者。若咳嘔甚者，加杏仁、生薑；腰脅痛者，加旋覆花；喘急者加厚朴、杏仁，重用半夏；眩冒者，加白朮；大汗出者，倍桂枝，減乾薑加麻黃根，「恐成漏汗，則陽愈虛，飲更難癒」。

清代黃元御以先天乾坤，後天脾土立說，他在《傷寒懸解》中提出：若微利者，去麻黃，加蕘花如雞子大，熬令赤色（因為下利者水邪侮土加蕘花以泄水也）；若渴者去半夏加瓜蔞根三兩

（瓜蔞根清金止渴也）；若噫者去麻黃加附子一枚炮（寒水侮土濁氣上逆則為噫加附子暖水而降逆也）；小便不利少腹滿者去麻黃加茯苓四兩（茯苓以泄滿也）；若喘者加杏仁半斤去皮尖（杏仁利肺而止喘也）。

清代陳恭溥《傷寒論章句》曰：其或渴者，水氣逆而不行，火鬱於上，故去半夏之燥，加瓜蔞根，啟陰液以止渴。或利者，水氣下趨，君火不能下濟，故加蕘花導君火而下行以止利。或噫者，心下之水與少陰之水相搏也，故加附子以溫之。或小便不利少腹滿者，水氣下逆也，故加茯苓，助脾氣以利之。或喘者，水氣上乘也，故加杏仁以利肺氣而定喘。此皆水氣內逆之病，無與麻黃，故皆去之。

歷代醫家對於小青龍湯加減用法，均有不同的闡述和發揮。對於若渴者，去半夏，加瓜蔞根的看法亦不盡相同，有人認為小青龍湯本就是水飲停滯證，本不當口渴，就算渴亦是口渴不多飲，如果是服藥前出現口渴，考慮水飲停滯中焦，導致津液不能上承出現口渴或者水飲停滯過久，耗傷津液的可能性；如果是服藥後出現口渴，則考慮水飲得溫藥化解，氣津復來，去半夏防止燥傷津液則導致更渴症狀；加瓜蔞根生津止渴作用。有人認為口渴者，乃由於水飲鬱而化熱，加之肺脾虛火，故加瓜蔞根清肺金之熱，生津止渴，有金生水之含義。對於微利，去麻黃加蕘花者，歷代醫家意見基本統一，均認為此時水飲位於下焦腸道，不宜使用強烈發汗藥物，恰好符合《黃帝內經》所

云的「在下者，引而竭之……痰凝氣滯，食積所停，皆令人泄；隨證祛逐，勿使逗留」和「潔淨府」的指導思想。若噎者，此非肺臟之寒，亦非肺胃部食積所致，乃腎陽氣虧虛，寒水上泛上逆，去麻黃，是因為腎陽本不足，過度發汗，會增加元陽外越之險；故去麻黃，加附子溫腎陽，因為陽氣所過，陰邪無匿處也；小便不利、少腹滿，則是水飲停滯中焦脾胃所致。脾本為陰土，喜燥惡溼，現水飲停滯中焦，導致脾土運化水液功能失調，則出現水液在體內分布不均，出現小便不利、少腹滿的症狀，加茯苓乃發揮健脾燥溼、利水作用。若喘者，去麻黃加杏仁，張仲景在其書中亦有同樣用法，太陽病，下之微喘者，表未解故也，桂枝加厚朴杏仁湯主之。喘家作桂枝湯，加厚朴、杏仁佳。此處第一是因為患者本身身體虛弱，腠理已疏，再用麻黃，怕發汗太過傷津；第二是因為此處的喘，因為水飲寒邪從下循經而上，逆阻肺而出現的喘證，肺外感寒邪導致的肺氣不利，肺的宣發功能失調所導致的喘，故去麻黃以避其辛散宣發，而取杏仁「療肺氣咳嗽，上氣喘促」功效，治療喘證。

　　謝鳴等認為小青龍湯臨證加減從以下兩個方面進行：一是根據原方證的病機變化增減：如表閉甚，裏飲鬱而化熱，可在小青龍湯中加入適量石膏清熱以兼顧，此為「小青龍加石膏湯」。如外無表證，但痰飲鬱結而見咳逆上氣，咯痰不利，喉中有水雞音，則於方中去桂枝，甘草易為大棗，加射干、紫菀、款冬花開結化痰、溫肺下氣，變解表化飲為宣肺祛痰，下氣止

咳，此為「射干麻黃湯」。二是根據病症加減：①慢性支氣管炎急性發作及肺炎等屬素有停飲，復感風寒，見寒熱無汗，咳喘痰多，可選加紫菀、款冬花，或杏仁、紫蘇子；肺鬱化熱見熱甚、苔黃脈數，加生石膏、射干。支氣管哮喘屬於寒痰阻肺見咳喘胸滿，加橘紅、炒枳殼、炒萊菔子。老年性肺氣腫兼下元不足，見咳喘短氣，腰膝痠軟，加人參、補骨脂、當歸。小兒百日咳屬於風痰稽肺，見喉癢咳甚，咯白色泡沫痰，加百部、制僵蠶、蟬蛻。②肺心病及急性心力衰竭肺水腫屬心腎陽虛、寒飲凌心犯肺，見胸悶心悸，減麻黃量，增桂枝、甘草用量，或加黃耆、丹參；見尿少身腫，加車前子、炒葶藶子、大棗。③過敏性鼻炎屬肺脾虛寒，偶感風寒即見噴嚏頻作，清涕不斷，伴鼻塞聲重，可加辛夷、防風、製蒼耳子。卡他性中耳炎屬飲聚耳竅，見眩暈、耳痛耳脹、舌滑脈弦，重用半夏，加石菖蒲、製地龍、虎耳草。④其他：慢性腎炎屬肺脾虛寒，因外感風寒而見形寒肢冷，水腫或水腫加重者，可選加製附子、炒白朮、茯苓、益母草。腹瀉型大腸激躁症屬於寒飲留聚胃腸，見腹痛畏寒、腸鳴瀉泄，桂枝易肉桂，加白朮、茯苓。胸腔積液見胸痛，或胸滿氣急而無明顯熱象者，可選加紫蘇子、炒萊菔子、白芥子。臨床上小青龍湯的加減運用遠不止於此，其整體原則是：觀其脈症，知犯何逆，隨證治之。

　　李可認為現代人全屬未病本氣先虛，甚則未病本氣先潰，因此，其在臨床使用小青龍湯時有以下變通：

(1) 製附子：加至 45g，以四逆湯法駕馭小青龍湯法，重症加山茱萸 90g，則麻黃、細辛可放手去解表利水，而無辛散過度之虞。

(2) 人參：加至 30g，成為四逆加人參湯，滋陰和陽，益氣生津，以制乾薑之燥。重則改投高麗參粉 9～15g，緩緩提升下陷之氣以定喘。

(3) 茯苓：加至 45g，成為小半夏加茯苓湯，另闢蹊徑，淡滲利溼，使浸漬心胸脾胃間之水飲從小便去，協助麻黃細辛開玄府，上下分消。

(4) 紫菀、款冬花、銀杏：為使本方成為治喘神劑，從射干麻黃湯中選入紫菀、款冬花「對藥」，以治「咳而上氣，喉間水雞聲」，從近代滬上名家經驗中選入定喘要藥銀杏一味，銀杏與麻黃同用，一散一收，治痰喘極效。

(5) 竹瀝：凡見喉間痰鳴漉漉者，加竹瀝 60ml（三次服）以稀釋滌除痰涎。

(6) 杏仁：痰喘實證，胸高息湧，窒悶欲死，加杏仁半升（55g），葶藶子半升（62g），大棗 30 枚，病退即去。

(7) 麝香：肺心病合併呼吸衰竭、腦危象者，加麝香 0.3～0.5g（首次頓衝，製附子加至 100g，山茱萸 120g，龍骨、牡蠣、磁石各 30g）。

(8) 石膏、烏梅：寒邪鬱久，入裏化熱，T 39°C 以上者，加生石膏 250g，烏梅 36g，熱退即止後服，不必盡劑。

(9) 白芥子：利氣豁痰，搜剔內外，去皮裡膜外之痰多用。

(10) 蟬蛻：方中麻黃有致瞑眩物質，令人一陣昏眩面赤如醉，除先煎去沫外，可加等量之蟬蛻，可免此弊。

劉軍在臨床上應用小青龍湯時，根據實際情況，對本方的加減方法大致如下：

(1) 惡寒無汗，氣喘較重，可重用麻黃，再加杏仁、紫蘇子以宣肺定喘。

(2) 發熱惡寒自汗以桂枝、芍藥為主，並加薑、棗以調和營衛，減去麻、辛之辛散，因不宜用於多汗表虛之體。

(3) 咳喘痰稀、胸脅支滿、喘息不得臥、舌滑不燥可重用細辛、半夏以散飲行水，降逆化痰。

(4) 咳喘痰涎較多或咳嘔清水可合二陳湯以和胃化痰。

(5) 肺寒飲重，背部冷甚加重乾薑用量，以溫肺化飲，取離照當空、陰霾自散之意。

(6) 久咳肺虛加重五味用量，斂其耗散的肺氣。

(7) 煩躁口渴，舌黃痰黏，邪從熱化可減去細辛、乾薑，加石膏、桑白皮等，以清瀉肺火；胸悶腹滿，可加葶藶子、萊菔子、厚朴等，以疏中滌痰，瀉肺定喘。

王文鼎在臨床應用小青龍湯，須視病情之輕重而靈活加減。此方本治風寒停飲，若寒熱夾雜，口乾喜飲但不多者，加石膏；咽痛者，加山豆根；喘劇者，加杏仁；若初病表實，須發汗定

喘者用麻黃，中期用麻絨，後期喘而汗出者用麻黃根 30g；方中薑辛味必須等量，以調節肺氣，開合有度互相制約；初病時，桂枝、白芍必須等量；病久漸虛，當仿建中湯意，芍藥倍桂枝。

朱紫來辨治小青龍湯證時，甚為精細。除了注意病史、職業及臨床表現外，在望診上必須認清此證患者面多黧黑或兩額黑，面白者不可輕用小青龍湯。在脈診上，左多沉緊，右多浮滑。在運用小青龍湯時，若有汗不多，桂枝用量重於麻黃，恐發汗太過；喘甚加厚朴、杏仁；裏飲偏重，加重細辛用量，最多者可達 10g；嘔吐痰涎加薑汁半夏。若在發作初，咳嗽重，倍乾薑溫肺鎮咳；久咳耗氣，五味子酌加。服藥後表解未盡，喘咳減輕，去麻黃、芍藥，恐麻黃開泄太過，桂不與麻合，無發表之虞，無麻黃不須芍藥佐制，而芍藥無麻黃反有留邪之弊。此時可加茯苓健脾利水，使寒飲從小便而去。如此絲絲入扣，則小青龍湯用治表寒裏飲之喘咳效果十分滿意。

蔡華袖在臨床應用小青龍湯治療感冒後咳嗽，注重靈活加減。其認為：咳喘痰盛、不能平臥者，加葶藶子 30g，大棗 12 枚，桑白皮 45g 以瀉肺逐飲；咳嗽痰多而黏膩、胸悶氣逆者，加白芥子 30g，萊菔子 45g 以豁痰降氣；咳嗽痰少而稠厚、口乾咽燥者，加麥冬 45g，北沙參 45g 以養陰生津；咳嗽痰少、咽癢即咳者，加前胡 30g，桔梗 30g 以利咽祛痰；咳嗽痰多黃稠、心煩口渴者，加黃芩 30g，生石膏 100g 以清熱化痰；喘甚者，加地龍 45g 以平喘；便祕者，加全瓜蔞 45g 寬胸行氣通便。每日 1

劑,水煎1次,早、中、晚分3次服。

錢華在臨床應用小青龍湯加減經驗:慢性支氣管炎、哮喘等肺系疾病,多加用化痰平喘清肺藥物,如杏仁、葶藶子、紫蘇子、白芥子、浙貝母、魚腥草、生石膏、萊菔子、茯苓、白朮、陳皮、紫菀、款冬花、桑白皮、紫石英、佛耳草等;過敏性鼻炎多加用辛夷、蒼耳子、白芷、蟬蛻等通鼻竅之品,並輔以固本之品黨參、黃耆、白朮、茯苓等;病竇症候群則加用補氣養陰、活血溫陽藥物以提高療效,如炙黃耆、黨參、紅參、西洋參、麥冬、製附子、補骨脂、薤白、全瓜蔞、石菖蒲、赤芍、丹蔘、紅花等。

## 第四節　臨證調護與預後

使用本方時醫生應注意的基本事項包括:①注意乾薑、五味子的用量比例。若治新喘,宜注意溫散,乾薑必重用;若治久喘,宜注意收斂肺氣,五味子須重用。②方中麻黃配桂枝,升散之峻也。若喘甚,去麻黃易杏仁,謹防與細辛協合而辛散太過,且加杏仁降逆氣而平喘,故後世葉天士治喘麻黃、細辛很少同用。③老弱及嬰幼之體,尤其是患有心腎疾病者,應慎用本方,以防傷陰動陽之弊。小青龍湯用治外寒內飲證,但此藥有發越下焦陽氣,拔腎氣之慮,凡脈沉、微喘、氣短不足以

息的虛喘，皆不宜予服。發越陽氣的具體徵象：面色如有熱狀、心慌心跳、喘促憋氣，有時動血而鼻衄，甚者虛脫。④小青龍湯不可長期連用。久服傷陰動陽則生他變，故治咳喘時，當以小青龍湯救其急，苓桂之劑善其後（如酌選苓桂朮甘湯、苓桂味甘湯、苓桂杏甘湯等）。

　　使用本方時患者應注意的基本事項包括：①起居有常，注意四時氣候變化，防寒保暖，避免煙塵、異味及過敏原等誘發因素刺激和外邪侵襲；②飲食宜清淡，富營養，易消化的食物，忌肥甘厚味、辛辣刺激之品，戒菸酒，以免邪從內生；③怡情悅志，保持心情舒暢，善於控制自己的情緒，防止七情內傷；④加強體育鍛鍊，適當戶外活動，提高禦寒和抗病能力；⑤指導久病體虛者注意勞逸結合，腎虛者應節制房事。同時需要根據患者原發疾病的不同，體質的不同，給予不同的調護指導。

# 第三章

## 經方臨床各論

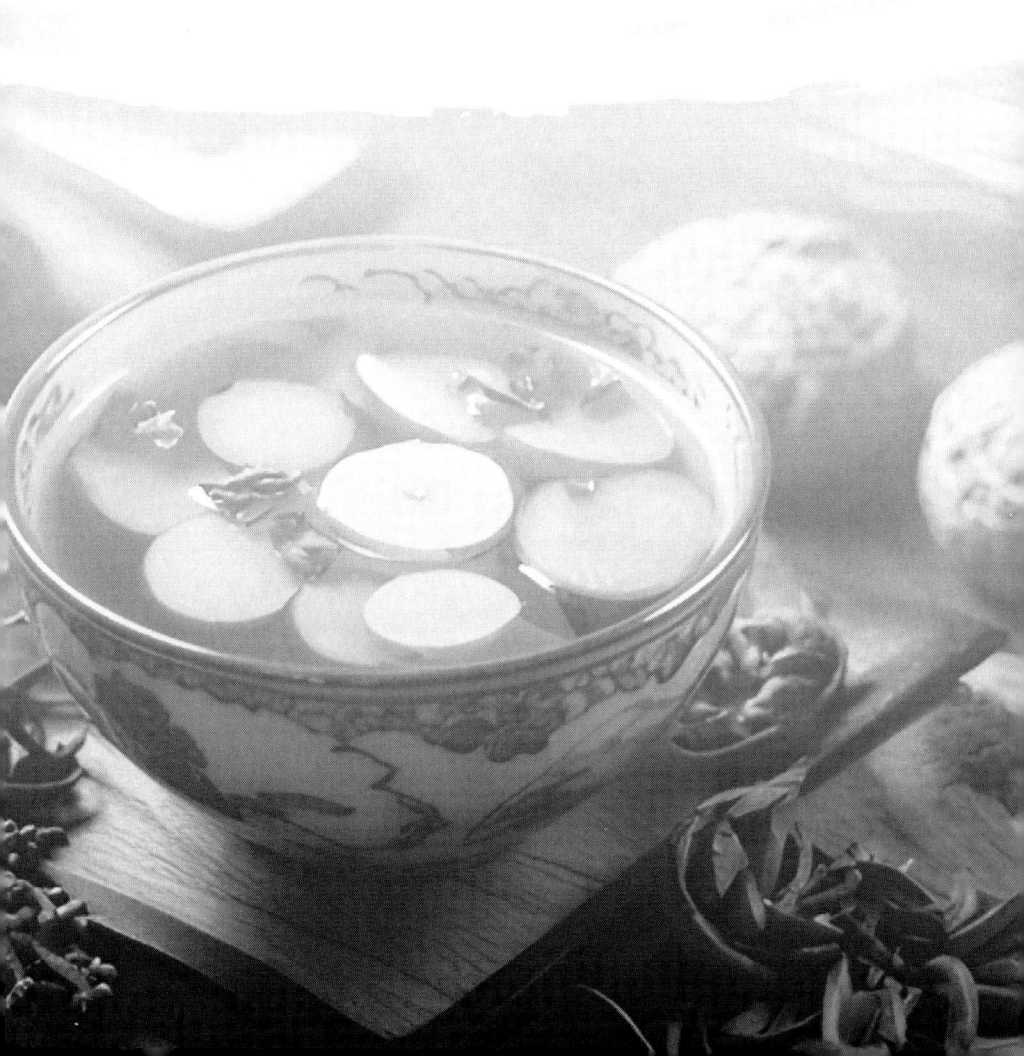

## 第一節　內科疾病

### 一、呼吸系統疾病

#### 1. 上呼吸道感染

上呼吸道感染簡稱上感，又稱普通感冒。是包括鼻腔、咽或喉部急性炎症的總稱。廣義的上感不是一個疾病診斷，而是一組疾病，包括普通感冒、病毒性咽炎、喉炎、皰疹性咽峽炎、咽結膜熱、細菌性咽－扁桃腺炎。狹義的上感又稱普通感冒，是最常見的急性呼吸道感染性疾病，多呈自限性，但發生率較高。上呼吸道感染即中醫「感冒」、「外感咳嗽」等病症，治療當解表宣肺止咳。

**醫案精選**

◎案

劉某，男，67歲。2014年3月1日初診。因天氣變化受涼感冒3天，自行購買口服感冒藥，無緩解（具體藥物不詳）。症見：惡寒發熱，頭痛，咳嗽，咯出白色泡沫痰，喉癢但不痛，無汗出，無胸悶，無口乾、口苦、嘔吐，夜尿偏多（3次／晚），夜寐可，納食一般，大便正常，體瘦。舌苔薄白，脈浮緊。診斷為咳嗽。辨證為外寒為主，兼有裏飲。治以解表散寒，溫化寒飲。方用小青龍湯。

處方：麻黃10g（先煎10min，去上沫），桂枝10g，白芍10g，乾薑6g，細辛2g，法半夏8g，炙甘草5g，五味子6g。5劑，每日1劑，水煎服，分3次溫服，每次150ml。

二診：7天後（前來治療夜尿多），訴其服第1劑藥後症狀大減，感冒咳嗽已癒。

按本案患者年老體弱，陽氣虛衰，故受涼後感受風寒之邪，侵犯太陽膀胱之經，衛陽受損，陽氣被遏，正邪相爭而出現惡寒發熱、頭痛；風寒之邪從皮毛而入，肺合皮毛，寒邪犯肺，影響肺的宣發與通調水道之功能，而出現咳嗽、喉癢、咳痰；夜尿多，乃是膀胱氣化失司；苔薄白，脈浮緊亦是外寒裏飲之佐證。故而取其小青龍湯原方以散寒解表，兼溫陽化飲，辨證之精當，可謂絲絲入扣，故而治病起效之捷，效如桴鼓！

◎案

李某，男，32歲。患者訴一週前偶感風寒後，即出現發熱、惡寒、咳嗽、痰色清稀白黏、鼻流清涕。曾在某院求治，診斷為感冒，予疏風散寒解表之劑口服，諸症雖減，但腹瀉頻作、瀉下清稀、腹部隱痛、手足不溫、食慾不振。舌淡，苔白滑，脈沉滑。脈症合參，證屬寒邪犯肺、留滯不去、下迫大腸、傳導失常。治以疏風散寒、通調水道。方用小青龍湯加味。

處方：麻黃5g，炙甘草6g，桂枝6g，乾薑6g，五味子9g，白芍9g，半夏10g，車前子10g，細辛3g，白朮12g，茯苓12g。

二診：患者服藥 2 劑後，腹痛消失，腹瀉減輕，食慾增進。繼服 2 劑，諸症悉除。

按本案患者因外感風寒，風寒從口鼻及皮毛侵襲肺臟，肺衛外功能失調，故形成惡寒、發熱等症狀；肺氣宣降失常，上逆為咳為嗽；肺主通調水道，肺失宣降，通調失司，水液不循常道，無法下輸膀胱，反而流注腸道，從而發為泄瀉。綜上所述，可知該病症乃外寒內飲，為小青龍湯主治之證。故處方予小青龍湯溫肺散寒，使肺氣宣暢，水道通調，水液下走膀胱，大腸傳導正常；又加茯苓、車前子、白朮等健脾利水滲溼以助其功，故感冒癒而腹瀉止。

## 2. 肺炎

肺炎是指終末氣管、肺泡和肺間質的炎症。可由細菌、病毒、真菌、寄生蟲等致病微生物，以及放射線、吸入性異物等理化因素引起。臨床主要症狀為發熱、咳嗽、咳痰、痰中帶血，可伴胸痛或呼吸困難等。

肺炎屬中醫「風溫」、「咳嗽」、「肺熱病」等範疇。常發生於勞倦過度，醉後當風等人體正氣不足，表衛不固之時，感受風熱之邪或風寒之邪，入裏化熱所致。素有留痰停飲之人，因感受外邪，從而引動水飲而形成小青龍湯證時，即可用小青龍湯治療。

## 醫案精選
### ◎案

張某，女，26歲。1986年9月22日初診。患者8天前郊遊歸來，當晚即發熱、頭痛，服綜合感冒藥後症減。翌日T 38.5℃，伴咳嗽、氣促、頭痛，即到當地醫院診治。血液常規：WBC 12.6×109/L，NE% 82%，LY% 16%；胸部X光片示：右下肺肺炎。肌內注射青黴素、鏈黴素，口服四環素等藥1週未效。症見：發熱，T 38.8℃，頭痛，神疲乏力，咳嗽轉頻，氣促、胸部憋悶，脹痛，痰多質稀。舌淡、苔心微黃，脈浮滑略數。方用小青龍加石膏湯加減。

處方：炙麻黃、甘草、乾薑、桂枝各6g，細辛5g，石膏（打碎先煎30min）45g，五味子10g，法半夏、杏仁、芍藥各12g，薏仁15g。

服1劑，熱減，咳喘皆減，胸部仍覺悶痛，連服3劑，熱退神爽，咳喘已平，胸病亦消，唯口淡，偶有稀白痰；前方去石膏，續進3劑，諸症若失，唯納食欠佳。胸部X光片示：雙肺野清，下肺炎病灶影完全消散；WBC 6.8×109/L，NE% 82%，LY% 16%。予陳夏六君丸調理善後，病去人安。

按本案患者因感受外邪，外邪從皮毛侵入體內，營衛失和，致發熱、頭痛等感冒症狀；外邪內侵入肺，影響肺之宣肺肅降功能，肺氣上逆則咳嗽、氣促、胸部憋悶等；痰多質稀乃體內痰飲內聚之表現；脈浮滑數，乃內有停飲，飲邪入裏化熱

表現；綜上病症表現，故用小青龍加石膏湯，以解表化飲清熱。且方中重用石膏，取其辛寒清氣、解熱之功。後期咳喘已轉好，但病耗損正氣，導致脾氣不振，出現納呆等症狀，故予陳夏六君丸調理脾胃，健脾助運。

◎案

某，女，32歲，再婚3個月。1996年1月6日初診。1995年10月下旬因長途旅行疲勞，又感風寒而致咳嗽，初期咳嗽痰稀薄兼白泡沫，喉癢時想咳嗽，請醫用中成藥祛痰劑、甘草片、Carbetapentane citrate片等口服藥，靜脈注射青黴素抗菌消炎藥，治療1週不癒，住院進行拍X光片檢查為肺門感染，血液檢驗、尿液檢驗正常。治療20天不癒，患者自動出院。又延醫二、三人，用止嗽散、小青龍湯等中西藥治療，又靜脈注射抗生素等藥治療33天不癒，患病長達2個月之久。咳嗽加重，陣陣痙咳，涕淚痰涎併發溢出，痛苦不堪，咳嗽嚴重時有少量遺尿，咳嗽達30min方見緩和，日夜並作，早重晚輕，全身乏力，苦於咳嗽。診其脈浮細，尺脈虛弱，舌苔薄白，舌質淡紅。其他症狀同上。辨證為正氣虛損，腎氣失攝，肺腎母子受病虛弱，正虛邪盛而陣陣咳嗽、遺尿。治以扶正祛邪。方用金匱腎氣湯合小青龍湯。

處方：肉桂、製附子、熟地黃、山藥、山茱萸、五味子各10g，茯苓、牡丹皮、澤瀉各5g，麻黃、桂枝、乾薑、半夏各10g，細辛4g，芍藥、炙甘草各6g。1劑，水煎服，採取早武火

少煎，白天頻頻熱飲。晚文火久煎，做二次頓服。

1劑病症減輕，翌日再診，方藥中病，效不更方，連進5劑。

二診：1月12日。咳嗽停止，乏力減輕。病久身體虛弱，用六君子湯補肺氣合六味地黃湯補腎氣，5劑煎湯頻飲，2日1劑，調理善後，諸症悉癒。

按分析該患者病因，發病時值初冬小雪，因感受風寒咳嗽，理應辛溫解表，宣肺止咳，而誤用打點滴冷凝之品，以致風聚不能散，寒凝不能解，出現陣陣咳嗽，白沫稀痰，涕淚痰涎外溢，用小青龍湯用之不效，因患者再婚性篤，腎氣受損，肺腎兩虛，可致咳嗽、遺尿。肺為嬌臟，畏火亦畏寒。風寒襲於肌表，客於肺氣而咳嗽。當解表散寒為治，故《難經》曰：形寒冷飲則傷寒，風寒束表，故當發散。而用補液冷飲之劑，鎮咳養陰斂肺之藥，似雪上加霜，邪伏不出，致風聚不散，寒凝不解，留滯於肺而咳嗽。當用麻黃、桂枝，乾薑、半夏、細辛，辛溫解表，宣肺止咳，溫肺化飲，而誤用冷寒養陰斂肺之藥，故咳嗽加重，涕淚痰涎並作。肺為華蓋，氣根於腎，性篤而損腎，腎虛及肺，宣降無力，肺腎虛損，正邪相爭，故咳嗽陣作而尿滴，用肉桂、製附子、熟地黃、山藥、山茱萸、五味子引火歸原，補腎助陽尿不遺，用茯苓、牡丹皮、澤瀉利水理痰、補而不滯，日久咳嗽耗損氣血用芍藥、甘草養血益氣。此證如小青龍湯單用之，體虛無力驅散風寒；若金匱腎氣方單用之，邪盛無從解表；肺為腎之母，補腎子之氣，肺母受益，根健而葉茂，用小青龍湯合金匱腎氣湯，溫肺化飲而補腎陽，採

用早武火少煎，取小青龍湯疏蕩驅散風寒化飲之力強，而金匱腎氣方武火少煎溫補藥力輕微，兼故解表不傷正氣。晚文火久熬，腎氣湯久熬藥力增濃，而文火久熬小青龍湯藥力已減，兼故溫補不護邪，採取兩方合用補腎子之氣，益肺母之氣，用《難經》「子能令母實」治病之法而驗效。

## 3. 慢性支氣管炎

慢性支氣管炎為臨床中一種常見疾病，指的是受到感染或者非感染因素導致氣管、支氣管黏膜以及周圍組織出現的慢性非特異性炎症，主要發病人群為老年人。

該病在中醫學中，屬於「咳嗽」、「喘證」、「哮證」等範疇，老年患者機體抵抗力差，長期反覆性咳痰、咳嗽、氣喘，肺、腎、脾俱虛，痰濁由內而生，壅遏於上，氣虛瘀滯導致唇舌發紺，陽虛水泛外溢為腫，且受到外感寒邪，正氣衰竭導致，無力抗邪。水飲之人一旦感受到外邪，使內飲與水寒相搏，飲動不居，內外相引，並使水寒射肺，肺失宣降，發為咳喘。自《黃帝內經》始，即有該病的相關論述，《素問·咳論》「皮毛先受邪氣，邪氣以從其合也」首提出咳嗽外感之由，其後云「五臟六腑皆令人咳，非獨肺也」，分別論述五臟六腑功能失調皆可致咳，並詳述各臟腑咳嗽之症，提出「此皆聚於胃關於肺」病機並予以治法。後《諸病源候論》有「十咳」之論，子和「嗽分六氣」，各家論說愈繁，逮至明代張景岳提出「咳嗽一證，竊見諸家之論

太繁,皆不得其要,多致後人臨證莫知所從,所以治難得效,以余觀之,則咳嗽之要,只唯二證?一曰外感,一曰內傷,而盡之矣。但於二者之中當辨陰陽,當分虛實耳」可謂提綱挈領、要言不煩。後世醫家多遵此論,無出其右。明末喻嘉言提出「秋傷於燥,冬生咳嗽」之論堪為發明,補外感咳嗽之不足,垂範於後世,且歸納內傷咳嗽「火盛壯水,金虛榮木,鬱甚疏肝,氣逆理肺,食積和中,房勞補下」治法六則,並告誡醫者「用熱遠熱,用寒遠寒,內已先傷,藥不宜峻」及新久咳嗽六條戒律,可謂補前之不足,有功於後世。葉天士《臨證指南醫案》亦詳述咳嗽之肇端及治則治法,其病因病機、治法方藥等相關理論趨於完善,現代醫家根據該病臨床主要表現,將其多歸屬於「咳嗽」、「支飲」範疇。

**醫案精選**

◎案

陳某,男,40歲。咳嗽反覆發作4年,胸部X光檢查示慢性支氣管炎,近1週咳嗽加重。症見:咳嗽,咯痰不爽,痰白黏稠,咽癢,胸悶,神疲倦怠,納差便溏。舌淡紅,苔薄白,脈細滑。西醫診斷為慢性支氣管炎急性發作。中醫診斷為咳嗽。辨證為寒飲伏肺,肺氣不宣。治以散寒逐飲,宣肺止咳。方用小青龍湯加味。

處方:麻黃15g,桂枝15g,白芍15g,炙甘草15g,乾薑15g,細辛15g,清半夏30g,五味子15g,陳皮10g。7劑,每日1劑,水煎服。

二診：咳嗽減輕，痰涎減少，上方加仙茅 10g，淫羊藿 10g，鹿角膠 10g（另化服），繼服 7 劑以補肝腎，益精血，祛風除溼。

三診：咳嗽及諸症消除，上方加黃耆 30g，黨參 20g，白朮 15g，茯苓 30g，繼服 7 劑以益氣健脾補肺，調理善後。隨診半年，咳嗽未見復發。

按本案患者平素嗜食肥甘喜冷飲，兼病程日久，致脾失健運，寒痰內生，上干於肺，故見咳嗽反覆發作；肺氣不宣，寒痰上犯，故咯痰不爽，痰白黏稠，咽癢；因肺虛而又痰阻氣機，故胸悶；脾氣虛弱故神疲倦怠，納差便溏；舌淡紅，苔薄白，脈細滑均為寒痰內阻之證。故用小青龍湯加味以散寒逐飲，宣肺止咳治之。方中麻黃、桂枝溫經散寒；乾薑、細辛溫化寒飲；半夏燥溼化飲；五味子酸溫，斂肺滋腎；甘草、白芍緩急止痛、調和諸藥；陳皮理氣調中，燥溼化痰；仙茅、淫羊藿、鹿角膠補肝腎，益精血，祛風除溼；黃耆、黨參、白朮、茯苓益氣健脾補肺。全方散寒逐飲，宣肺止咳，並佐以健脾補肺，做到藥證相符，咳嗽病可癒矣。

◎案

某，男，72 歲。2014 年 11 月 22 日初診。本為老年慢性支氣管炎患者，1 週前感寒而見咳嗽，咽癢，咽部痰聲嚕嚕，胃脘痞悶，心悸，大便日三四行，便稀。舌紅暗、苔白稍厚膩，六脈小緊，小數而細，力不足，兩尺弱甚。診斷為咳嗽。辨證為陽虛寒溼，心陰不足。治以小青龍湯合生脈散加減。

處方：製附子10g，法半夏10g，桂枝15g，芍藥8g，乾薑15g，炙甘草30g，細辛10g，五味子10g，麥冬10g，黨參20g，肺筋草20g，磁石10g。6劑，每日1劑，分3次服。

二診：11月29日。藥後咳嗽明顯好轉，心悸減輕，咽部痰鳴音減輕，大便同前，胃脘仍覺痞悶。舌紅暗、苔白厚膩於舌中，脈兩關上浮大，寸沉而滑數，關下及尺沉弱。治以小青龍湯合葦莖湯加減。

處方：上方去麥冬、黨參、肺筋草、磁石，加葦莖20g，薏仁20g，海蛤粉15g，豬牙皂3g，藿香15g。後依法治療，再進6劑而癒。

按患者咳嗽、咽癢，脈小緊者為冬日感受風寒之邪，肺失宣降所致。咽部痰聲嚕嚕、胃部痞悶、大便日三四行、苔白微厚膩，因患者年老體弱，脾胃虛弱，痰溼內盛，阻於息道而痰聲嚕嚕；邪氣外束，內有痰阻，中焦氣機不利，故胃脘痞悶；痰溼下流於腸，故而腹瀉。脈無力者，陽氣本虛也。心悸，脈小數而細者，心陰不足也。故以小青龍湯合四逆湯、桂枝甘草湯、生脈散加減治療。以小青龍湯溫肺化飲解表，用肺筋草代替麻黃以散寒止咳，四逆湯合黨參以治生痰之源，桂枝甘草湯合生脈散益氣養陰以補心。患者年老而腎氣不足，尺脈弱甚，不能納氣，故以磁石助之，其又能止心悸。二診見兩關上浮大、寸沉滑、苔白厚膩於舌中者，乃痰溼內阻將欲化熱之象，故去肺筋草，加葦莖20g、薏仁20g、海蛤粉15g、豬牙皂3g以增強祛痰之力，與小青龍湯、四逆湯寒溫並用，標本共治；加

藿香以芳香除溼，宣暢氣機，以助解表；心悸已了，故去麥冬、黨參、磁石，以防更助痰溼之邪。

## 4. 急性支氣管炎

急性支氣管炎，是由於病毒或細菌等病原體感染所致的支氣管黏膜急性炎症，是臨床的常見病、多發病，往往繼發於上呼吸道感染之後，也常為肺炎的早期表現。本病多同時累及氣管、支氣管，故正確命名應為急性氣管支氣管炎。臨床以咳嗽伴（或不伴）有支氣管分泌物增多為特徵。

該病屬於中醫學「外感咳嗽」。多因風寒之邪，外束肌表，肺衛失宣，肺氣鬱閉，衛陽被遏，可見惡寒、發熱、鼻塞、流清涕、頭痛等症；寒邪鬱肺，氣不布津，凝聚為痰，故咯痰色白清稀；舌苔薄白，脈浮緊均為風寒束肺之象。外感之嗽，無論四時，必皆因於寒邪，蓋寒隨時氣入客肺中，所以治嗽但以辛溫，其邪自散。可用小青龍加減治療。

**醫案精選**
◎案

李某，女，28歲。素無咳嗽、咳痰之患，年冬受寒，初發咳嗽有痰伴寒熱，診斷為上感、急性支氣管炎，予以常規消炎、止咳化痰，少效；又行相關檢查，無任何明顯病症特徵。繼續使用多種高級甚至進口抗生素，給予對症處理，咳嗽時好時差，均不能痊癒，歷時已半年。症見：咳嗽痰多，痰呈白色泡

沫樣，夜咳重，至不能平臥，面部輕度水腫，身體沉重，數月來一直輾轉難眠，似有惡寒身熱，無汗，納呆，二便可，舌質淡，苔白滑，脈浮。診斷為咳嗽。辨證為寒飲內停。方用小青龍湯加減。

處方：炙麻黃 10g，桂枝 10g，法半夏 15g，五味子 12g，乾薑 10g，炙甘草 10g，白芍 15g，細辛 6g。5 劑，每日 1 劑，水煎服，分 2 次溫服。

服上藥後，咳嗽痊癒，隨訪一年未發。

按本型咳嗽，當以痰辨。咳嗽，責之於素有水飲之人，被新感外寒引動而發。此案「惡寒身熱，無汗，脈浮」，表不解之象；「面部輕度水腫，身體沉重」，水氣之徵；「咳嗽痰多，痰呈白色泡沫樣」，寒水之狀。深合小青龍湯病機，一藥而癒。患者咳嗽達半年之久，仍有「惡寒，發熱」表證存在，是新感？是痼疾？患者素無咳嗽、咳痰之疾，飲邪何來？因此，臨症既應只要有其證，就可認為「表不解」，及「有水氣」，非局限於「新感」或「素有」之說，也符合仲景「但見一證便是，不必悉具」及「觀其脈證，知犯何逆，以法治之」的論治思想。故予小青龍湯原方，諸藥相合，共奏解表散寒、溫肺化飲之功。

◎案

何某，男，35 歲。2014 年 4 月 17 日初診。訴咳嗽 1 個月，伴鼻塞，流清涕，咽癢，夜間 11 點自覺發熱，咳嗽後噁心欲吐，痰多質稀，易咯出。查其體瘦，膚白，皮膚細膩，平素情

緒不高，小心思較重。舌暗紅，苔膩，脈細。胸部 X 光示：支氣管炎，肺紋理增多增粗。西醫診斷為急性支氣管炎。中醫診斷為咳嗽。辨證為寒飲伏肺。治以溫化痰飲。方用小青龍湯主方加減。

處方：桂枝 10g，白芍 10g，柴胡 10g，乾薑 10g，細辛 6g，薑半夏 12g，甘草 10g，五味子 8g，茯苓 12g。7 劑，每日 1 劑，水煎服，早、晚 2 次溫服。

2014 年 5 月 30 日因痔瘡發作前來就診，自訴上次治療咳嗽效果顯著，1 週痊癒，體力充沛，工作效率很高，從未有過的感受。

按患者體瘦，陰液不足，忌發大汗，故去麻黃；情緒不高，小心思較重，多見鬱氣鬱結，亦可導致肝氣犯肺，出現咳嗽；夜間咳嗽，此時陽氣已盡，病機屬患者陽氣不足；復加外感寒邪，水飲不化，因此鼻清水涕，應以溫陽化飲，處以小青龍湯主方，去麻黃，納柴胡。咳嗽後噁心欲吐，可視為「上衝」之症，《金匱要略·痰飲咳嗽病脈證并治第十二》見「……與茯苓桂枝五味甘草湯，治其氣衝」，加茯苓，合方使用，意在化痰治衝之意。

## 5. 滲出性胸膜炎

滲出性胸膜炎，是致病因素（通常為病毒或細菌）刺激胸膜所致的胸膜炎症。可由多種病因引起，如感染、惡性腫瘤、結締組織病、肺栓塞等。主要臨床表現為胸痛、咳嗽、胸悶、氣

急,甚則呼吸困難,感染性胸膜炎或胸腔積液繼發感染時,可有惡寒、發熱。

該病屬於中醫學「懸飲」範疇。多因素體虛弱,勞倦內傷或其他慢性疾病損傷,導致肺氣虛弱,水飲不化,復遇外邪侵襲。外感引動內飲,結於胸脅而為病。水飲結於胸脅,飲邪上迫於肺,使肺失肅降,則氣短息促不能平臥。外感寒溼,束於肌表,則惡寒發熱。苔白膩或邊有齒痕,脈弦滑,均為水飲內結於之候。治當溫肺化飲,通絡逐水。方以小青龍湯加減。

**醫案精選**

◎案

陳某,女,59歲,美國僑民。1986年9月17日初診。因咳喘痰多反覆發作4月餘,伴胸痛1週入院。入院前曾在美國多方求治數家醫院,用多種抗生素及止咳藥無效,咳嗽漸甚,痰多質稀,近1週伴右側胸脅疼痛,咳嗽氣促,病情加重,故專程從美國回國治療。診時神疲乏力,咳嗽痰多,質稀色白,臥則氣短,右胸脅疼痛,咳唾轉側,左側亦有引痛,口渴喜熱飲。舌淡偏暗、苔白略滑,脈細滑。T 37.1～37.5℃,P 96～100次／min,呼吸(R)22次／min,BP 100／60mmHg。右胸稍隆起,叩診過清音,左下肺呈濁音;右側語顫強,左側語顫減弱,雙肺呼吸音減弱,以左側為甚;右下肺可聞及溼性囉音。痰培養:肺炎雙球菌;血液常規:WBC 11.4×109,NE% 77%,LY% 22%。胸部X光示:雙肺紋理增粗,左胸膜增厚黏

連，左肋膈角變鈍，見有移動性液體，左膈活動受限，右肋膈角稍鈍，密度增高，左上肺陳舊性肺結核。中醫診斷為懸飲。辨證為飲停胸脅，脈絡受阻，肺氣不利。治懸飲，常用十棗湯類方。因患者病久體虛，恐不堪峻逐，故擬溫肺化飲。方用小青龍湯加減。

處方：炙麻黃、五味子、桂枝各10g，乾薑、炙甘草各6g，細辛3g，法半夏、杏仁各12g，白芍、桃仁、茯苓、絲瓜絡各15g。3劑，每日1劑，水煎服，早晚分2次溫服。

二診：服藥3劑後，咳嗽、胸痛等症明顯減輕，咯痰少，可平臥。以此方加減進服20餘劑，呼吸平順，臥起行走自如，咳嗽、胸痛等症均癒，出院時查各生理檢查均正常。為鞏固療效，帶本方數劑，加用理中丸以調理善後。

按此乃懸飲之證，本該用十棗湯收功。然本案患者病久不癒，正氣不支，攻之必不堪任，故捨十棗湯之屬。觀其病症，患者咳嗽痰多、質稀色白，乃為體內有痰飲為患；飲邪盤踞胸中，不通則通，則見胸脅疼痛，咳唾轉側。舌淡偏暗、苔白略滑，脈細滑，舌脈亦為寒飲內聚之象。該病與小青龍湯證不謀而合，故徑用小青龍湯以溫肺化飲；並加用桃仁、絲瓜絡以活血通絡止痛；茯苓以健脾利溼，竟收全功。

◎案

王某，男，25歲。1984年9月6日初診。旬前因受涼而發熱惡寒，咳嗽胸痛。經治胸痛略減而咳喘胸悶加重，近日又兼

心悸，短氣乏力。舌苔白膩，脈沉滑數。胸部 X 光示：右側胸腔積液。西醫診斷為滲出性胸膜炎（原因待查，結核已排除）。中醫診斷為懸飲。辨證為水飲停胸，氣機不利。治以宣肺利水、平喘定悸。方用小青龍湯加減。

處方：炙麻黃 10g，桂枝 12g，乾薑 6g，細辛 3 克，法半夏 12g，五味子 10g，赤芍 10g，瓜蔞 10g，杏仁 12g，茯苓 15g，澤瀉 10g。5 劑，每日 1 劑，水煎服，早、晚分 2 次溫服。

二診：服藥 3 劑後，寒熱喘悸均減，自述藥後小便甚多。繼進 5 劑，複查胸部 X 光示：右側肋膈角變鈍。後以上藥調理週餘而癒。

按此案患者乃體內素有水飲停留，因水飲內蓄，加之外感風寒，風寒束肺，肺氣宣發肅降功能失調，不能通調水道，水液不歸正化，上源之水溢於胸脅從而導致本病。因水飲內蓄為本，外感風寒為標，方用小青龍湯，標本兼顧、表裏雙解。在小青龍湯基礎上加寬胸理氣之瓜蔞，合桂枝、半夏，乃行瓜蔞桂枝半夏湯之義；另用茯苓、澤瀉健脾利溼，使水飲從小便而去，乃遵循「治溼不利小便，非其治也」之旨。全方合用，解表化飲，表裏雙解。

## 6. 支氣管哮喘

支氣管哮喘由多種細胞（如嗜酸性粒細胞、肥大細胞、T 淋巴細胞、嗜中性粒細胞、氣道上皮細胞等）和細胞組分參與的氣

道慢性炎症性疾患。這種慢性炎症導致氣道高反應性的增加，並引起反覆發作性的喘息、氣急、胸悶或咳嗽等症狀，常在夜間和（或）清晨發作、加劇，通常出現廣泛多變的可逆性氣流受限，多數患者可自行緩解或經治療緩解。

根據其發病特點，現代醫家多將其歸屬於中醫學「哮病」、「喘證」等範疇，《素問‧陰陽別論》「陰爭於內，陽擾於外，魄汗未藏，四逆而起，起則燻肺，使人喘鳴」首論述了該病病因及症狀；《金匱要略》「咳而上氣，喉中水雞聲，射干麻黃湯主之」及《金匱要略》「膈上病痰，滿喘咳吐，發則寒熱，背痛腰疼，目泣自出，其人振振身劇，必有伏飲」，後朱丹溪於此基礎上明確「哮喘」病名，並提出哮喘「專主於痰」，在治療上論述「未發以扶正氣為主，既發以攻邪氣為急」的原則，為後世醫家尊崇。後虞摶明辨喘、哮之別，戴思恭創「宿根」之說，秦景明論及哮之纏綿，理論趨於完備，至清代李用粹，將哮病病因病機進行了精闢的總結，《證治彙補》：「哮即痰喘之久而常發者，因內有壅塞之氣，外有非時之感，膈有膠固之痰，三者相合，閉拒氣道，搏擊有聲，發為哮病。」對於該病的治療，大都遵丹溪法，發作期治以攻邪治標，祛痰利氣；寒者溫之，熱者清之，寒熱交錯，溫清並施，病程久者，正虛邪實又當兼顧正氣，勿拘於祛邪。平時以扶正為本，多方培補，乃能奏效。

## 醫案精選

◎案

林某，男，69歲。年幼時於冬季受寒後，頻發咳喘，一直未予治療。平素神疲乏力，語音低微，咳喘痰多，咯吐白色痰，形寒肢冷，尤以胸背為甚，得暖則舒。舌體胖大邊有齒痕、苔白膩，脈沉細。診斷為喘病。辨證為肺脾氣虛，寒痰久蘊。治以溫補肺脾、散寒化痰、宣肺止咳。方用小青龍湯合補中益氣湯加減化裁。

處方：炙麻黃 12g，桂枝、黃耆、黨參、半夏、白芍各 10g，乾薑 6g，細辛 3g，五味子 5g，陳皮 9g。7劑，每日 1 劑，水煎服，早晚 2 次分服。

二診：服藥 7 劑後咳嗽減輕，咳痰減少，體力好轉，肢體轉暖，但仍神疲，胸背寒冷，予炙麻黃、桂枝加量至 15g，乾薑加量至 9g 以增強溫肺散寒之力。予黃耆、黨參各 15g，白朮 10g 增健脾益氣之功。再服 7 劑，諸症緩解。

按患者年高腎虧，病程長久，耗傷脾氣，脾氣虧虛，導致先天後天皆損；又因寒痰伏肺日久，肺失宣肅，痰氣交阻，發為哮喘。故以蜜炙麻黃發散肺寒、驅除邪氣、宣發肺氣、止咳平喘為君；桂枝、乾薑、細辛、半夏四藥合用以溫肺化飲、降逆平喘；五味子、白芍秉酸收之性，以收斂肺氣；加用黃耆、黨參補中益氣、培土生金。全方諸藥合用，以行溫補肺脾、散寒化痰、宣利肺氣止咳之功。後期並予補中益氣丸健脾益氣、培元固本。

## ◎案

　　劉某，女，56歲。2008年11月14日初診。因患哮喘5年。常發作，入冬尤甚，受涼即發；胸悶氣急，身寒肢冷，日輕暮重。西醫診斷為支氣管哮喘繼發感染，給予抗菌、平喘等中西藥治療1月之久，哮喘未能緩解。症見：端坐呼吸，張口抬肩，痰多而稀。舌紫暗、苔白膩，脈細數。中醫診斷為哮喘。辨證為外寒裏飲。治以溫肺化痰，解表通陽，佐以平喘。方用小青龍湯加減。

　　處方：炙麻黃15g，桂枝9g，五味子9g，乾薑9g，製半夏30g，白芍30g，細辛6g，甘草15g，因寒痰黏稠加旋覆花10g（包煎）。

　　水煎2次，合藥液，睡前頓服。藥後30min，喘漸平，自覺身熱，平臥入睡。停用一切西藥，繼服1劑鞏固療效。後用益腎納氣，固本培元善後。

　　按患者因感受外邪，風寒外束；又體內素有留飲，飲邪內停，阻遏陽氣，肺氣失宣，發為喘哮。治以溫肺化痰，解表通陽，佐以平喘。本方重用麻黃意在加強宣肺平喘作用，又恐過汗而改炙用；重用白芍配桂枝以調和營衛；重用半夏意在加強止咳化痰；細辛之用量，文獻有「單味服用不過錢，過量有氣閉致死」之說，配以等量甘草入煎，雖用至9g並無此弊。

## 7. 咳嗽變異性哮喘

咳嗽性哮喘，又稱咳嗽變異性哮喘，是指以慢性咳嗽為主要或唯一臨床表現的一種特殊類型哮喘。咳嗽可能是哮喘的唯一症狀，主要為長期頑固性乾咳，常常在吸入刺激性氣味、冷空氣、接觸過敏原、運動或上呼吸道感染後誘發，部分患者沒有任何誘因。多在夜間或凌晨加劇。有的患者發作有一定的季節性，以春秋為多。該病屬於中醫學「哮病」、「喘證」等範疇，對哮喘發病時喉間哮鳴、難以平臥的特點描述準確，並予以方藥，且將其歸於痰飲中的「伏飲」證，顯示本病發病與痰飲內伏關係密切。對於該病的治療，發作期治以攻邪治標，祛痰利氣；病程久者，正虛邪實又當兼顧正氣，勿拘於祛邪。平時以扶正為本，多方培補，乃能奏效。

**醫案精選**
◎案

張某，男，6歲。2012年9月10日初診。咳嗽反覆3月餘，患兒平素特別喜歡吃冷飲，每天冰淇淋不斷，因外感後咳嗽不止，服多種中西藥物不癒，考慮咳嗽變異性哮喘。症見：咳嗽，有痰，早、晚咳甚，遇冷空氣加重，伴鼻癢，晨起陣發性打噴嚏。雙下眼瞼發暗，舌淡紅，苔白滑，脈弦細。診斷為咳嗽。辨證為寒飲內伏。治當溫肺化飲。方用小青龍湯加味。

處方：炙麻黃 6g，桂枝 10g，細辛 3g，法半夏 10g，乾薑 6g，白芍 10g，五味子 6g，紫菀 6g，款冬花 10g，杏仁 10g，紫蘇子 10g，葶藶子 10g，百部 10g，白屈菜根 10g，甘草 6g。5 劑，每日 1 劑，水煎服，早、晚分 2 次溫服。

二診：5 劑藥後患兒咳嗽減輕，痰量明顯減少。上方加訶子 10g，繼服 7 劑而癒。囑患兒避風寒，忌食冷飲，以免復發。

按《素問・咳論》曰：其寒飲食入胃，從肺脈上至於肺則肺寒，肺寒則外內合邪，因而客之，則為肺咳。《靈樞・邪氣臟腑病形》曰：形寒寒飲則傷肺，以其兩寒相感，中外皆傷，故氣逆而上行。而該患兒偏嗜冷飲，復受外感而發病，「內外皆寒」病機明確，故咳嗽呈現出早晚咳甚，遇冷空氣加重等陰邪致病的特點。雙下眼瞼發暗為水氣之色，舌淡、苔白滑，脈弦細均為飲邪內停之徵。故應用小青龍湯溫肺化飲，方中乾薑、細辛、五味子三味藥是治療飲咳之核心藥物。加白屈菜根解痙鎮咳，百部、杏仁潤肺止咳，合蘇葶丸以降氣化痰；二診時諸症減輕，加用訶子以斂肺止咳。

◎案

趙某，女，42 歲。2011 年 11 月 23 日初診。自訴冬春季節易發生咳嗽，8 天前受涼後出現刺激性乾咳，無痰，夜間加重，遇冷空氣、刺激性氣味能誘發或加重。舌淡紅，苔薄白，脈浮緊。胸部 X 光正常，支氣管舒張試驗及支氣管激發試驗陽性。西醫診斷為咳嗽變異性哮喘。中醫診斷為咳嗽。辨證為外感風

寒、寒飲內停。治以解表散寒，溫肺化飲。方用小青龍湯加減合用多索茶鹼、Seretide（沙美特羅替卡松粉吸入劑）治療。

處方：炙麻黃 10g，桂枝 10g，乾薑 10g，細辛 4g，白芍 12g，五味子 10g，半夏 10g，炙甘草 6g，杏仁 10g。7 劑，每日 1 劑，水煎服，早、晚分 2 次溫服。

1 週後複診，咳嗽緩解。

按本案患者病因病機乃風寒襲肺，肺氣失宣，津液凝滯。《醫學三字經・咳嗽》曰：肺為臟腑之華蓋，呼之則虛，吸之則滿，只受得本然之正氣，受不得外來之客氣，客氣干之則嗆而咳矣。小青龍湯是治療外感風寒、寒飲內停、肺氣上逆之方，本病風寒表證不重，故把麻黃改炙麻黃以加強宣肺平喘咳之功，桂枝助麻黃散寒，又化氣行水以利內飲之化，乾薑、細辛溫裏化飲，五味子斂肺止咳，白芍和營養血，兩藥與辛散之品相配，一散一收，既可增強止咳平喘之功，又可制約諸藥辛散溫燥太過之弊，半夏溫燥化痰、和胃降逆，炙甘草調和諸藥，全方合用，療效極佳。

## 8. 肺氣腫

慢性阻塞性肺氣腫，在臨床上是一種比較常見的肺部疾病，該病的高發族群為中老年人。該病主要是由於肺部感染、空氣汙染以及吸菸等因素引起的，當慢性支氣管炎長期受到上述因素影響，會反覆發作，甚至會引起不同程度的阻塞現象，繼而會對支

氣管的遠端肺泡造成過度膨脹,促使其壓力明顯升高,而肺泡壁的彈性功能會顯著降低,最終會導致慢性阻塞性肺氣腫疾病。

該病屬於中醫學「腫脹」、「喘證」範疇。病初始見:初期咳嗽氣逆,損傷肺氣,肺氣虛則表不固,每遇客邪入侵,致使咳嗽、喘逆反覆發作。肺氣不利,失於宣降;肺氣上逆,逆為喘息,咳逆氣急甚則不能平臥;肺氣能斂降,壅滯則胸部脹滿。《靈樞·經脈》有云:肺手太陰之脈,是動則病肺脹滿,膨膨而喘咳。指出肺脹的症狀有喘、咳及胸肺部膨滿等。舌質淡,苔白滑,脈弦滑,為內有飲邪,外有束寒之象。小青龍湯主要治療表寒內飲型肺氣腫,小青龍湯治療該證可以達到化痰止咳、和胃健脾、止痛、散寒、平喘、通絡溫經等效果。

**醫案精選**

◎案

王某,男,54歲。2004年8月5日初診。患者咳喘已10餘年,往往冬發夏癒,診斷為肺氣腫。今年起,自春夏,頻發無度。現值盛夏,尚穿棉襖,夜睡棉被,凜凜惡寒,背部尤甚;咳吐稀痰,盈杯盈碗,氣喘不能平臥;苔薄白,脈弦緊。中醫診斷為喘病。辨證為風寒外束、飲邪內停、阻遏陽氣、肺氣失宣。治以溫肺化飲、解表散寒。方用小青龍湯加味。

處方:炙麻黃3g,桂枝9g,薑半夏9g,五味子3g,乾薑4.5g,白芍9g,細辛1.8g,白朮9g,炙甘草3g。

二診:8月13日。投青龍劑後咳嗽已稀,已棄棉衣,畏寒

亦減，前既中肯，毋事更張。原方加乾薑至 6g，細辛加至 3g。

三診：8 月 29 日。青龍劑已服 6 劑，咳喘平，已能穿單衣，睡蓆子，夜寐通宵，為除邪務盡，原方再服 3 劑。

四診：9 月 9 日。諸恙悉減，唯動則氣喘，初病在肺，久必及腎，配都氣丸常服，以圖根除。

按患者咳喘病程已 10 餘年，病程較長，易耗損肺氣，導致正氣不足，內生痰溼；盛夏仍著棉襖，凜凜惡寒，背部尤甚，此乃寒溼水飲停聚體內，溼為陰邪，易耗傷陽氣，陽氣溫煦不足，導致惡寒；再者咳吐稀痰，量多，氣喘不能平臥，為痰溼內阻於肺，肺氣肅降不能，上逆為咳為喘。上述症狀為飲邪內停、阻遏陽氣、肺氣失宣所致。治當解表散寒、溫肺化飲。此為小青龍湯的主治之證。方用炙麻黃、桂枝解表散寒、宣肺平喘；薑半夏、五味子、乾薑、細辛溫肺散飲；白芍、甘草，收斂肺氣、調和諸藥；另加用白朮健脾益氣、培土生金，鞏固療效。全方諸藥共奏散寒溫肺之功，療效明確。

◎案

柴某，男，54 歲。2007 年 1 月 10 日初診。患者咳喘 10 餘年，冬重夏輕，經多家醫院診斷為慢性支氣管炎、慢性阻塞性肺氣腫。選用中西藥治療而效果不佳。症見：氣喘憋悶，聳肩提肚，咳吐大量稀白痰，每到夜晚加重，不能平臥，背部惡寒。舌淡紅，舌苔水滑，脈弦滑。體檢：面色黧黑，口唇發紺，雙肺分散乾囉音，未聞及溼囉音。血液常規：WBC $6.3 \times 10^9$/L，

NE% 59.37%。近期肺 CT 示：雙肺紋理紊亂、增強，符合慢性支氣管炎、肺氣腫表現。中醫診斷為肺脹。辨證為寒飲內伏、上射於肺。治以溫肺胃以散水寒。方用小青龍湯加味。

處方：炙麻黃 7.5g，桂枝 15g，乾薑 10g，五味子 10g，細辛 3g，半夏 10g，白芍 15g，炙甘草 10g，紫菀 15g，白前 15g，紫蘇子 10g，陳皮 15g，茯苓 15g。7 劑，每日 1 劑，水煎服，分 2 次溫服。

二診：服 7 劑後咳喘大減，咯痰減少，夜能臥寐，胸中覺舒暢。上方去細辛，減炙麻黃為 5g，加杏仁 10g。服 7 劑後，咳喘好轉，咯痰減少。繼服 5 劑以鞏固療效。

按該患者為體內素有寒飲內伏，從外感邪引動內飲上射於肺所致，故出現咳逆、倚息不能臥，背部惡寒等症。首選小青龍湯以解表散寒、溫肺化飲。然而患者咯痰，痰量較大，故方中加紫菀、白前以肅肺化痰，紫蘇子降氣平喘，陳皮、茯苓健脾化痰。小青龍湯雖為寒飲咳喘之效方，但發散力較大，能上耗肺氣，下拔腎根，不可久服。故二診之時去桂枝、細辛之辛溫發散，繼用乾薑、茯苓等之類溫化寒飲，此即《金匱要略》「病痰飲者，一當以溫藥和之」的要義。

## 9. 肺間質纖維化

肺間質纖維化是呼吸系統中難治疾病之一，其發病原因多不明，雖然不同的間質性肺疾病的發病機制有顯著區別，如何最

終導致肺纖維化的機制尚未完全闡明，但炎症為其共同規律，在炎症損傷和修復過程中導致肺纖維化的形成。西醫對其治療無特效辦法，中醫透過辨證治療，針對小青龍湯證的肺中虛冷的這一特點，與肺間質纖維化的臨床表現具有一致性。肺間質纖維化臨床主要表現為喘促，甚者不得平臥，進行性呼吸困難，咳嗽，咯痰、痰多而稀，呈泡沫狀，畏寒，四肢涼冷，或身體疼重，背寒，頭面四肢浮腫等症，舌苔白滑或白而微膩，脈浮緊或弦滑。小青龍湯為治表寒兼裏飲，而偏重於裏飲之劑。本方其病機核心為肺中虛寒，內停水飲，故與該病相合，臨床可辨證使用。

**醫案精選**

◎案

胡某，男，67 歲，煤礦工人。2013 年 11 月 10 日初診。患者因「反覆咳嗽咯痰、喘息 15 年，再發加重 3 天」前來就診。患者因從事煤礦工作，長期吸入煤灰、煙塵等汙染物，自 15 年前出現咳嗽咯痰，痰色白清稀如泡沫，每感受風寒則上症加重，漸出現喘息，動則喘甚，甚至喘息不能平臥。於西醫院行相關檢查，診斷為肺間質纖維化。予相關對症治療症狀可緩解。3 天前因淋雨感受風寒，上述症狀復發加重。症見：輕微惡寒，無發熱，喘氣，夜間不能平臥，咳嗽、咯痰，咯白色泡沫樣痰，怕冷，尤以背部為主。舌質淡暗，苔白滑，脈浮滑。西醫診斷為肺間質纖維化。中醫診斷為喘證。辨證為風寒襲表，內有停

飲。治以解表化飲。方用小青龍湯加減。

處方：炙麻黃7g，桂枝15g，白芍10g，細辛3g，乾薑10g，五味子15g，半夏7g，甘草10g。7劑，每日1劑，水煎服，分2次溫服。

二診：服藥7劑後，患者諸症好轉，仍見輕微咳嗽、咳痰，舌脈同前。繼服上方10劑。囑患者盡量臥床休息，勿做重體力活動，避風寒。10劑後諸症痊癒。

按患者緩慢發病，病程較長，進行性加重，因其身體虛弱、臟腑功能衰退、正氣不足，肺、脾、腎三臟功能失調。患者咳喘有宿根，每因寒冷或勞累而復發，即所謂「內有痰飲」又外感風寒。急性發作時，當以發作攻邪為先，表邪得解，閉路得開，則痰自利而氣自下，肅降復而喘自平。故用小青龍湯加減。方中麻黃宣肺平喘行水，桂枝益心陽充心氣，麻黃、桂枝相須，宣肺平喘。乾薑、細辛溫肺化飲，兼助麻黃、桂枝辛散風寒。五味子斂肺止咳，並防君藥辛散太過；芍藥斂陰和營，合甘草酸甘化陰、柔緩經脈以利止咳，並可緩和麻黃、桂枝辛散太過，合為內除水飲之劑。半夏燥溼化痰，和胃降逆。炙甘草益氣和中，調和諸藥。全方散中有收、開中有合、宣中有降，祛邪而不傷正，斂肺而不礙邪。諸藥合用，共奏解表散寒、溫肺化飲之功。

◎案

胡某，男，49歲。2005年8月2日初診。訴近幾個月來，

活動後氣促胸悶，平時怕冷，無咳嗽。體檢：雙肺底有溼囉音。胸部 X 光示：雙肺見有瀰漫性網狀和點片狀陰影，右肺較重；心電圖及紅血球沉降率（血沉）正常，抗核抗體陰性。舌質淡，有斑，苔白，脈沉弦。西醫診斷為間質性肺炎合併纖維化。中醫診斷為胸痹。辨證為水飲內停，肺氣不宣，瘀血內阻。治以溫化水飲，活血逐瘀。方予小青龍湯加減。

處方：乾薑 10g，細辛 15g，半夏 10g，炙麻黃 10g，五味子 6g，杏仁 6g，土鱉蟲 12g，蜂房 12g，地龍 15g，甘草 6g，僵蠶 15g。20 劑，每日 1 劑，水煎服，早、晚分 2 次溫服。

二診：服藥 20 劑後，活動後氣促減輕。舌質淡，有斑，雙肺仍有溼囉音。予上方加茯苓 30g，白朮 15g 繼服。上方加減服用共 200 劑，雙肺溼囉音消失，臨床治癒。

按本案患者素體陽虛，陽氣溫煦不行，水液運行受阻，導致水飲內停，肺失宣降，瘀血內阻。方用小青龍湯加減，方中乾薑、細辛、半夏溫化水飲；麻黃、杏仁宣肺止咳；土鱉蟲、地龍、蜂房逐瘀血；五味子散中有收，斂麻黃耗散之性；白朮、茯苓溫中補脾，培土生金。守方治療，肺氣通暢，水液輸布正常而癒。

## 10. 自發性氣胸

自發性氣胸是指在無外傷或人為因素的情況下，肺組織及臟層胸膜突然破裂而引起的胸腔積氣。根據臟層胸膜破裂的情

況及其發生後對胸膜腔內壓力的影響，將氣胸分為以下三種類型，即閉合性（單純性）、張力性（高壓性）、交通性（開放性）氣胸。歷代中醫文獻中無氣胸之病名，亦無專文對氣胸進行闡述，但根據其發作症狀的胸痛、胸悶、咳嗽、氣短，可歸於中醫學「胸痹」、「脅痛」、「咳嗽」、「喘證」、「肺脹」等範疇。當氣胸發病因於外感風寒，內有停飲時，即可辨證使用小青龍湯加減，以發散風寒、溫肺化飲。

**醫案精選**

◎案

張某，男，29 歲。1989 年 7 月 8 日初診。患者 7 月 5 日開山炸石，日暮而歸，因天氣炎熱，汗流浹背，而貪涼飲冷，繼用冷水沖身，浴畢，周身皮膚粟起。翌日晨起，自覺左側胸部疼痛，有壓迫感，並伴咳嗽，氣憋，呼吸困難，惡寒無汗，周身痠痛，遂到醫院就診，診斷為自發性氣胸。入院給予穿刺抽氣術後，症狀能緩解。約 5 小時後，胸悶、呼吸困難等症狀復如故，夜間不能平臥，因拒絕再穿刺而自動出院，而來本院門診。症見：神清、體格瘦長，精神萎靡，表情痛苦，呻吟不已，咳嗽、胸痛、胸悶、呼吸困難，難以平臥。惡寒無汗，周身痠痛，T 38℃，左側胸部膨隆，呼吸活動減弱，叩診呈鼓音。聽診：左側呼吸音消失，心濁音界消失。舌苔白滑，脈浮緊。胸部透視示：左側胸部透明度增強，肺紋理消失，氣管向右偏移，

左肺壓縮 50%。中醫辨證為寒溼束表，玄府閉塞，肺氣不宣。治以解表宣肺。方用麻黃湯加味。

處方：麻黃 12g，桂枝 12g，杏仁 10g，炙甘草 10g，連翹 15g，枳殼 10g。取常水煎取汁 500ml，分 2 次溫服。

二診：服 1 劑後，汗出，熱退，惡寒身痛減輕，咳嗽胸痛銳減，呼吸大為舒暢。胸部 X 光示：左肺壓縮至 20%。舌苔仍白而水滑，脈浮。辨證為表邪未盡，寒飲阻肺。改用小青龍湯化飲解表，冀其外寒內飲由表而散。

處方：麻黃 10g，桂枝 12g，乾薑 10g，細辛 3g，五味子 10g，白芍 10g，炙甘草 10g，半夏 10g。

又服 1 劑，胸悶消失，呼吸舒暢，無咳嗽、胸痛。雙肺呼吸音正常。胸部 X 光示：心、膈、雙肺正常。舌苔薄白，脈浮，繼用上方 2 劑而癒。

按本案患者，雖無胸水，但可根據發熱惡寒、身痛、咳喘、倚息不得臥、舌苔水滑為依據來進行辨證。中醫學理論認為：「肺主氣」，主「宣發」、「肅降」、「外合皮毛」。本案患者於盛夏大汗，毛竅疏鬆之際，以冷水淋浴，致使寒水之邪侵襲，玄府驟閉，加之貪涼冷飲，內外合邪，而成寒溼束表，水飲內蘊之證。其治療始終以解表宣肺為主，首診以麻黃湯宣肺，表稍解，二診繼以化飲解表之小青龍湯而內外合治收功。

## ◎案

某，男，75歲。2010年7月初診。因多次胸悶氣急就診，醫院確診為氣胸，肺大泡形成，予胸腔閉式引流，好轉後病情反覆發作3次，氣胸反覆不能癒合，就診前再發氣急10餘日，CT確診為氣胸，右肺壓縮70%，赴某醫院就診告知不能耐受胸腔鏡治療，建議再次保守處理，遂入住本院。體格檢查：反應遲鈍，胸悶氣急明顯，不能行走，口唇發紺，吸氣時三凹症明顯，右側肺部呼吸音低，心律不齊，腹部及四肢無特殊。急查動脈血氣顯示：二氧化碳分壓（$PaCO_2$）95mmHg，氧分壓（$PaO_2$）45mmHg，剩餘鹼（BE）12mmol/L，標準碳酸氫鹽（SB）及實際碳酸氫鹽（AB）均在40mmol/L左右，考慮氣胸、慢性阻塞性肺疾病、Ⅱ型呼吸衰竭。予右側胸腔閉式引流、抗感染及平喘處理，引流後患者睡眠甦醒緩慢，醒後需半小時恢復正常意識，考慮呼吸肌疲勞，予Nikethamide興奮呼吸肌及多次輸注血漿營養支持處理，1週後順利拔除閉式引流管。然患者咳嗽氣急仍較顯，雙側肺部哮鳴音依舊，$PaCO_2$ 70mmHg左右，少氣懶言，咯白色泡沫樣痰，伴畏寒肢冷。舌苔淡薄膩，脈細。中醫辨證為脾腎陽虛，肺氣不足，痰邪內阻。急則治其標，方用小青龍湯合三子養親湯加減化痰祛濁。

處方：炙麻黃、桂枝、杏仁、地龍、天竺黃、射干、紫蘇子、白芥子、萊菔子各10g，細辛3g，陳皮、甘草各6g，瓜蔞

皮 15g，石菖蒲、蘆根各 20g。7 劑，每日 1 劑，水煎服，早、晚分 2 次溫服。

二診：1 週後氣急好轉，肺部哮鳴音減少。舌暗，脈仍沉細，考慮陽虛為本，肺虛痰阻為標，病久必瘀，發為舌暗；緩則治本，當溫陽健脾化痰，納氣平喘，祛瘀活血。

處方：五味子 9g，烏梅、川芎、丹參、淫羊藿各 10g，黃耆、伸筋草、當歸各 20g，白朮、茯苓各 15g，製附子（先煎）6g。

三診：2 週後予人參蛤蚧散膏方調理 3 個月，患者全身脫皮，新生膚色紅如嬰兒，3 年來偶遇風寒，氣胸未作。

按本案患者實為肺脹重症，水飲凌心，痰蒙神竅，故神志不清，急則治標，方用小青龍湯加減以溫化寒痰，祛飲平喘；合用三子養親湯以加強宣肺下氣平喘之功；加用天竺黃及石菖蒲以祛痰醒脾通絡；邪去需扶正固本，人參蛤蚧散膏方以溫腎健脾，益氣養血，補肺通絡，脾腎經緩補，氣血漸生，正氣漸旺，諸臟得補，五臟充盈，肺氣宣發肅降得以調和，如枯木逢煦春，再煥生機。

◎案

葉碧青用小青龍湯加減治療右側自發性氣胸並胸腔積液 1 例，中醫辨證屬外感於寒，內停水飲。治以解表散寒，溫肺化飲。方用小青龍湯加減。

處方：麻黃、桂枝各6g，前胡、地龍、葶藶子各9g，黃耆15g，茯苓12g，細辛、甘草各3g。

服藥2劑後，患者自覺症狀消失，胸部X光示：右側胸腔積液消失，氣胸較前好轉。守原方更進2劑，面色轉佳，飲食增進，胸部X光無異常。繼原方2劑以善後。郭淑軼認為以小青龍湯治療自發性氣胸，病因病機屬邪從皮毛而入，導致肺氣閉塞，水寒內阻而諸症叢生。治療則始終以解表宣肺，蠲飲為主，使邪從皮毛外解，故病自痊癒。透過此例的治療，其深刻體會到中醫治法「開鬼門」之應驗。中醫學「肺合皮毛」之說誠不虛謬。

按氣胸一病與中醫的「喘促」、「肺脹」有一定關係，如「氣脹」、「煩躁」、「膨膨然」、「或左或右」與氣胸的症狀和體徵極其相似。有醫家將氣胸按「肺脹」病進行論治，獲得一定效果。本病的發病原因有外邪壅肺、咳喘損肺、創傷肺膜以及用力努責等。肺司呼吸，皮毛為之合，肺氣不足，外邪客表，則肺氣閉塞，導致本病發生；素有肺部疾患，加之菸酒刺激，肺失宣降，損傷脈絡，瘀血停滯，亦可發病；內有痰飲，外感傷肺，肺絡失和，肺膜損傷，加重症狀；另外，少陽膽經受病，肝鬱氣滯，木火刑金，也可發此病。「諸氣鬱，皆屬於肺」。肺主氣而司呼吸，與肝的疏泄作用一起調節全身氣機的升降出入。然而肺為嬌臟，易受伐致損，故臨床上氣胸以虛證為多見，當以補養肺臟為重點。但對肝氣上逆、木旺侮金者，當以疏肝開鬱

為主。總之，氣胸的辨證論治首先要分清虛實，補虛瀉實，方可使肺得所主，氣還肺道。

## 二、循環系統疾病

### 1. 肺源性心臟病

慢性肺源性心臟病（簡稱「肺心病」），西醫認為本病主要是肺組織、胸廓或肺血管的慢性病變引起的肺循環阻力增高，導致肺動脈高壓和右心室肥大等的病變。即中醫學「咳嗽」、「肺脹」、「喘證」等範疇，其病在肺，累及肝、脾、腎三臟，久則涉及於心，屬本虛標實證。本虛以氣陰兩虛為主，久則陰損及陽；標實則痰熱阻肺，或遇寒化飲，或痰阻成瘀，氣機不暢，肺失宣肅，上逆為氣喘、氣急，久病發展為肺氣虛，脾腎兩虛或肺腎兩虛。終致心氣、心陽虛衰、心血瘀阻。每因反覆外感誘發病情逐年加重，肺氣助心脈以行氣血，肺氣虛則心血瘀滯，則出現心悸、胸悶、唇甲發紺等症。遇冬則氣溫突變時外邪犯肺，病情加重，出現肺火咳喘、心悸加劇，咯痰質稀量多；舌質紫暗，脈弦澀均為痰飲瘀血內阻之象。誠如《證治彙補》所述：肺脹者，動則喘滿，氣急息重，或左或右，不得眠是也，如痰挾瘀血礙氣，宜養血以流動乎氣，降火以清利其痰。治以溫肺化痰、止咳平喘，以小青龍湯加減治之。當呼吸道感染誘發心力衰竭時，症見發熱、咳嗽、痰多，端坐呼吸，下肢

浮腫。證屬痰濁阻肺。可以小青龍湯合三子養親湯、五苓散酌情加減。

**醫案精選**

◎案

何某，男，79歲。近1個月因感受風寒，出現咳喘氣急、胸部脹悶，稍勞更甚，有肺氣腫、慢性支氣管炎病史近20餘年。症見：咳喘氣急，心悸，胸部脹悶，痰白而稀，喘滿痰湧，納少倦怠。舌苔薄白而膩，脈弦滑。兩肺呼吸音減弱，下肺聞及乾溼囉音。胸部X光示：肺氣腫，慢性支氣管炎，肺心病。心電圖示：肺性P波，電軸右偏。西醫診斷為肺心病。中醫診斷為肺脹。辨證為陽虛水泛，水氣凌心，寒痰壅肺，阻滯心胸。治以溫陽利水，散寒化飲，溫肺除痰。方用小青龍湯加味。

處方：麻黃15g，桂枝15g，白芍15g，炙甘草15g，乾薑15g，細辛15g，製半夏30g，五味子15g，黃耆30g，黨參20g，白朮15g，茯苓30g，陳皮10g，紫蘇子15g，白芥子15g，萊菔子12g。14劑，每日1劑，水煎服。

二診：咳喘氣急、心悸胸悶減輕，痰涎減少，效不更方，予上方繼服14劑。

三診：諸症明顯改善，肺心病得以控制。囑其慎起居飲食，積極調理，常服歸脾丸、再造丸以防復發。

按本案患者因年老更兼病程日久，肺虛脾弱，故見納少倦

息；正虛復感寒邪，肺氣不宣，痰濁上犯，故咳喘氣急、痰白而稀，喘滿痰湧；因肺虛而又痰阻氣機，故心悸，胸部脹悶，稍勞更甚；舌苔薄白而膩，脈弦滑均為寒痰內阻之證。故用小青龍湯加味以溫陽利水，散寒化飲，溫肺除痰治之。方中麻黃、桂枝溫經散寒；乾薑、細辛溫化寒飲；半夏燥溼化飲；五味子酸溫，斂肺滋腎；甘草、白芍緩急止痛，調和諸藥；黃耆、黨參、白朮、茯苓益氣健脾補肺；陳皮理氣調中，燥溼化痰；紫蘇子、白芥子、萊菔子降氣化痰。全方溫陽利水，散寒化飲，溫肺除痰，佐以健脾，做到藥證相符，肺脹病可癒矣。

◎案

曹某，男，78歲。2013年5月23日初診。自述喘息1年多，遇寒冷、風吹誘發或加重。發作時喘息不止，不能平臥，鼻流清涕，口不乾。頭痛，有時候不清醒感。食慾不振，有胃部阻塞感。唇色暗，體瘦，膚色暗。舌暗紅、苔薄，脈細緩，無力。西醫診斷為慢性阻塞性肺病、肺心病。中醫診斷為喘證。辨證為寒飲伏肺，久病累及心腎。治以溫肺化飲。方用小青龍湯化裁。

處方：肉桂10g，赤芍10g，白芍10g，炙麻黃3g，乾薑10g，細辛3g，薑半夏12g，炙甘草5g，五味子10g。7劑，每日1劑，水煎分早、晚2次溫服。

後來患者妹妹打電話告知，原方服用1個月，喘息已經基本痊癒，自我感覺療效較好。

按《金匱要略》見「咳逆，倚息不得臥，小青龍湯主之」。結合本例喘證患者，實則為痰飲所致，症見「喘息不已，不能平臥」，與第十二條完全相符；症見「食慾不振，有胃部阻塞感」，與《傷寒論》中的「傷寒表不解……發熱而咳……少腹滿，或喘者」基本相應；症見「鼻流清涕，口不乾」，與《金匱要略》之「肺癰胸滿脹……鼻塞清涕出……咳逆上氣，喘鳴迫塞……此先服小青龍湯一劑，乃進」相應。多角度參考，方證相應，必見效，因年老體弱，用藥需從小劑量開始，意在力緩持久，以解慢性之疾患。

## 2. 風溼性心臟病（充血性心力衰竭）

風溼性心臟病是由於風溼性心臟病後期以心臟舒縮功能障礙、心排血量不足以維持組織代謝需求而引起的循環功能障礙為主的臨床症候群。臨床症見咳逆喘滿、不能平臥、痰涎清稀、呈泡沫狀、面目肢體浮腫。在強心、利尿、擴張血管等抗心力衰竭措施下，常因受寒過勞、情緒激動、感冒等使心力衰竭反覆，咳喘水腫等症狀加重，原抗心力衰竭措施因各種因素受到限制。分析該病臨床表現，結合中醫基本理論及小青龍湯證的特點，若疾病基本特徵符合寒飲鬱肺、肺氣欲竭之小青龍湯證，即可用小青龍湯加減治療風心病心力衰竭加重，兼有肺水腫相關表現者，可獲滿意療效。

**醫案精選**

◎案

李可老中醫在臨床工作過程中據對某些心肺頑症病機的思考和摸索及對經方的靈活運用，創制了變通小青龍湯。其用變通小青龍湯治療風溼性心瓣膜病心力衰竭患者。

處方：桂枝 45g，麻黃 45g，蟬蛻 45g，赤芍 45g，乾薑 45g，細辛 45g，茯苓 45g，白朮 45g，紫菀、款冬花、五味子 30g，杏仁 25g，生半夏 130g，生薑 90g，炙甘草 60g，紅參 30g，生山茱萸 120g，生龍骨 30g，生牡蠣 30g，磁石 30g，射干 15g，生附子 30g，大棗 50g，蔥白 4 寸（約 13cm）。煎至 300ml，分 3 次溫服，臨床療效顯著。

◎案

王茶茶在臨床中用小青龍湯加味治療風溼性心臟病心力衰竭患者 1 例。

處方：桂枝 6g，白芍 10g，麻黃 6g，乾薑 10g，細辛 6g，半夏 10g，甘草 6g，五味子 10g，葶藶子 20g，牡丹皮 10g，枳殼 10g，生薑 3 片，大棗 13 枚。臨床效果較好。

◎案

陳銳治療風溼性心臟病伴有水飲凌心，犯肺作喘。端坐呼吸，咳喘難臥，心悸氣短，面浮肢腫，唇暗面紺，精神萎靡，心音低鈍，肺有囉音。

處方:小青龍湯,去麻黃,加石膏 20g,人參 15g,製附子 12g,北五加皮 10g,丹蔘 18g,紫蘇子 12g,桑白皮 30g,茯苓 30g,川椒目 15g,月餘緩解。

按風溼性心臟病屬於中醫學「心悸」、「怔忡」、「水腫」、「喘證」等範疇。本病通常病程長久,久病導致心氣虛損,心陽不振,心火不能下溫腎水,水寒不化,水氣上凌於心肺,下溢於四肢;水液停滯則血脈運行受阻,加之陽虛亦不能溫通血脈,則心血瘀阻。心腎陽虛為其本,水停、痰濁、血瘀為其標,而血瘀日久不能應手取效。故治療當以利水為先。水液得去,一則免其上凌於心肺,又可減少血脈運行之阻力。用藥得效後加用活血化瘀之劑使心血得溫,心陽得復。最後再以補益心脾之劑鞏固療效。標本兼顧,有急有緩,治療才能獲效。趙劍認為本方主要用於風溼性心臟病急性心力衰竭有肺水腫相關表現者,症見咳嗽、咯血痰,呼吸困難,胸悶如壓、雙下肢水腫、尿少等,可合五苓散加減。

◎案

潘某,女,56 歲。因反覆發作不斷加重的勞力性呼吸困難 20 年,診斷為風溼性心臟病聯合瓣膜病變。於 5 年前行瓣膜置換術。術後堅持服用華法林(Warfarin)、Digoxin 及 Captopril。間斷服用 Hydrochlorothiazide 片、Spironolactone 等藥,一般情況良好。術後當年冬季因工作勞累、受涼後出現咳嗽頻繁、痰多清稀、喘促、端坐呼吸、四肢浮腫、頸靜脈怒張。P 30 次／min,雙肺滿布溼囉音,心音低鈍,呈金屬音,律不齊,HR

120次／min，心電圖呈心房顫動。西醫診斷為風溼性心臟病聯合瓣膜病變，瓣膜置換術後，心房顫動，心功能4級，肺部感染。與常規抗心力衰竭，並予抗感染治療5天後，病情未得改善。中醫症見同前，舌質淡暗，苔白，脈結代。辨證為寒飲鬱肺。因患者有心肺不調，肺氣有欲竭之勢，在常規抗心力衰竭措施下，予散寒溫肺、化飲平喘、斂氣之小青龍湯加減。

處方：桂枝6g，白芍10g，麻黃6g，乾薑10g，細辛6g，半夏10g，甘草6g，五味子10g，葶藶子20g，牡丹皮10g，枳殼10g，生薑3片，大棗13枚。3劑，每日1劑，水煎服，分2次溫服。

二診：3劑後咳喘緩解，水腫消退，肺部囉音顯著減少，HR降到90次／min。又以上方去乾薑、五味子，加黃耆10g，枳實10g。5劑後症狀消失。此後與養心調肺之法長期調理。近幾年，每於勞累及受涼等因素誘發心力衰竭加重，兼以上述方法治療而顯著好轉。

按患者病程長久，病久耗傷正氣，氣虛導致水飲內停，水飲又可耗傷脾肺之氣，兩者相反相成。今有外感風寒，喘咳痰多，清稀而黏，胸悶身重，甚則水飲溢於肌膚而為浮腫。舌質淡暗，苔白。是則寒飲鬱肺，不僅壅塞肺氣，且大有渙散欲竭之勢。故而散寒化飲、宣肺斂氣，既化寒飲，又復肺氣。麻黃、桂枝散寒溫肺、宣肺平喘。乾薑、細辛兼助麻桂宣展肺氣；五味子、白芍陰柔斂肺，養血扶正，既收肺之欲竭渙散之氣，

又防麻黃、桂枝溫燥傷津之弊;半夏、甘草是為祛痰、和胃、散結之用;另加用葶藶子攻逐水飲,枳殼下氣平喘;生薑、大棗相合,調和營衛;諸藥相配,使寒邪去,水飲除,肺氣展,元氣復,咳喘,諸症息。宣降有權,諸症自平。

◎案

馬某,男,59歲。1979年5月18日初診。自訴胸悶氣短,微咳,心前區經常疼痛,背部發涼疼痛4年。發作時,汗出,口渴,服Nitroglycerin片後無法緩解。心電圖檢查示:心肌缺血、二尖瓣狹窄。既往有風溼熱病史。舌紅苔薄白,左脈沉弦,右沉。中醫診斷為胸痹。辨證為飲犯胸膺,胸陽被遏。治以解表散寒,溫化痰飲。方用小青龍湯。

處方:麻黃9g,桂枝9g,白芍9g,甘草9g,乾薑9g,細辛9g,半夏9g,五味子9g。每日1劑,水煎服,分2次溫服。

服藥後稍有煩躁,2小時後緩解,心前區疼痛亦隨之消失。1年後複查未加重。

按本案患者因體內素有寒飲停聚,寒飲相互搏結,阻於胸府,胸陽痹阻,不通則痛,而病胸痹。本證雖無外感風寒之表現,當體內水飲互結乃為用小青龍湯之佐證。正如張仲景所云「但見一證便是,不必悉俱」。故用小青龍湯全方,以宣通陽氣,溫化寒飲,治本之措也。在裏之水飲祛除,則痹阻之胸陽復常,通則不痛,則胸悶、胸痛等症狀悉除,諸症可癒。

## 3. 病竇症候群

病竇症候群，又稱竇房結功能異常，是由竇房結及其鄰近組織病變引起竇房結起搏功能和（或）竇房傳導功能障礙，從而產生多種心律失常和臨床症狀的一組症候群。該病在中醫學屬於「心悸」、「怔忡」、「胸痹」、「喘證」等範疇，本病症發生多與寒邪內侵，飲食失調，情志失節，勞倦內傷，年邁體虛等因素有關。病機有虛實兩方面，基本病機是心脈痹阻，實證包括寒邪、痰溼、氣滯、血瘀等；虛證包括氣虛、陰虛、陽虛、氣陰兩虛等，虛實兩端均可導致心脈不榮，心脈血行不暢，從而發為胸痹、心痛等症。

**醫案精選**

◎案

黃某，女，55歲。2014年9月初診。患者雙下肢水腫1年，伴畏寒，肢冷，心悸，頭昏，食慾減退，胃脘脹滿，夜寐不寧，小便短少，大便溏薄。曾在某醫院診斷為病竇症候群，予中西藥物治療1年餘，諸症仍作。症見：舌淡苔白滑，脈沉細遲。辨證為風寒外束，水飲內停。治以溫肺散寒，健脾除溼。方用小青龍湯化裁。

處方：炒白芍、五味子、薑半夏各12g，麻黃、細辛、甘草、乾薑各10g，桂枝、澤瀉、炒白朮各15g。

二診：患者服藥 7 劑後，尿量增多，水腫減輕，食慾增進，胃脘脹滿感消失。藥即對症，效不更方，續進 7 劑，水腫消失，諸症悉除，HR 上升至 68 次／min。乃改為丸劑，續服 3 個月。隨訪至今，患者病情穩定。

按肺主宣發肅降，主通調水道。因風寒外襲，肺氣失宣，水道通調失常，導致水飲內停，故見上述症狀。小青龍湯有溫肺散寒，通調水道之功。方中用大劑量桂枝，以溫通心陽、化氣利溼；麻黃合桂枝以宣暢肺氣，助水運化；五味子、乾薑、細辛以溫中散寒化飲；白芍、甘草以收斂肺氣、調和諸藥；另加澤瀉、白朮健脾利溼，使水溼之邪從小便而去。諸藥合用，溫心陽，暖脾陽，理肺氣，調水道，故水腫消失而心率復常，諸症可癒。

◎案

胡某，男，70 歲。因「心悸胸悶 20 天」來診。有肺氣腫及慢性支氣管炎病史 5 年。症見：心悸胸悶，伴咳喘氣促，頭暈氣短，夜間更甚，惡寒肢冷，神疲乏力。舌暗紅，邊有齒印和斑，苔薄白，脈沉遲。心律齊，但心電圖示 HR40 次／min，心動過緩及竇性停搏。西醫診斷為病竇症候群。中醫診斷為胸痹。辨證為外感寒邪，痰飲內阻。治以解表散寒，溫化痰飲。方用小青龍湯加味。

處方：桂枝 15g，白芍 15g，麻黃 15g，乾薑 15g，細辛 15g，五味子 15g，製半夏 15g，甘草 15g，紅參 15g，當歸 15g。7 劑。

二診：服上藥後，心悸胸悶、咳喘氣促均減輕，予上方加紫河車 20g，鹿角膠 10g（另化服）繼服 15 劑以補肝腎益精血，養血益氣加強療效。

三診：查竇性心率達 53 次／min，竇性停搏消失，餘症皆癒。

按本案患者年老且肺病遷延日久，致心氣虧虛，胸陽不振，寒飲內伏，今外感風寒，內有痰飲，寒飲相搏，心陽受阻故心悸胸悶；心氣不能上榮，則頭暈、氣短；寒飲射肺，故咳喘氣促；飲為陰邪，故諸症夜間更甚；寒飲阻於四末，陽氣不達，故畏寒肢冷，神疲乏力；舌暗紅，邊有齒印和斑，苔薄白，脈沉遲均為外寒內飲之象。治療當以溫寒化飲，解表通裏為法。方中麻黃辛溫解表散寒；桂枝益陽兼助麻黃解表；細辛、乾薑辛溫化痰，溫陽通脈；半夏辛溫化痰；白芍、五味子酸收以防麻、桂發散太過；當歸、紅參補氣養血；炙甘草溫中調和諸藥；紫河車、鹿角膠補肝腎益精血，養血益氣。全方使寒散陽通，痰飲得化則心悸胸悶得消，胸痹自癒矣。

## 三、消化系統疾病

### 1. 慢性胃炎

慢性胃炎係指不同病因引起的各種慢性胃黏膜炎性病變，是一種常見病、多發病。大多數患者常無症狀或有程度不同的消化不良症狀如上腹隱痛、食慾減退、餐後飽脹、反酸等。該

病屬於中醫學「胃痛」、「痞滿」、「噯氣」、「嘔吐」等範疇。其中根據症狀多與「痞滿」相參照,主要病因是感受外邪、內傷飲食、情志失調等,上述病因引起中焦氣機不利,脾胃升降失職而發生痞滿。治療當以和胃降逆,行氣除滿為主。

**醫案精選**

◎案

張某,男,37歲。1985年3月12日初診。患者訴初起自覺全身乏力,四肢倦怠,胃脘痞悶,不思飲食,繼而出現頭眩,心悸,口不渴,每日嘔吐唾沫,落地如同清水,不酸不苦,活動則加重,靜止則減輕。以上症狀持續已2年餘。於當地西醫院行胃鏡示:慢性胃炎。予以對症治療症狀緩解不明顯,遂求治中醫。診其舌淡潤,脈弦緊。西醫診斷為慢性胃炎。中醫診斷為嘔吐。辨證為水停中脘,胃失和降。治以溫胃蠲飲,降逆止嘔。方用小青龍湯化裁。

處方:炙麻黃6g,桂枝10g,法半夏12g,乾薑10g,細辛6g,五味子10g,白芍10g,炙甘草6g,生薑3片。6劑,每日1劑,水煎服,早、晚分2次溫服。

服上藥6劑,其病痊癒。

按本案患者乃因勞力過度,耗傷中氣,導致中陽不振,陽氣不足以溫煦水液,水飲內停中脘。其頻吐唾沫,不酸不苦,口不渴者,為水飲內停,尚未釀溼生熱;舌淡潤,脈弦緊亦為寒水內盛之象。故治療予以小青龍湯加生薑,小青龍湯原方以

溫胃化飲，加一味生薑加強溫胃止嘔之功。因方證相合，切中病機，故療效確切。

◎案

李某，男，28歲。1985年8月12日初診。患者半月前勞動出汗淋雨引起發熱，肢體困重，服西藥發汗劑熱退。近1週來漸覺脘腹脹滿，傍晚脹甚，伴噯氣不暢，倦怠乏力，四肢困重。舌質淡紅，苔白滑，脈濡緩。鋇劑X光攝影示：胃黏膜粗糙。胃鏡檢查示：胃體部黏膜皺襞變粗，不甚規則，未發現出血潰瘍及占位性病變。西醫診斷為慢性肥厚性胃炎。中醫診斷為胃痞。辨證為溼阻中陽，脾失健運。治以溫陽健脾，除溼寬中。方以小青龍湯加味。

處方：炙麻黃6g，桂枝6g，乾薑6g，細辛3g，五味子10g，法半夏12g，白芍6g，大腹皮9g，厚朴9g，炒萊菔子30g，紫蘇梗10g，枳殼10g。3劑，每日1劑，水煎服，分2次溫服。

二診：服3劑後腹脹明顯減輕，守上方再服6劑，諸症悉平，飲食如常。8月26日複查鋇劑X光攝影示：食道、胃及十二指腸未見明顯異常。

按本案屬中醫學「痰飲」、「溼阻」範疇。由於感受寒邪，溼邪阻滯，中焦受損，水停中脘，胃失和降所致。《傷寒論》曰「傷寒表不解，心下有水氣」，由於水停心下，上逆可見嘔吐涎沫，或自覺劍突下痞滿，有振水音。小青龍湯溫陽散寒化飲，使中焦得溫，水溼得化，升清降濁之功正常運行。並於方中加

用溫中理氣之品，大腹皮、厚朴、紫蘇梗、枳殼、炒萊菔子等，使氣行則水行，促進溼化飲去。雖小青龍湯主證並非治療胃炎，但因其可治「心下有水氣」、「乾嘔」、「吐涎沫」等類似於慢性胃炎的表現。只要辨證準確，每能獲效，充分表現了「異病同治」的道理。

◎案

王新昌用小青龍湯化裁治療慢性胃炎1例，該病係溼邪傷衛，由表及裏，溼從寒化，邪阻中陽，脾失健運，濁陰充塞，而致腹脹諸症發生。辨證為溼阻中焦。治以溫中健脾，除溼寬中。方用小青龍湯加減。

處方：方用小青龍湯加大腹皮、厚朴各9g，炒萊菔子30g，紫蘇梗、枳殼各10g。

6劑後，諸症悉平，飲食如常。

◎案

韓國棟辨證治療寒飲鬱肺型慢性胃炎，方選小青龍湯加減。

處方：麻黃10g，桂枝10g，細辛10g，半夏12g，乾薑10g，白芍10g，五味子12g，炙甘草10g。

若肺氣虛弱者，加蛤蚧、人參以補益肺氣；若有內熱者，加葶藶子、紫蘇子以降逆平喘等。

按慢性胃炎歸屬於中醫學「嘔吐」、「痞滿」等範疇。其病程較長，病機複雜，虛實兼夾、膠結難解。本病可由外感之邪內

陷，或飲食不節，或過食膏粱厚味，或嗜食菸酒，損傷脾胃，助溼生熱，溼久化生濁邪，釀生毒邪，濁毒為患；又可因情志不暢或憂思鬱怒，導致肝氣不舒，氣機鬱滯，木鬱土壅，脾失健運，聚水生溼，日久變濁；同時，脾不升清，濁氣不降，壅滯中焦，溼濁蘊久，釀生毒邪，濁毒並見，合而為患，損傷胃絡；再者，或因先天稟賦不足，脾胃素虛，生化乏源，胃失榮養，致運化失司，濁毒內蘊，損傷胃膜。慢性胃炎常遵循氣滯、溼阻、濁聚、熱鬱、濁毒、絡瘀、陰傷的規律發展，故其治療當遵循病機特點不同對症治療，佐以行氣、化溼、清熱、解毒、活血、養陰等不同藥物。

## 2. 腹瀉型大腸激躁症

大腸激躁症是一組持續或間歇發作，以腹痛、腹脹、排便習慣和（或）大便性狀改變為臨床表現，而缺乏胃腸道結構和生化異常的腸道功能紊亂性疾病。典型症狀為與排便異常相關的腹痛、腹脹，根據主要症狀分為：腹瀉主導型、便祕主導型、腹瀉便祕交替型。精神、飲食、寒冷等因素可誘使症狀復發或加重。

腹瀉主導型大腸激躁症在中醫學屬於「泄瀉」、「便祕」等範疇，用小青龍湯治療者，主要是由於體內有水飲內停，水飲下走腸道，導致大便稀溏甚至瀉下如水。因「肺主通調水道」，小青龍湯宣發肺氣，肺助水從小便排出，「利小便以使大便」，故可達到止瀉目的。

## 醫案精選

### ◎案

湯某，男，38歲。2011年9月25日初診。自訴泄瀉反覆發作2年餘，每日5～8次，水樣或稀溏便，臨便時腸中轆轆有聲，遂泄，偶有黏液，無便血，在某醫院經腸鏡等診斷為大腸激躁症，給予整腸藥，以及健脾利溼、溫運脾陽、固澀止瀉的中藥等進行治療，初服有效，再用無功，屢經醫治無好轉。凡受寒、飲食不慎或諸事煩冗加重，尤感寒後更甚，必靜脈注射數日方能止瀉。本次又因感寒而發，每日8～12次，水瀉與溏便交替，量不多，未見黏液及血便，肛門無急迫感，泄時臍周轆轆有聲，脘腹脹滿但不腹痛，時有惡風，間有微咳無痰、納可。脈濡細、舌質淡紅、苔薄根白膩。二便常規化驗正常。靜脈注射5天未果。初診時以三仁湯加荊芥、防風中藥4劑以宣上、暢中、滲下，其效不顯。思之良久，慮其外有表寒又泄下，斷為表寒引動宿疾所致，投小青龍湯合苓桂朮甘湯加減。

處方：炙麻黃6g，桂枝9g，生薑9g，白芍15g，五味子15g，甘草6g，羌活9g，防風9g，黨參18g，白朮12g，茯苓12g，澤瀉15g。5劑，每日1劑，水煎服，每日3次。

二診：大便每日3～5次，已無惡風，咳嗽消。既已奏效，效不更方，續進原方7劑。

三診：大便基本成形，每日1～2次，諸症全消，再進5劑鞏固，並囑適寒溫、悅情懷、飲食有節，隨訪迄今未發。

按金元四大家之張從正在《儒門事親‧卷二》有案載：「腹中雷鳴泄注，水穀不分……荳蔻、烏梅、罌粟殼、乾薑、附子，曾無一效……用桂枝麻黃湯，以薑棗煎，大劑，連進三服，汗出終日，至旦而癒。次以胃風湯（人參、茯苓、白朮、官桂、川芎、當歸、白芍、粟米）和平臟腑，調養陰陽食進病癒。」此處用小青龍湯與之一脈相承，方中麻黃、桂枝、生薑宣通水氣，使水氣從汗解；肺又主肅降，通調水道，促水溼從小便去；白芍、五味子養血斂陰，又防溫藥疏散太過；配黨參氣血兩調，以達臟腑氣血平衡；羌活、防風、澤瀉升清陽降濁陰；苓桂朮甘湯溫脾陽而利水，化溼濁則飲邪去。總之，諸藥為伍，溫運水溼，升清降濁，暢達氣機，則水穀化生精微，疏泄有度，泄瀉自止。

◎案

李某，女，38歲。2013年3月5日初診。自訴反覆腹痛、腹瀉10年，因氣溫驟降，症狀加劇2天。咳嗽痰白，惡風肢涼，腹痛腸鳴，大便溏稀，夾有不消化食物，每日2～3次，食納不佳，喜按喜熱飲。體格檢查：T 36.5℃，BP 90/60mmHg，腹平軟，未觸及包塊，肝脾未觸及腫大，上腹部、臍周壓痛（＋）。舌質淡，苔薄白，脈弦細。實驗室及輔助檢查：大便常規、血液常規、尿液常規、肝功能、腎功能檢查正常。肝、膽、脾、胰、腎超音波檢查正常。胸部X光檢查正常。電子胃鏡、腸鏡檢查未發現異常。西醫診斷為大腸激躁症。中醫診斷為泄瀉。辨證為風寒犯肺，致大腸傳導失司。治以溫肺散寒，

復大腸傳導失司功能。方用小青龍湯合保和丸加減。

處方：麻黃 6g，桂枝 10g，白芍 10g，細辛 3g，五味子 10g，薑半夏 10g，炮薑 6g，神曲 10g，山楂 10g，穀芽 30g，麥芽 30g，茯苓 15g，甘草 3g。

服用 3 劑，風寒解，腹痛、腹瀉緩解，大便成形，食慾改善。續用上方 7 劑鞏固治療，隨訪至今正常。

按腹瀉型大腸激躁症，屬於中醫學「腹瀉」範疇。病因通常是素體稟賦不足，脾氣虛弱，又飲食不節，損傷脾胃；或因思慮過度，耗傷脾土。脾主運化水溼，脾虛則水溼不化，清濁不分。《難經》曰：「溼能成五泄。」《雜病源流犀燭·泄瀉源流》指出：「溼盛則飧泄，乃獨由於溼耳。不知風寒熱虛，雖皆能為病，苟脾強無溼，四者均不得而干之，何自成泄？是泄雖有風寒熱虛之不同，要未有不源於溼者也。」脾虛失健則運化失常，溼邪內生，故當健脾以化溼，方如參苓白朮散、四君子湯之類。脾為溼困，則氣化過阻，清濁不分，故應以運脾勝溼為務。運脾者，燥溼之謂，即芳香化溼、燥能勝溼之意，藥如蒼朮、厚朴、藿香、白荳蔻者是也。脾為溼困，中氣下陷，則須振奮脾氣，宜加入升陽藥，使氣機流暢，恢復轉樞，如升麻、柴胡、羌活、防風、葛根之類，少少與之，輕可去實。部分患者久治不癒，但經各種檢查均無異常發現，症狀可因調整飲食、情緒穩定或氣候適宜而自行減輕，則可責之於痰。若兼有風寒表證，還可選用小青龍湯；若腸間有水飲，則可用己椒藶

黃丸。本案為感受風寒夾食滯證，方用小青龍湯溫肺散寒合保和丸之類健脾消食。取麻黃、桂枝、細辛、炮薑散寒之功，薑半夏、五味子、白芍化溼和中，神曲、山楂、穀芽、麥芽、茯苓消食滯。透過調理肺氣，復肺之治節，水循環常道，加之健脾消滯，故風寒去，瀉止病除。

## 3. 急性胃腸炎

急性胃腸炎是由於飲食不當，暴飲暴食；或食入生冷腐餿、穢濁不潔的食品所引起的胃腸黏膜的急性炎症，臨床表現主要為噁心、嘔吐、腹痛、腹瀉、發熱等。該病在中醫學屬於「嘔吐」、「泄瀉」、「腹痛」等範疇。小青龍湯主要治療該病表現為泄瀉症狀者，主要因飲食不潔，溼熱蘊結，損傷胃腸，而至傳化失司，瀉下無度。用小青龍湯溫肺散寒，使肺恢復宣發肅降功能，因肺為水之上源，且肺主通調水道，肺氣順暢，則水道通調，水液下走膀胱，大腸則傳導正常，諸症則癒。

**醫案精選**
◎案

張某，男，29 歲。2009 年 7 月 10 日初診。患者訴前天偶感風寒後，即出現發熱惡寒，咳嗽，痰色白清稀，鼻流清涕。曾在某醫院就治，診斷為感冒，服用疏風散寒解表之劑後感冒症狀緩解，繼而出現瀉下清稀，腹部隱痛，得溫則減，遇寒加重，食慾不振。經檢查診斷為急性胃腸炎。舌淡，苔白滑，脈

沉滑。脈症合參，此乃寒邪犯肺，留滯不去，下迫大腸，傳導太過所致，以疏風散寒，通調水道為宜。方取小青龍湯加味。

處方：麻黃10g，炙甘草10g，桂枝10g，乾薑10g，五味子10g，炒白芍12g，薑半夏12g，車前子15g，細辛6g，白朮15g，茯苓15g。5劑，每日1劑，水煎服，分2次溫服。

二診：患者服藥5劑後腹痛消失，腹瀉減輕，食慾增進，繼服5劑，諸症悉除。

按肺為水之上源，主通調水道。因風寒襲肺，導致肺宣降失常，通調失司，水液不能下輸膀胱，反而流注腸道而為泄瀉。方用小青龍湯溫肺散寒，使肺氣通暢，水道通調，水液下走膀胱，大腸傳導如常。加用茯苓、車前子、白朮等利水滲濕以助其功，所謂「利小便實大便」之謂也。

◎案

某，男，25歲。2014年12月5日初診。患者5天前因外出受涼後開始出現腹瀉，初始為每日2～3行，伴見輕微咳嗽。症見：腹瀉，每日8次以上，大便清稀，色淡夾有泡沫，臭氣不甚，腹痛，伴咳嗽，流清涕，低熱，納差。體檢：T 37.7°C，咽部輕度充血，雙肺呼吸音粗，腹軟，肝脾未觸及。舌淡紅，苔薄白，脈滑。血液常規示：WBC $10.1\times 10^9$/L。大便常規無明顯異常。西醫診斷為急性腸炎。中醫診斷為泄瀉。辨證為外寒裏飲。治以解表散寒，化溼止瀉。方用小青龍湯加味。

處方：炙麻黃 3g，桂枝 6g，細辛 2g，乾薑 6g，半夏 6g，白芍 6g，五味子 6g，炙甘草 6g。3 劑，每日 1 劑，水煎服，早、晚分 2 次溫服。服藥後腹瀉痊愈。

按泄瀉是以大便次數增多，糞質稀薄或瀉下如水樣為主症的一種小兒常見病。《醫宗必讀》有「無溼不成瀉」之說。本案患者由於感受外寒而發病，以腹瀉為重要見症，考慮是外有風寒侵襲，內有溼困脾胃。脾胃被溼所困，運化失常，故大便清稀，夾有泡沫；溼邪困阻氣機，故納少；肺主皮毛，皮毛陽氣閉鬱，肺之宣降受阻，則出現咳嗽；寒邪鬱肺，肺津不化，則鼻流清涕。辨證遣方時，若單純用解表散寒治法，雖可治標，但仍有後患。故選用小青龍湯加減。方證是臨床處方遣藥的指徵和證據，臨床療效的有無，往往取決於方證是否相應。只要做到方證對應，必臨床收效頗豐。

### 4. 幽門不全性梗阻

幽門不全性梗阻，指的是胃幽門部位由於潰瘍或癌瘤等病變所致的食物和胃液通過障礙，造成嘔吐、腹脹、腹痛等症狀的消化道疾病。該病在中醫中主要屬於「嘔吐」、「腹痛」等範疇，治療當以和胃降逆為法。當該病由外感寒邪和（或）水飲內停引起者，可予小青龍湯治療以散寒解表、溫肺化飲。

中篇　臨證新論

**醫案精選**
◎案

趙某，男，48歲。1985年9月4日初診。半年來經常在飯後2～3小時發生嘔吐，嘔吐物為涎沫夾雜食物殘渣，遇寒加重，時發時止，伴脘腹悶脹，納呆，消瘦乏力，頭暈心悸。舌質淡紅，苔白稍膩，脈沉細。鋇劑X光攝影示：胃蠕動增強，幽門鋇劑通過緩慢。西醫診斷為幽門不全性梗阻。中醫診斷為嘔吐。辨證為寒犯胃腑，水飲內結。治以溫陽化飲。予以小青龍湯加味。

處方：桂枝9g，白芍12g，甘草6g，乾薑8g，麻黃6g，細辛3g，半夏15g，五味子9g，枳殼12g，厚朴12g。3劑，每日1劑，水煎服，分3～4次空腹服之。

二診：3劑後嘔吐基本消失，唯腹脹明顯，上方加炒萊菔子30g，杏仁6g。連服6劑，諸症盡癒。半年後隨訪，未再發作。

按本案患者因嘔吐就診，此嘔吐雖無表證，卻遇寒加重，伴脘悶納呆，乃體內有停聚之水飲，阻滯胃氣，胃氣上逆，發為嘔吐；苔白膩，脈沉細，亦為寒飲伏聚於胃脘之證；而嘔吐每次皆由受外寒引動而發，符合小青龍湯證病機。故治以小青龍湯溫化內伏之寒飲，配以降逆下氣之枳殼、厚朴，使水飲得化，嘔吐得止，諸症悉除。

## 第三章 經方臨床各論

◎案

楊某，女，42歲。2009年10月6日初診。自覺胸脘部痞悶，按之不痛，飲水喝粥即噎即吐，食乾物則不噎不吐，食慾不佳，神疲乏力，小便不利。舌淡無苔，脈沉緊。鋇劑X光攝影顯示：幽門鋇劑通過緩慢，胃蠕動增強。西醫診斷為幽門不全性梗阻。中醫診斷為噎膈。辨證為寒溼內停。治以溫中化飲。方用小青龍湯加減。

處方：麻黃10g，桂枝10g，法半夏12g，五味子9g，乾薑12g，細辛6g，白芍10g，茯苓10g，白朮10g，澤瀉12g，牡丹皮12g，甘草6g。5劑，每日1劑，水煎服，分2次溫服。

服4劑後，患者諸症消除。

按本案患者飲水喝粥即噎即吐，係胸膈胃脘間素有水飲內停，復入外來之水，水氣相互搏結，阻礙氣機升降，因而咽之即噎遂入遂吐。其脈沉緊，為裏有水飲之象。舌淡潤無苔，為寒溼內停之徵。小青龍湯原方，可溫通陽氣，使氣能上下運行，內行州都，外行玄府，則心下水氣得散，諸症可癒。且在小青龍湯基礎上加用茯苓、牡丹皮、澤瀉，取六味地黃湯中三瀉之意，使水溼從小便而去。且茯苓、白朮可健脾化溼，脾氣健運則運化水溼功能正常，水溼生化無源，乃從源頭截斷病根。本方標本兼治，使寒溼得散、水飲得化，促病向癒。

◎案

王建國用小青龍湯加味治療消化性潰瘍合併幽門不全性梗阻1例，辨證為寒犯胃腑，水飲內結。治以溫化寒飲。方用小青龍湯化裁。

處方：麻黃10g，桂枝10g，白芍10g，甘草6g，乾薑12g，細辛5g，半夏15g，五味子10g，砂仁10g，陳皮10g，枳殼10g，厚朴20g。每日1劑，水煎分服。臨服前兌入生薑汁10ml。

3劑後患者嘔吐基本消失，連服3劑，諸症盡癒。

◎案

王新昌用小青龍湯治療幽門不全性梗阻，辨證為寒犯胃腑，水飲中阻，寒飲互結，中陽被遏，脾運無力，胃失和降。治以和胃降逆，溫中散寒，健脾祛溼。方用小青龍湯加減。

處方：桂枝9g，白芍12g，甘草6g，乾薑8g，麻黃6g，細辛3g，半夏15g，五味子9g，枳殼12g，厚朴12g。7劑，每日1劑，水煎服。

效果顯著。

◎案

張宇等治療中醫辨證屬寒邪犯胃，水飲內結之嘔吐。西醫診斷為幽門不全性梗阻。方用小青龍湯加味。

處方：半夏 15g，枳殼 12g，厚朴 12g，白芍 12g，五味子 9g，桂枝 9g，乾薑 8g，麻黃 6g，甘草 6g，細辛 3g。7 劑，每日 1 劑，水煎服。

臨床效果顯著。

按幽門不全性梗阻屬中醫學「反胃」、「胃反」、「嘔吐」等範疇，通常出現嘔吐，遇寒加重，伴脘悶納呆，腹脹、腹痛、腹瀉等症狀。本病的發生多因飲食不節，飢飽無常，或嗜食生冷、損傷脾陽，以致脾胃虛寒，不能消化穀食，飲食停留，胃濁上逆，導致嘔吐頗作。病久傷腎，導致下焦火衰，釜底無薪，脾腎陽虛，運化失職，故水穀不化而為腹脹，嘔吐，腹瀉。正如王冰所說：「食入反出，是無火也。」陽虛則生溼生痰，導致水飲停聚中焦，寒飲伏聚，中陽被遏，不能升清降濁，且每受外寒引起而發。故治療當以和胃降逆、溫中散寒、健脾去溼的為法。柯琴曰：「寒水之氣已去營衛，故於桂枝湯去薑棗，加細辛、乾薑、半夏、五味子，辛以散水氣而除嘔。」

## 四、泌尿系統疾病

### 1. 急性腎小球腎炎

急性腎小球腎炎，是以急性腎炎症候群為主要臨床表現的一組原發性腎小球腎炎。其特點為急性發病，血尿、蛋白尿、水腫和高血壓，可伴短暫性氮質血症，具有自癒傾向。常見於

鏈球菌感染後，而其他細菌、病毒及寄生蟲感染亦可引起。該病屬於中醫學「風水」範疇。多由風邪兼寒，襲於肌表，衛陽被遏，肺氣不宣，故見惡寒發熱，咳喘。風為陽邪，其性輕浮，風遏水阻，溢於肌膚，故水腫起於面。腫失宣降，不能通調水道，故小便不利。舌質淡，苔白而潤，脈浮緊，是風水之舌脈之證。

**醫案精選**

◎案

吳某，男，48 歲。感冒後面目浮腫加重 10 天，患者有「浮腫病史」1 年。症見：惡寒發熱，無汗，吐涎沫，面目及雙下肢浮腫，頭身重痛，口微渴，小便不利。舌體胖，舌質淡，苔薄白水滑，脈浮略數。尿液常規檢查：蛋白（＋＋＋）。西醫診斷為急性腎小球腎炎。中醫診斷為水腫。辨證為寒飲內停。方以小青龍湯加味。

處方：麻黃 10g，桂枝 10g，芍藥 10g，五味子 6g，細辛 5g，生薑皮 10g，法半夏 10g，茯苓 12g，豬苓 10g，澤瀉 15g，益母草 30g，紫蘇葉 10g，蟬蛻 6g。7 劑，每日 1 劑，水煎服，分 2 次溫服。

二診：服上方 6 劑後，全身微微汗出，尿量大增，惡寒發熱已除，脈轉和緩。繼上方減麻黃、紫蘇葉量為 6g，加白朮 12g，黃耆 20g，再進 20 劑，諸症消失。尿液常規檢查：蛋白（＋），後改服金匱腎氣丸以善其後。

按水腫患者症狀可歸納為兩大類：一類為惡寒發熱，無汗，口吐涎沫，面目及雙下肢浮腫，舌體胖，質淡。此為風寒外束，水飲內停之小青龍湯證，用其解表散寒，蠲飲降逆，表裏雙解；其二為口微渴，小便不利，苔白水滑，脈浮。為膀胱氣化失司，水津失布之五苓散證，用其健脾通陽，化氣行水。腰以上腫用小青龍湯「開鬼門」，腰以下腫用五苓散以「潔淨腑」。配益母草、紫蘇葉、蟬蛻三藥合用，輕開輕疏三焦，疏風活血利水並用。麻黃、細辛、黃耆為治療水腫的三個要藥，麻黃宣通肺氣，細辛散風寒、激發腎氣以化水飲，黃耆補脾益肺。三藥相伍，一宣肺開上源，以布津液；一下通腎氣，以行氣化；一補脾運中，以化水溼，上中下與肺脾腎並顧，扶正祛邪並施，邪氣去則氣化行，脾不受困，健運如常，其病自癒。

◎案

郭某，男，56歲。2014年8月3日初診。3個月前，出現面目浮腫，小便短少，惡風，發熱（T 38.5℃），無汗，頭身重痛，口微渴。舌質淡胖，苔薄白，脈浮。前醫用利尿劑，症狀暫緩。1個月前，面目、四肢浮腫而重，下肢及腹部尤甚，尿量300ml/24h，BP 160/95mmHg，尿蛋白（＋＋＋＋）。經當地醫院予利尿藥（Furosemide）注射液，初期給藥尿量增多，浮腫見輕，後以大劑量利尿藥，尿仍點滴難出。轉某中醫院以十棗湯攻逐水飲，反而水腫更甚，腹大如鼓而崩急。西醫診斷為急性腎小球腎炎。中醫診斷為水腫。辨證為外感風寒，內有水飲。方以小青龍湯加減。

處方：麻黃 12g，桂枝 12g，茯苓 12g，細辛 3g，赤芍 10g，生薑皮 10g，半夏 10g，五味子 6g。3 劑，每日 1 劑，水煎服，分 2 次溫服。

　　二診：服 3 劑後，尿量大增，全身微微汗出，腹部腫脹明顯柔軟，不見惡寒之象，脈轉和緩。繼以原方減麻黃、桂枝至 6g，加白朮 12g，連服 13 劑（隔日 1 劑），諸症消失。半年後隨訪，未再復發。

　　按患者以面目浮腫發病，伴惡風發熱、無汗、頭身重痛等表證，乃知上述症狀乃為外感風寒之邪，風寒犯肺，引起肺主通調水道功能失調，水液不歸正化，反流溢於四肢、肌膚，導致水腫，且以腰以上腫為主。《金匱要略》中提到小青龍湯原治溢飲，對於水腫一身面目悉腫、腰以上甚，兼有惡寒、無汗、脈浮緊者，本證病機與小青龍湯證切合。故處方以小青龍湯加味，小青龍湯以散寒宣肺，溫中蠲飲；加用生薑皮、茯苓以利水化溼，茯苓兼有健脾之功，生薑皮又可助麻桂散寒解表；另用一味赤芍，活血通絡，血活則氣行。諸藥合用，共奏解表散寒、溫肺化飲之功。

## 2. 泌尿系統感染

　　泌尿系統感染，又稱「尿路感染」，是尿路上皮對細菌侵入導致的炎症反應，通常伴隨有菌尿和膿尿。主要表現是膀胱刺激徵，即尿頻、尿急、尿痛，膀胱區或會陰部不適及尿道燒灼

感，尿混濁、尿液中有白血球，常見終末血尿，有時為全程血尿，甚至見血塊排出。一般無明顯的全身感染症狀，體溫正常或有低熱。該病屬於中醫學「淋證」、「尿濁」、「血尿」等範疇，多因多種原因導致溼熱蘊結下焦，膀胱氣化不利，從而產生上述症狀。

**醫案精選**

◎案

王某，女，36歲。自訴1個月前覺畏寒，乾嘔，少腹滿，小便不利，尿頻，尿短，腰痠。實驗室檢查：WBC 9×109／L，BE% 70%，尿液混濁，白血球（＋＋），紅血球（＋）。西醫診斷為泌尿系感染。給予Gentamicin等西藥治療，雖有短暫好轉，但以上症狀仍反覆發作，故轉中醫治療。就診時患者精神欠佳，畏寒無汗，少腹滿，小便不利，尿頻，尿液呈乳白色，混濁，伴腰痠，口乾。舌淡，苔薄白而潤，脈細緊弦。中醫診斷為尿濁。辨證為外感風寒，水飲內停。治以解表散寒，溫肺化飲。方用小青龍湯加味。

處方：五味子5g，麻黃5g，乾薑6g，桂枝6g，白芍10g，半夏10g，茯苓10g，澤瀉10g，細辛3g，甘草3g。3劑，每日1劑，水煎服，早、晚分2次溫服。

二診：3劑後上症好轉，小便清長，守上方加黨參15g，再進3劑，諸症消失，隨訪數年未復發。

按本病由於素體氣虛，氣化失職，內停水飲證，也可從飲證論治。張仲景《傷寒論》曰：「傷寒表不解，心下有水氣，乾嘔發熱而咳，或渴，或利，或噎，或小便不利，少腹滿，或喘者，小青龍湯主之。」本病雖為泌尿系統感染，但素體表虛，外束風寒，同樣可用小青龍湯治療。方中麻黃發汗平喘，兼能利水，配桂枝則增強通陽宣散之功，白芍配桂枝，功能調和營衛，乾薑、細辛散寒化飲，五味子斂肺止咳，半夏降逆化痰，甘草和中，加茯苓、澤瀉健脾利水，加黨參健脾益氣，故諸症悉除。

◎案

李某，女，35 歲。1985 年 8 月 5 日初診。患者 1 個月前自覺畏寒，乾嘔，少腹滿，尿頻、尿短，腰痠。血液常規：WBC 9.1×10⁹/L，BE% 75%；尿液常規：尿液混濁，白血球（＋＋），紅血球（＋）。西醫診斷為泌尿系統感染；予 Gentamicin 等西藥治療，雖有好轉，但以上症狀反覆出現，故轉中醫治療。症見：精神欠佳，畏寒無汗，少腹滿，小便不利，尿頻，尿液混濁，伴腰痠，口乾。舌淡，苔薄白而潤，脈細緊弦。中醫診斷為勞淋。辨證為外感風寒，水飲內停。治以解表散寒，溫肺化飲。予小青龍湯加味。

處方：麻黃 5g，白芍 10g，桂枝 6g，法半夏 10g，乾薑 6g，五味子 5g，茯苓 10g，澤瀉 10g，細辛 3g，甘草 3g。3 劑，每日 1 劑，水煎服，早、晚分 2 次溫服。

二診：服藥後上症好轉，小便清長。守上方加黨參 15g，黃耆 15g，再進 3 劑。諸症消失，隨訪至今未復發。

按上述患者本可歸屬淋證中「勞淋」範疇。但由於素體氣虛，氣化失職，內停水飲症候，故也可從飲證論治。宗仲景之法，對素體表虛，外束風寒，伴有泌尿系感染者用小青龍湯治療之，獲得了較好的療效。方中麻黃發汗平喘，兼能利水；配桂枝則增強通陽宣散之功；芍藥配桂枝，功能調和營衛；乾薑、細辛散寒化飲；五味子斂肺止咳；法半夏降逆化痰；甘草和中；加茯苓、澤瀉健脾利水。對於氣虛者則加黨參、黃耆以健脾益氣，諸藥合用，療效滿意。

## 3. 遺尿

遺尿症，通常是指小兒在熟睡時不自主地排尿。此處所述遺尿乃成年人因某些病理原因導致的夜間遺尿，它並非指某種疾病，而是由其他疾病所導致的一種症狀。中醫中所訴遺尿主要歸屬於兒科，腎氣不固是遺尿的主要病因，多由先天稟賦不足引起，使元氣失充，腎陽不足，下元虛冷，不能溫養膀胱，膀胱氣化功能失調，閉藏失職，不能制約尿液，而為遺尿。小青龍湯所治遺尿，通常是因為脾虛運化失職，不能轉輸精微，肺虛治節不行，通調水道失職，三焦氣化失司，則膀胱失約，津液不藏，而成遺尿。故以小青龍湯宣肺行氣，助其通調水道之功，則能使膀胱開合有度，遺尿自止。

## 醫案精選

### ◎案

龔某，男，66 歲。1991 年 4 月 26 日初診。素有慢性支氣管炎及習慣性便祕病史。3 個月前感口鼻氣臭，頭目昏眩，心下痞滿不舒，咳吐涎沫不止。4 月 3 日始小便次數增多，夜間遺尿，有時達 3～4 次，經多處治療無效。近日又因外感風寒，咳嗽加重，不能平臥，遺尿一夜達 8 次，形體消瘦，面色白，喘息氣急，口唇發紺，口吐白色泡沫痰涎。舌淡，苔白厚滑，脈浮弦。中醫辨證為外感風寒，寒飲犯肺。治以解表蠲飲。方用小青龍湯。

處方：麻黃、桂枝、甘草各 5g，薑半夏、白芍各 10g，細辛、五味子、乾薑各 3g。3 劑，每日 1 劑，水煎服，分 2 次熱服。

二診：服 3 劑後，身微汗出，咳喘大減，夜間遺尿減至 3 次。原方連進 7 劑，諸症皆消。續服腎氣丸月餘善後，隨訪年餘未復發。

按患者年老，腎氣虧損，致體內寒飲壅盛，故可見心下痞滿不舒、口吐涎沫不止；復加風寒外引，外寒內飲，鬱遏於肺，肺失宣肅，不能通調水道，令膀胱開合失司，而致遺尿。舌淡，苔白厚滑，脈浮弦，舌脈皆為外寒內飲之象。契合小青龍湯方義，故用小青龍湯原方治療，全方溫肺以固腎，化飲以制水，為下病上治之法也，收穫良效。

## 第三章 經方臨床各論

◎案

李某，男，65歲。1975年3月15日初診。患者素有慢性支氣管炎及習慣性便祕病史。2個月前，用生桃仁30g搗碎吞服，服後自覺口鼻無臭，頭目昏眩，咯唾涎沫不止。2天後小便次數增多，夜間遺尿，10天後夜間遺尿增至3～4次，治療不效。近日感寒，全身不適，背畏寒，頭痛無汗，咳嗽氣緊，不能平臥，夜不寐，小便7～8次。症見：形瘦，面色白，喘息氣急，口唇發紺，咳吐泡沫涎痰。舌淡，苔白厚膩，脈浮弦而滑。中醫診斷為遺尿。辨證為肺氣不宣，膀胱開合失司。治以宣肺散寒。方用小青龍湯加減。

處方：麻黃、桂枝、甘草各6g，清半夏、白芍各9g，細辛、五味子各3g，乾薑5g。2劑，每日1劑，水煎服，早晚分2次熱服。

二診：上方服2劑後，身得微汗，咳喘大減，夜間遺尿減少到2次。在原方基礎上加吳茱萸（炒）6g，麻黃、甘草減為3g。連進3劑，咳喘、遺尿、口吐涎沫基本消失。繼用健脾溫腎方藥調理月餘而康復，隨訪2年未再發作。

按本案患者證係誤服生桃仁泥過多，損傷脾胃，脾失健運，升降乖逆所致。又因復感風寒，外寒內飲上迫於肺而見有喘息氣急、口吐涎沫等症。小青龍湯本治咳喘，卻將遺尿也治癒。大概本案遺尿的病機主要責之肺氣不宣，繼感風寒，外寒內飲鬱遏於肺，使肺失清肅，宣降無權，因而影響腎水不攝，

膀胱開合失司，水經下趨而形成本病。小青龍湯使寒解飲去，肺氣宣降，治節復權，在下之腎水能攝，膀胱開合有節，故遺尿症能癒。

## 五、其他系統疾病

### 1. 癲癇

癲癇，是因為大腦神經元突發性異常放電，導致短暫的大腦功能障礙的一種慢性疾病。由於異常放電的起始部位和傳遞方式的不同，癲癇發作的臨床表現複雜多樣，可表現為發作性運動、感覺、自主神經、意識及精神障礙等。

本病在中醫學中屬「癇證」範疇，俗語又稱「羊癇風」。其病因可有先天稟賦不足、後天七情所傷及跌仆損傷，其病位在腦，與心、肝關係密切。臨床多表現為反覆發作之突然昏仆，不省人事，兩目上視，手足抽搐，口吐涎沫，或發出豬羊叫聲，醒後如常。其治療多從豁痰開竅入手，兼以鎮肝熄風。鮮有用小青龍湯治療者，但若辨證屬於小青龍湯證者，可予小青龍湯治療，其思路新穎，獲效頗多。

**醫案精選**
◎案

馬某，男，35歲。2010年9月7日初診。因抽搐不省人事，兩目上視，項背強直，牙關緊閉，湯水不入，時抽時止就診，

每次發作約半小時，動轉困難，言語不利，手足微溫，指甲青白，飲食減少，精神呆滯。唇舌色淡，脈象微弦。詢問家屬，乃知適時心情不舒，憂鬱，因感寒而作。之前求醫投清熱瀉火之劑未效。西醫診斷為癲癇。中醫診斷為癇證。辨證為痰飲內阻腦竅，神機失用。治以溫中化飲，通竅醒神。方用小青龍湯加減。

處方：麻黃 6g，桂枝 6g，白芍 10g，五味子 10g，乾薑 6g，細辛 3g，法半夏 10g，白朮 10g，天麻 10g，茯苓 10g，陳皮 10g，石菖蒲 15g，鬱金 15g。2 劑，改湯為散，共研細粉。每次服 10g，每日 2 次，早、晚服之，白水送下。

上藥服 10 劑後，發作次數減少，漸進飲食，繼服 20 劑，病癒，後未發作。

按本方乃為癇證發作，「怪病多由痰作祟」，因前醫投清熱瀉火之劑未果，反其道而行，遵「火鬱發之」之意，投揚越之劑。此處用此方，乃取其辛竄之品，以透壅鬱；酸苦之品，旨在瀉其亢逆；改湯為散，則取其疏散之意。另加用半夏白朮天麻湯以化痰濕、降逆氣；石菖蒲、鬱金開竅醒神，化痰袪濕。故用小青龍湯治療癇證實為別出心裁之作，獨闢蹊徑，卻獲良效。

◎案

劉某，女，36 歲。2008 年 7 月 25 日初診。患者素來身體虛弱，性情急躁，抽搐近月餘，每日 1 次，或隔 2～3 天 1 次。

發作時，突然仆倒，不識親疏，兩目上視，口吐涎沫，項背強直，手足抽搐，頃刻甦醒，手足微溫，面色無華，神疲乏力，伴食慾不振，大便微溏。苔白膩，脈弦滑。西醫診斷為癲癇。中醫診斷為癇證。辨證為痰飲上逆，矇蔽心竅。治以祛痰化飲開竅。方用小青龍湯加味。

處方：麻黃 6g，桂枝 6g，白芍 10g，法半夏 12g，五味子 10g，乾薑 6g，細辛 6g，鬱金 10g，香附 10g，白朮 10g，全蠍 3g。1 劑，改湯為散，共研細粉，每次服 10g，每日 2 次，早、晚服之，白水送下，連服半月，基本痊癒。

按本案患者乃因情緒憂鬱，肝氣鬱結，橫逆犯脾，脾失健運，釀生痰溼，痰溼上犯，矇蔽心竅，壅塞經絡，腦絡失養，神機失用，發為本病。予以小青龍湯原方以溫中化飲，加用鬱金、香附以疏肝行氣，活血通絡；白朮健脾助運，化痰祛溼；最後加一味全蠍，祛風通絡、開竅。全方合用，以疏散壅塞之痰飲，開竅醒神，效如桴鼓。

## 2. 自主神經功能失調（汗證）

自主神經功能失調是一種內臟功能失調的症候群。包括循環系統功能、消化系統功能或性功能失調的症狀，多由心理社會因素誘發人體部分生理功能暫時性失調，神經內分泌功能出現相關改變而組織結構上並無相應病理改變的症候群。

該病在中醫學中歸屬於「鬱證」、「臟躁」、「自汗」、「盜汗」、

「梅核氣」、「失眠」等範疇，主要考慮其與肝失疏泄有關，治療多從肝論治，以疏肝行氣、調暢氣機。用小青龍湯治療該病，主要由於體內素有留飲，飲邪中阻，並與外感寒邪相互作用導致外寒內飲之證。

## 醫案精選

◎案

胡獻國用小青龍湯加減治療以汗多為主症的自主神經功能失調。

處方：麻黃 5g，乾薑 5g，細辛 3g，五味子 9g，桂枝 6g，半夏 10g，浮小麥 10g，白芍 10g，羌活 10g。每日 1 劑，水煎服。

服藥 6 劑，諸症若失。

◎案

張宇等治療屬飲邪阻肺、治節失職、汗孔開合失司之多汗證，方用小青龍湯加味。

處方：麻黃 3g，細辛 3g，桂枝 8g，白芍 12g，麻黃根 10g，法半夏 10g，乾薑 7g，五味子 7g，甘草 5g。每日 1 劑，水煎服。

4 劑後出汗自止。

按汗證臨床極為常見，有自汗與盜汗之別，一般情況下自汗屬陽虛，盜汗屬陰虛。各種原因所致的汗證其病理變化可歸納為陰陽不調，腠理開合失司，津液外泄及火熱夾邪，灼迫營

陰，津液外泄二類，如《三因極一病症方論》曰：「人之氣血，尤陰陽水火，平則寧，偏則病。陰虛陽必湊，故發熱自汗，如水熱自湧。陽虛陰必乘，故發厥自汗，如水溢自流。」治療本病當辨證施治，分清虛實，虛則補之，實則泄之。自汗多因營衛不和、肺脾氣虛、熱淫於內等引起，在治療上應分別給予調和營衛、益氣固表、清裏泄熱之法。盜汗多由於陰虛火旺、心血不足所致，治療應予滋陰降火、補血養心之法。在各法治療基礎上輔以斂汗固表之品，則止汗之力更著，療效頗佳。

◎案

李某，女，68歲。自汗3年，不分寒暑，汗出即溼衣，且於活動及進餐時尤甚。西醫診斷為自主神經功能失調。迭經益氣固表、溫陽補氣之劑罔效。察患者汗出清冷如珠，自覺背部畏寒，似有一桶冷水澆著，伴頭暈乏力、心悸氣短。舌淡，苔白滑，脈沉細。辨證為飲邪阻肺，宣發失常，營衛失調，汗孔開合失司。治以散寒宣肺，調和營衛。方用小青龍湯化裁。

處方：麻黃5g，細辛3g，五味子9g，桂枝6g，乾薑5g，半夏10g，浮小麥10g，白芍10g，羌活10g。3劑。

二診：患者服藥3劑後自覺背部寒冷感減輕，自汗減少，精神轉佳。續服3劑，諸症消失，後以黃耆口服液益氣固表而善後。

按本證乃寒邪外感於肌表，飲邪內停於肺，肺失宣發，汗孔開合失常所為。小青龍湯可溫肺化飲、溫陽散寒、調和營衛

治其本，加浮小麥收斂止汗治其標，羌活疏風散寒，助諸藥解表散寒之力。諸藥合用，外散風寒，內化水飲，營衛和調，故自汗止。

◎案

某，男，65歲。2009年5月13日初診。多汗困擾4年，動則尤甚，四季皆然，心中苦於其病。延醫數處，做多項檢查均無異常，每投益氣、養陰、固澀、清熱之劑，效果不顯。全身汗出清冷，畏風，背寒如掌大，冬季為甚，時有形神俱疲。舌質淡，苔薄滑，脈濡。辨證為寒飲內停，肺失開合，陽不外達，腠理不固。方用小青龍湯合苓桂朮甘湯加減。

處方：炙麻黃6g，桂枝9g，細辛5g，甘草6g，生薑6g，白芍15g，五味子15g，黨參12g，白朮12g，茯苓12g，法半夏5g。6劑，每日1劑，水煎服，每日3次。

二診：汗出已減十之六七，背時有畏寒，納可。效不更方，續進6劑。

三診：汗出已停，背畏寒已失，精神振奮。脈沉細，舌脈平。繼進4劑健脾益氣以運水溼善後，隨訪至今未再復發。

按肺主氣，在體合皮，司腠理之開合，而腠理乃汗液之門戶。肺氣宣肅正常，氣機順暢，則腠理開合有度，衛外而固，汗出正常。若肺氣不利，宣肅失職，則腠理不固，開合失司，而汗出異常。臨證論治多汗，常以氣虛衛外不固、陽虛陰不內守或陰虛內熱為法。本案皆以此病機論治無果，縝密脈證的彰

顯。欣然想起《金匱要略》「夫心下有留飲，其人背寒如掌大」條文，該案實為飲邪犯肺，宣降失司，肺主皮，汗孔腠理開合失常，故汗出，用小青龍湯溫肺化飲；苓桂朮甘湯健脾燥溼，溫陽利水，使肺宣降正常，腠理開合有度，則汗自止。

## 3. 類風溼性關節炎

類風溼性關節炎是一種以關節病變為主的慢性全身自身免疫性疾病，主要臨床表現為小關節滑膜所致的關節腫痛，繼而軟骨破壞、關節間隙變窄，晚期因嚴重骨質破壞、吸收導致關節僵直、畸形、功能障礙。

該病屬於中醫「痹症」的範疇，因風、寒、溼、熱等邪氣侵襲人體，痹阻經絡氣血，氣血運行不暢，引起關節痠痛、麻木、重著、伸屈不利等為主要臨床表現。當辨證屬於風寒侵襲，水飲內停時，可予小青龍湯加減。

**醫案精選**
◎案

方愛國用小青龍湯加味治療類風溼性關節炎慢性活動期。中醫診斷為痹症（溢飲）。辨證為寒飲內停，經絡痹阻。效果良好。方用小青龍湯加味。

處方：桂枝 10g，麻黃 6g，赤芍 15g，乾薑 10g，細辛 6g，五味子 6g，法半夏 12g，伸筋草 12g，羌活 12g，製附子 10g，生甘草 3g。5 劑，每日服 1 劑，水煎服。服藥後諸症稍見好轉。

◎案

羅陸一教授治療類風溼性關節炎經驗。中醫診斷為風寒溼痹。辨證為寒飲內停，痹阻經絡。治以溫化寒飲，宣痹通絡。方用小青龍湯加味。

處方：麻黃 15g，桂枝 15g，白芍 15g，炙甘草 15g，乾薑 15g，細辛 15g，製半夏 30g，五味子 15g，黃耆 30g，黨參 20g，白朮 15g，茯苓 30g，防風 10g。

7 劑後諸症緩解，療效顯著。

按類風溼性關節炎，在中醫裡稱為「痹症」。類風溼性關節炎是由人體營衛失調，外受邪氣侵襲，風、寒、溼、熱等外邪侵襲人體，痹阻經絡，氣血運行不暢，內生痰溼、瘀血，正邪相搏所導致的以肌肉、筋骨、關節發生痠痛、麻木、重著、屈伸不利，甚或關節腫大灼熱等為主要表現的病症。如《素問・痹論》云：「風寒溼三氣雜至，合而為痹也。」其病勢纏綿，難以治癒，故又稱「頑痹」、「尪痹」。究其發病原因，大致有以下幾個方面：風寒溼痹阻經絡；風溼熱痹阻經絡；瘀血阻絡；肝腎陰虛，氣血兩虛；或有脾虛、痰凝等。痹症的治療，應從祛風、散寒、除溼、清熱、活血、益肝腎、補氣血、健脾化痰、疏通經絡等方面著手，進行辨證論治，方可獲效。

◎案

陳某，男，54 歲。手指關節痠痛、屈伸不利 3 年，近 1 個月加重。症見：手指關節痠痛、腫痛、麻木不仁、活動不便，遇

寒時更甚，伴胸悶心悸，胃納差，惡寒。舌質淡，苔白膩，脈弦緊。輔助檢查：抗鏈球菌抗體（ASO）、紅血球沉降率（ESR）值均高於正常值，類風濕因子（RF）陽性。西醫診斷為類風濕性關節炎。中醫診斷為風寒濕痹。辨證為寒飲內停，痹阻經絡。治以溫化寒飲，宣痹通絡。方予小青龍湯加味。

處方：麻黃 15g，桂枝 15g，白芍 15g，炙甘草 15g，乾薑 15g，細辛 15g，製半夏 30g，五味子 15g，黃耆 30g，黨參 20g，白朮 15g，茯苓 30g，防風 10g。7 劑，每日 1 劑，水煎服。

二診：手指關節痠痛減輕，胸悶心悸減少，胃納轉好，續服上方加川芎 30g，當歸 15g，繼服 7 劑以補血活血，益氣行氣，祛風止痛。

三診：患者所有症狀均基本消除。

按該患者因寒飲內停，泛溢於四肢，風寒濕邪痹阻經絡，故見手指關節痠痛、腫痛、麻木不仁、活動不便；飲為陰邪易損陽氣，陽虛則惡寒、遇寒時關節痠痛更甚；寒飲內伏，上犯心肺，故胸悶心悸；寒飲留伏，日久傷及脾胃、故胃納差；舌質淡、苔白膩、脈弦緊均為寒飲內伏、表裏俱寒之象。故用小青龍湯加味以溫化寒飲，宣痹通絡治之。方中麻黃、桂枝溫經散寒；乾薑、細辛溫化寒飲；半夏燥濕化飲；五味子酸溫、斂肺滋腎；甘草、白芍緩急止痛，調和諸藥；黃耆、黨參益氣；白朮、茯苓健脾安神，淡滲利濕；防風祛風解表，勝濕止痛；川芎、當歸補血活血，祛風止痛。全方散寒除濕，溫化寒飲，

兼用祛風通絡，宣痺止痛，佐以健脾，可謂做到藥證相合，故藥到病癒矣。

## ◎案

張某，女，45歲。2013年4月15日初診。全身多處關節疼痛5年，常服用Diclofenac sodium，症狀可減輕，但停藥後復發。近陰雨潮溼天氣，症狀加重7天，四肢小關節腫脹、疼痛呈遊走性，畏風肢涼，遇冷加劇，遇熱減輕，顏面、下肢輕度浮腫。體格檢查：T 37℃；BP 120/80mmHg；心肺聽診檢查正常。腹平軟，肝脾未觸及腫大，雙手掌指關節腫脹，雙足蹠趾關節腫脹，雙下肢呈壓陷性浮腫。舌質淡，苔白膩，脈沉弦。實驗室及輔助檢查：血液常規、尿液常規、大便常規檢查正常。心電圖、肝、膽、脾、腎超音波檢查正常。ESR 70mm/h，CRP 30mg/L，ASO＞500U，RF（陽性），LE細胞、HLA-B27檢測正常。四肢關節X光檢查有風溼小結。西醫診斷為類風溼性關節炎。中醫辨證為寒溼內停，脈絡痺阻。治以散寒除溼，溫經通絡。用小青龍湯加味。

處方：麻黃6g，桂枝10g，白芍10g，細辛3g，五味子5g，薑半夏10g，乾薑6g，羌活10g，獨活10g，威靈仙15g，桑白皮15g，甘草3g。5劑，每日1劑，水煎服，分2次溫服。

二診：關節疼痛緩解，浮腫消失，續用上方加白朮10g，薏仁30g，茯苓15g。7劑，每日1劑，水煎服。藥後症狀消失，隨訪至今一切正常。

按本病屬風寒溼邪從外界入侵關節，致寒溼凝聚，脈絡痺阻，不通則痛，導致關節疼痛；因「風性善走」，故關節疼痛呈遊走性；「寒主收引」、「寒性主痛」，風邪與寒溼之邪相合，痺阻關節肌肉，則關節拘急疼痛、屈伸不利。小青龍湯有解表散寒除溼之功，方中麻黃、桂枝、白芍、乾薑、細辛、薑半夏袪風散寒、除溼通絡；五味子、甘草調和諸藥；伍用羌活、獨活、威靈仙、桑白皮增強除溼通絡之功；合用白朮、薏仁、茯苓健脾化溼，鞏固療效，病情穩定。

## 4. 風溼性關節炎

風溼性關節炎是一種常見的與人體溶血性鏈球菌感染密切相關的急性或慢性結締組織炎症。風溼性關節炎廣義上應該包括類風溼性關節炎。可反覆發作並累及心臟。臨床以關節和肌肉遊走性痠楚、重著、疼痛為特徵。屬變態反應性疾病。是風溼熱的主要表現之一，多以急性發熱及關節疼痛發病。

在中醫學中一般歸為「痺症」、「溢飲」範疇，「痺」有閉阻不通之義，因風、寒、溼、熱等外邪侵襲人體，閉阻經絡，氣血不能暢行，引起肌肉、筋骨、關節等痠痛、麻木、重著、屈伸不利，甚或關節腫大灼熱等為主要臨床表現。臨床根據病邪偏勝和症狀特點，分為行痺、痛痺、著痺和熱痺。

## 醫案精選

◎案

吳銘芳等治療中醫辨證屬於寒溼內停、脈絡痹阻的風溼性關節炎患者。方用小青龍湯加味。

處方：麻黃6g，桂枝10g，白芍10g，細辛3g，五味子5g，薑半夏10g，乾薑6g，羌活10g，獨活10g，威靈仙15g，桑白皮15g，甘草3g。

7劑後症狀消失，之後隨訪一切正常。

◎案

羅陸一教授治療中醫辨證屬於寒溼內停、痹阻經絡的風溼性關節炎患者。治以疏風散寒、溫陽勝溼、通絡除痹為主。方用小青龍湯加味。

處方：麻黃15g，桂枝15g，白芍15g，炙甘草15g，乾薑15g，細辛15g，製半夏30g，五味子15g，防風15g，羌活15g，獨活15g，蒼朮15g，防己10g，薏仁30g，茯苓30g，當歸15g。

14劑後諸症緩解，隨訪正常。

◎案

朱瑩治療痛痹，症見：肢體關節病痛，痛處不移，得熱痛減，遇冷加重或復發，口不渴，小便清，舌淡苔白，脈遲緩。方用小青龍湯加減。

處方：麻黃用量減至 6g，白芍加至 30g，加製附子 12g（先煎）。

治療著痹，症見：肢體困重疼痛，或頭重如蒙，關節疼痛，腫脹不紅不熱，或有皮下結塊，皮色不變，壓之疼痛，或大便溏，小便清。舌淡胖，苔白滑潤，脈細緩。方用小青龍湯加減。

處方：麻黃用量減為 6g，加白朮 15g，木防己 10g，木瓜 15g。

上述痹症均可加入獨活（病偏下肢），羌活（病偏上肢），以通絡散寒除溼。

按風溼性關節炎，中醫學中屬於「痹症」、「溢飲」範疇。體虛感邪是其發生的內在因素。《重訂嚴氏濟生方》說「風、寒、溼三氣雜至，合而為痹。皆因體虛腠理空疏，受風寒溼氣而成痹也。痹之為病，寒多則痛，風多則行，溼多則著，在骨則重而不舉。在脈則血凝不流，在筋則屈而不伸，在肉則不仁，在皮則寒」。所以說體虛感邪，是痹症發生的內在因素。風、寒、溼邪是風溼性關節炎發生的外在因素。體質尚好，久居嚴寒之地，又缺乏必要的防寒措施；或因工作關係，野外露宿，久住潮溼之地，或睡臥當風，飢餓勞役，感受寒溼，日久也可致病也。痹阻不通是風溼性關節炎發生的主要病機。體虛感邪，風寒溼入侵，內外相因，痹阻經絡，不通則痛，則風溼性關節炎發生。因為風為陽邪，善行數變，風邪襲人，流走經絡血脈，致絡道不通，氣血運行受阻，其病生焉。臨床上常見的風溼性

關節炎關節疼痛,遊走不定,乃因「風走注痛之病,其痛無常處是也」。治療則當謹守病機,各司其屬,因於風者疏之,寒者溫之,熱者清之,留者袪之,虛者補之,新病多實,久病多虛,寒實以溫通為主,實熱以苦寒為治,溼熱以清利為袪,陰虛者,滋陰清熱;陽虛者,溫陽益氣,氣血兩虛者,調補氣血,正虛邪戀者,扶正以袪邪。

◎案

　　杜某,女,45歲。全身多處關節疼痛3年,以下肢為甚,遍尋中西醫,屢治不效。症見:四肢關節疼痛,足踝趾及雙膝關節腫痛嚴重,屈伸不利,遇風寒時更甚,關節痛處不溫無紅,伴見面色蒼白,畏冷,四肢不溫。舌質淡暗,苔白膩,脈弦緊。輔助檢查:抗鏈球菌抗體、紅血球沉降率均高於正常值。西醫診斷為風溼性關節炎。中醫診斷為痹症。辨證為寒溼內停,痹阻經絡。治以疏風散寒,溫陽勝溼,通絡除痹。方予小青龍湯加味。

　　處方:麻黃15g,桂枝15g,白芍15g,炙甘草15g,乾薑15g,細辛15g,製半夏30g,五味子15g,防風15g,羌活15g,獨活15g,蒼朮15g,防己10g,薏仁30g,茯苓30g,當歸15g。7劑,每日1劑,水煎服,分2次溫服。

　　二診:見所有關節疼痛逐漸消退,四肢轉溫,予上方加製附子15g,製天南星15g以加強燥溼化痰,袪風止痙之功,續服14劑而痛平,遂囑其長期服用大活絡丸調養以防復發。隨診1

年患者痹症再無復發。

按該患者因素體陽虛，氣血不充，衛外不固，風寒溼邪乘虛侵入，日久由淺入裡，寒溼凝聚，留伏於經絡之間，泛溢於四肢，痹阻脈絡關節，故全身關節疼痛，四肢屈伸不利，甚則腫痛，遇風寒時更甚；寒溼客於經絡關節，氣血凝滯，故關節痛處不溫無紅；陽虛，氣血不充，故面色蒼白，畏冷，四肢不溫；舌質淡暗，苔白膩，脈弦緊均為陽虛寒溼內停之象。故用小青龍湯加味以疏風散寒，溫陽勝溼，通絡除痹治之。方中麻黃、桂枝配防風溫經散寒，祛風止痛；乾薑、細辛、蒼朮溫化寒飲；半夏燥溼化飲；五味子酸溫、斂肺滋腎；炙甘草、白芍緩急止痛、調和營衛、緩和諸藥；羌活、獨活解表散寒，祛風勝溼，通痹止痛；防己、薏仁疏風祛溼；茯苓健脾安神，淡滲利溼；當歸活血通經；製附子、製天南星燥溼化痰，祛風止痙。全方緊扣陽虛寒溼內停之病機，施藥精確，切實做到疏風散寒，溫陽勝溼，通絡除痹之功，故痹症可癒矣。

◎案

陳某，女，48歲。2011年5月25日初診。右膝關節因半月板損傷於某醫院行手術治療。術後膝關節反覆腫脹、疼痛、活動不利1年餘，多次抗感染、止痛等處理，效果不佳。症見：右膝關節腫脹、疼痛，活動不利，時有冷感、不紅，觸之腫脹柔軟綿綿，皮溫不高，形體豐腴，面浮腫貌，左右膝關節周圍相差8cm。納可，二便如常，舌質淡，苔白滑，脈滑。中醫診

斷為痺症。辨證為痰飲水溼浸漬關節，筋脈不利。治以溫陽化飲，通利關節。方用小青龍湯加減。

處方：生麻黃 6g，細辛 5g，生薑 15g，桂枝 9g，甘草 12g，五味子 15g，白芍 15g，淫羊藿 15g，仙茅 15g，巴戟天 12g，萆薢 20g。7 劑，每日 1 劑，水煎服，分 2 次溫服。

囑將藥渣溫敷右膝，每日 2 次，每次 40min。

二診：左右膝關節周圍相差 5cm，腫脹、疼痛明顯減輕，舌脈如前。效不更方，繼進 10 劑。

三診：左右膝關節周圍相差 3cm，腫脹、疼痛基本消除，行走自如。繼上方以炙麻黃易生麻黃以緩緩散其水氣；慮其久病多虛、久痛入絡，加黃耆 25g，白朮 12g，土鱉蟲 10g 以益氣健脾、除溼通絡。再進 7 劑，冀期鞏固。藥盡諸症皆平，迄今未復發。

按主要以溢飲論治該病。蓋溢飲者，水飲溢於四肢肌膚也。《金匱要略》曰：「飲水流行，歸於四肢，當汗出而不汗出，身體疼痛，謂之溢飲。」又曰：「病溢飲者，當發其汗……小青龍湯亦主之。」本案例飲邪雖未廣泛溢於四肢肌膚，而彰顯關節者，蓋痰飲之性多變動無羈，無處不留。又表現為無熱象的關節腫脹，且多方論治無果。必於溫中求陽，使腫脹陰邪「得溫始運，得陽則開」的機制，故投小青龍湯加淫羊藿、仙茅等進退，麻黃配桂枝以溫經散寒，祛風止痛；生薑、細辛以溫化寒飲；五味子酸溫、斂肺滋腎；白芍、甘草緩急止痛，調和營衛，調

和諸藥，加淫羊藿、仙茅以溫腎，強筋骨；萆薢以滲溼，使溼邪從小便而去，全方合用，共奏溫中化飲之功，療效肯定。

## 5. 五十肩

五十肩是指以肩部逐漸產生疼痛，夜間為甚，逐漸加重，肩關節活動功能受限而且日益加重，達到某種程度後逐漸緩解，直至最後完全復原為主要表現的肩關節囊及其周圍韌帶、肌腱和滑囊的慢性特異性炎症。中醫稱該病「肩凝風」、「五十肩」等，多因老肝腎虧虛，氣血虛弱，血不榮筋；或外傷後遺，痰濁瘀阻；或露肩貪涼，風寒溼邪乘虛襲入，瘀滯關節所致。治療當以活血通絡止痛為法。

**醫案精選**
◎案

曹某，女，53歲。2010年1月6日初診。主訴左肩胛區疼痛月餘。現左肩胛區疼痛，遇寒尤甚，患者體較胖，膽結石術後2年。體格檢查：BP 115/80mmHg，血脂、血糖正常。左肩胛內側及嵴下壓痛（＋＋），不能上舉及內旋，痛處不紅，腿痛，周身沉重，伴口苦食少，煩躁眠差，舌苔白，脈弦緊。中醫診斷為肩凝風。辨證為風寒凝滯，太陽經疏不利。治療當以溫經散寒，祛風止痛。方用小青龍湯加減。

處方：麻黃9g，炒白芍12g，清半夏9g，桂枝15g，細辛6g，乾薑9g，茯苓10g，威靈仙15g，秦艽15g，絡石藤10g，

梔子 10g，薑黃 10g，甘草 6g。3 劑，每日 1 劑，水煎服，早、晚分 2 次溫服。

服藥 3 劑後明顯好轉，續服 6 劑痊癒。

按本案患者由於外感風寒，風寒凝滯肩胛，肩胛乃為太陽經絡循行部位，風寒阻滯，太陽經疏不利導致肩胛區疼痛，遇寒加重；再者，患者體胖，體內素有痰溼停留，內外合因，導致本病。故以小青龍湯為基礎方化裁，取其解表化飲之功，方中去五味子，乃因五味子酸收之性，不利痰溼祛除；加入薑黃、淫羊藿、絡石藤等以加強溫經散寒、祛風止痛之效。全方合用，療效顯著。

◎案

某，女，49 歲。2010 年 11 月 6 日初診。自訴右肩胛區疼痛 3 月餘。患者 3 個月前因外出吹風後出現右側肩胛區疼痛，遇寒加重，活動不利，遂來就診。體格檢查：BP 126/82mmHg，右肩胛內側及嵴下壓痛（＋＋＋），右臂不能上舉及內旋，痛處不紅。周身沉重。舌質淡，舌苔白，脈弦緊。西醫診斷為五十肩。中醫診斷為肩凝風。辨證屬風寒凝滯，太陽經氣不利。治以祛風散寒，通絡止痛。方用小青龍湯加減。

處方：炙麻黃 9g，炒白芍 10g，法半夏 9g，桂枝 12g，細辛 6g，乾薑 10g，茯苓 12g，威靈仙 20g，秦艽 15g，雞血藤 15g，薑黃 10g，甘草 6g。5 劑，每日 1 劑，水煎服，早、晚分 2 次溫服。

服藥 5 劑明顯好轉，續服 7 劑痊癒。

按本案患者因屬於風寒凝滯，太陽經疏不利而病，故以小青龍湯為基礎方化裁。肩凝症係風寒溼之邪侵襲機體，流注經絡、肌肉、筋骨、關節，導致局部氣血運行不暢，出現肩關節痠痛、麻木、腫脹，屈伸不利。溼與飲異名同類，小青龍湯可散寒化飲除溼，方中略加祛風除溼通絡之品（威靈仙、秦艽、雞血藤、薑黃等），全方諸藥合用能使寒溼得化，經氣得通，痹痛自除。

## 第二節　兒科疾病

### 1. 小兒支氣管哮喘

支氣管哮喘是一種以慢性氣道炎症為基礎的變態反應性疾病，臨床上常表現為反覆發作的哮喘、呼氣性呼吸困難、胸悶或咳嗽等症狀，常在夜間和（或）清晨發作，出現廣泛多變的可逆性氣流受限，多數患者可自行緩解或經治療緩解。在各種因素的影響下，支氣管哮喘在兒童、青少年族群中的發病率不斷升高，且本病具有反覆發作、病程長的特點。目前西藥的療效並不理想，且許多家長對長期應用激素存有顧慮。故尋求中醫治療的要求十分迫切。小青龍湯治療哮病，既溫陽化飲，又溫散寒邪。諸藥合用，有散有收，為開合兼施之法。

## 第三章　經方臨床各論

**醫案精選**

◎案

某，男，7歲。2008年8月10日初診。咳嗽、哮喘、呼吸困難伴高熱20餘天，在當地醫院靜脈注射 Ampicillin、雙黃連，病情加重，遂來求診。體格檢查：形體消瘦，一般狀況差，背入病室。T 38℃，P 120次／min，HR 46次／min，體重16kg；口唇發紺，咽部充血，頸部兩側淋巴結均腫大如黃豆。雙肺布滿哮鳴音，心律齊，無雜音。實驗室檢查：HB 95g/L，WBC 5.7×109/L，N 48％，L 50％，M 20％，OT試驗（－），痰檢和細菌培養（－）。X光診斷為支氣管炎。西醫診斷為支氣管哮喘，肺結核。中醫診斷為咳嗽肺癆。辨證為肺失宣降，肺氣上逆。方用小青龍湯。

處方：麻黃10g，桂枝10g，白及10g，赤芍10g，乾薑3g，半夏3g，五味子3g，甘草2g，細辛2g（另包）。每日1劑，水煎服，分2次溫服。配合 Isoniazid 片 300mg，Ethambutol 375mg，Rifampicin 100mg，維生素B 610mg。口服。

二診：3天後體溫恢復正常，晚間哮喘輕，精神狀況良好，有食慾。繼續上述治療，1週後食慾增加，精神愉快，能下床。

三診：半月後患兒無哮喘，體重增加至18.5kg，面色紅潤，能上下樓梯，聽診雙肺呼吸音正常，囑其口服抗結核藥物18個月。1年後隨訪，體重從原來的16kg增至23kg，X光攝影兩肺基本正常，至今未復發。

## 中篇　臨證新論

按本案患兒是支氣管哮喘兼見肺結核,其臨床表現為咳喘－氣短－氣血陰陽皆虛三階段。肺以氣為本,肺主宣發肅降,肺之宣肅功能正常則氣機通利;肺受外邪入侵,導致肺氣上逆,則為咳喘,治療上只能從宣肺止咳、培補正氣入手。方用小青龍湯主要是利用其燥溼化痰,和胃下氣,利肺氣,除風邪,調和氣血,滋腎生津,止咳定喘之功效。方中麻黃、桂枝以發散在表之風寒,宣肺平喘;乾薑、細辛、五味子辛溫散飲,乃治寒飲停肺所致咳喘之要藥;以赤芍換白芍,取其活血通絡之功,且配白及加強活血止血功效。且因中藥能消除抗結核藥物的毒副作用,故配合抗結核藥物治療該病可獲得較好的療效。

◎案

某,女,6歲,學生。2002年11月4日初診。其父代訴:咳喘反覆間斷性發作4年。每因感寒即發,冬重夏輕。表現為咳喘氣促,額頭微汗,精神較差,飲食減退,形體漸瘦,四肢不溫。曾多次到市區大小醫院就診,診斷為支氣管哮喘。先後用抗生素、激素及中藥等治療,雖可暫時緩解,但仍稍有不慎受寒即發,不能根除。此次,又因感冒引發,病狀如前。3天前到附近一診所老中醫處就診,處以中藥3劑(小青龍湯原方),藥畢效果不顯,抱著試試看的心理來醫院就診。症見:咳喘氣促,喉中有哮鳴聲,吐清稀白色痰,語言低弱,惡寒,微汗出,面白體瘦,神疲納差,四肢不溫。舌淡,苔白潤,脈虛緩。中醫診斷為哮病。辨證為外寒內飲,肺脾氣虛。方用小青龍湯加味。

處方：灸麻黃 6g，桂枝 10g，法半夏 10g，乾薑 6g，五味子 10g，細辛 3g，白芍 12g，灸甘草 6g，黃耆 15g，黨參、炒白朮、茯苓各 12g。3 劑，每日 1 劑，水煎服，分 2 次溫服。

二診：服完上藥，咳喘氣促、哮鳴聲減輕，惡寒微汗出消失。飲食漸佳、精神轉好。仍守方 4 劑後所有症狀消失。恐怕再發，再次前來詢治。

三診：臨床症狀已消失，思其年幼體弱，臟腑未實，應繼續扶正善後，鞏固療效，囑其改服參苓白朮散，6g／次，2 次／天，並吞服紫河車粉 2g，1 次／天，堅持月餘以強健體質，並注意飲食調養，避受風寒。

3 年後某日在街市遇見患兒，見其面色紅潤，談吐活潑。詢知病癒後，未再復發。

按該患兒哮喘因感冒而發，症見惡風寒微汗出，為外感風寒。喉中有哮鳴聲，吐痰清稀色白，說明內有寒飲。因年幼臟腑未實，肺脾嬌弱，哮喘反覆發作，先已耗損肺氣，脾肺有相生關係，日久子盜母氣，殃及脾土，土不生金，以致肺脾兩虛，故見哮喘氣促，面白體瘦，語音低弱，神疲納差，四肢不溫，舌淡、苔白潤，脈虛緩。形成外寒內飲、肺脾兩虛之證。依證治當解表化飲、健脾益肺。而小青龍湯為治外寒內飲的溫宣祛邪之劑，單用此方雖可解表化飲，但無健脾益肺之力，對肺脾氣虛無扶助之功，會使正氣更虛無力祛邪，藥力難以發揮而不顯效。分析前述老中醫診以小青龍湯原方治而不效，是因

其忽視了小兒臟腑嬌嫩、形氣未充的生理特點和患病後邪氣易實、精氣易虛的病理特點，從而忽略了健脾益肺，扶正祛邪的意義，僅用了溫宣祛邪之劑。既然如此，為何不以六君子湯為主加減治療呢？思量朱丹溪云：「凡喘未發、以扶正為主，已發、以祛邪為急……」因此，一方面仍以小青龍湯解表化飲平喘以治其標；另一方面加用黃耆、黨參、炒白朮、茯苓配合五味子、甘草，以達培土生金、健脾益肺之目的，從而使脾氣升降有力，肺氣宣降復常，鼓舞正氣受助小青龍湯藥力，解表化飲哮喘自平。臨床初癒後，三診時又施以參苓白朮散緩圖健脾助運：一則升清益肺，斷其痰源；二則鞏固旺盛脾肺之氣，同時吞服紫河車粉以提高機體免疫力，使其不易感冒，消除了誘因，故痊癒後，不再復發。

## 2. 小兒支氣管炎

小兒支氣管炎是兒科臨床實踐中的常見病、多發病，由於小兒呼吸道在生理結構上具有鼻腔相對較小、氣管支氣管狹窄、黏膜分泌不足、纖毛運動較差、血管豐富、咽喉淋巴組織發育不全以及免疫力較弱等特點，導致小兒容易發生細菌或（和）病毒感染。中醫學認為小兒支氣管炎，即為「外感咳嗽」，主要是感受風寒、風熱、風燥等邪氣的侵襲而發病，與肺、脾、腎三臟功能失調關係密切。風邪在小兒咳嗽的發病中占有重要的作用，風邪具有「善行而數變」、「其性輕揚」的特點，常常發病是在氣候驟變的情況下，感受風邪突然發病。肺為嬌臟，不耐

寒熱，且與外界直接相通，所以外邪侵襲，首先犯肺；其次肺具有朝百脈、主治節功能，肺氣貫通百脈，肺病常常會傳及他臟，小兒本身具有「發病容易、傳變迅速」的病理特點。

**醫案精選**

◎案

張某，女，2歲7個月。2012年10月8日初診。以「咳嗽1週」為主訴，西醫治療無效，遂求診中醫。症見：咳嗽有痰，量多色白、質清稀，鼻塞，鼻流清涕，白天尤甚，無惡寒發熱，食納差，精神可，二便正常。舌淡紅，苔白膩，小兒指紋顯露至風關。體格檢查：雙肺呼吸音粗，可聞及痰鳴音。胸部X光片可見雙肺紋理紊亂。西醫診斷為急性支氣管炎。中醫診斷為外感咳嗽。辨證為風寒犯肺。治以疏風祛邪，止咳化痰。方用小青龍湯化裁。

處方：麻黃3g，陳皮5g，桂枝5g，細辛3g（先煎），乾薑5g，五味子5g，半夏5g，白芍10g，炙甘草6g，紫蘇葉10g，砂仁5g（後下），冬瓜子10g。7劑，每日1劑，水煎服。

醫囑少量頻服，忌生冷油膩，避風寒。

後隨訪，患兒家屬訴服藥2劑後症狀明顯減輕，服藥7劑後，咳嗽基本消失，雙肺呼吸音粗，未聞及乾溼囉音、無痰鳴音病癒。

按該案患兒因咳嗽發病，乃因小兒臟腑嬌嫩，正氣不充，不耐外邪侵襲，故易受邪致病。因外感風寒，入侵犯肺，肺

氣失宣，故可見咳嗽咳痰等症；又因患兒咳嗽痰多，是因體內有痰飲停留；綜其病因乃為外感風寒，內有停飲，故方用小青龍湯加減治之。方中使用麻黃、桂枝解表祛邪，而且麻黃具有宣肺、平喘之功，桂枝具有溫陽行氣化飲之力，配伍五味子收斂肺氣、白芍養血和營，半夏還可和胃降逆、燥溼化痰；配伍紫蘇葉有散寒解表、宣肺止咳，冬瓜子化痰，砂仁具有化溼行氣，炙甘草調和諸藥；全方共奏疏風祛邪、止咳化痰的功效。

◎案

某，男，1歲。2015年1月30日初診。患兒3天前開始咳嗽，曾自服多種中西藥無效。症見：咳嗽，咳痰，痰少而色白，飲食正常，今日未解大便。兩手指紋紅暗而沉，不流暢，右手指紋內偏而分叉，兩手指紋均過風關，舌淡紅，苔微厚，稍黃膩。中醫診斷為咳嗽。辨證為寒飲內伏，鬱而化熱。方用小青龍湯合葦莖湯加減。

處方：桂枝5g，白芍6g，炮薑5g，炙甘草5g，細辛5g，覆盆子5g，葦莖10g，薏仁10g，桃仁5g，厚朴10g。3劑，每日1劑，分6次餵服。

二診：2月4日。藥後咳嗽減輕，然出現嘔吐痰涎，大便稀，日二三行，小便正常，納食減少。指紋同前，舌苔變白。治以小青龍湯合七味白朮散、梔子豉湯加減。

處方：上方加桂枝至8g，細辛6g，減覆盆子至4g，去葦莖、薏仁、桃仁、厚朴，加半夏6g，葛根12g，藿香12g，木香

6g，羌活 4g，焦梔子 6g。3 劑，每日 1 劑，分 6 次餵服。

按患兒兩手指紋均達風關，伴有分叉，不流暢，說明邪氣較甚；右手指紋內偏而有分支者，病偏於氣分；雙手指紋紅暗而沉，外邪入裏且已化熱。咳嗽，痰少而白，苔微厚稍黃膩，乃痰溼內阻，鬱而化熱，致使氣機不暢、肺氣不平。證屬外感風寒之邪，因誤治而引邪入內，又小兒平素脾胃較弱，痰溼內盛；風寒入裏，與痰溼相合，鬱而化熱，邪阻而肺氣不平，故咳嗽。故治療以小青龍湯解表祛邪，溫化痰溼；更加葦莖湯以清熱化痰利溼。寒溫相用，使邪氣祛、痰溼除而正氣安，則肺氣自平。用覆盆子代替五味子者，是因為小兒及尺脈不足之人腎氣往往較弱，故以覆盆子益腎，防細辛耗散腎氣；而其味本酸，又能防細辛發散太過；而且在口感方面，覆盆子較五味子好喝，小孩容易接受。就細辛的用量而言，大人當用 10g，1 歲以上小兒即可用 5g；就其用法而言，若以祛除外邪為主，則細辛量當大於五味子（覆盆子），若以除痰溼水飲為主，則兩者量當相同。桃仁本可調肺氣，合厚朴以肅降肺氣，又能暢血行而利於邪氣的祛除。服藥之後，邪氣得以鬆動，已從裏托散於表，現邪閉於表而使中焦之氣不和，故見嘔吐痰涎，大便稀，納食減少。故仍以小青龍湯溫散寒溼，加大桂枝、細辛用量，減少覆盆子用量以加強小青龍湯的宣散祛邪之性；用葛根、藿香、木香、羌活以助其祛除表邪，更能宣化溼濁、舒暢中氣；藥後餘熱未盡，故以梔子清之。

### 3. 小兒過敏性鼻炎

過敏性鼻炎，又稱變態反應性鼻炎，是指易感個體接觸過敏原後，主要由免疫球蛋白E介導的以發作性噴嚏、流涕和鼻塞為主要症狀的鼻黏膜變態反應性疾病。該病屬於中醫學「鼻鼽」的範疇（鼻鼽是指以突然和反覆發作的鼻癢、連續噴嚏、流清涕、鼻塞為特徵的疾病）。由於各種因素的影響，兒童及青少年的發病率越來越高，成為兒童及青少年的常見病及多發病之一。該病極易復發，嚴重時可影響患者的學習和正常生活。該病初期因表虛感寒，邪犯肺衛，營衛失和。從而出現以發熱汗出、畏風怕冷為主，兼有鼻流清涕、噴嚏、鼻塞，甚者出現嗅覺減退等症狀。又肺氣虛寒，失於溫煦，水溼內停，故可見下鼻甲腫大，鼻腔黏膜淡白等。選用小青龍湯方治療，取其既散在表之寒邪，兼固表調營衛，又有溫通鼻竅之功效。臨床常加入生黃耆益肺氣，辛夷利鼻竅，蜂房疏風逐邪。

**醫案精選**

◎案

李晨帥用小青龍湯加味治療小兒過敏性鼻炎，獲得良效。其辨證為外寒內飲，肺失宣肅。治以解表散寒，通竅，溫肺化飲。方用小青龍湯加味。

處方：炙麻黃5g，白芍10g，桂枝6g，細辛3g，乾薑6g，五味子6g，製半夏10g，白芷10g，辛夷6g，蒼耳子6g，杏仁10g，炙甘草3g。

按小兒過敏性鼻炎屬於中醫學「鼻鼽」範疇。本病內因多為肺、脾、腎三臟功能失調，外感風寒引發。鼻為肺之門戶，風寒外襲，鼻首當其衝，由於小兒肺常不足，腠理稀疏，衛表不固，風寒之邪乘虛而入，侵襲肺系，肺氣不得通調，清竅為之閉塞，而鼻癢、噴嚏以生；肺之通調水道功能受阻，停積為涕，涓涓而下，不可遏止。而肺氣的充實有賴於脾氣的輸布散精，脾肺乃金土相生關係，土虛則金不旺，脾氣虛則可致肺氣虛；氣之根在腎，腎虛則攝納無權，氣不歸元，腎不納氣，氣則浮散，風邪得以內侵致病。亦有學者提出本病為營衛失調，風寒之邪侵襲，使肺經受邪，或脾失健運，清陽不升，使清竅為濁陰所擾，或因腎陽不足，肺脾失煦而致。也有醫家強調水毒為本病之標，並認為鼻鼽是一種特殊的痰飲。總之，中醫鼻鼽的發病機制可因外感風寒、風熱犯肺、素體肺氣虛弱復感風寒、飲食不節損傷脾胃、先天或久病腎氣虛弱致肺、脾、腎三臟功能失調而致肺竅閉塞、肺失肅降、宣降失司、運化失司、肺氣不足、攝納無權、寒水上犯致津液水溼聚於鼻竅而發鼻鼽。故鼻鼽的治療當以祛風解表散寒治其標，溫補肺、脾、腎三臟之氣為之本，只有標本兼顧，方可藥中病機，藥到病除。

◎案

某，女，3歲。2014年10月初診。鼻塞、鼻癢、流清涕、噴嚏1月餘。近1個月來，感風寒加重，鼻塞而癢，揉鼻為快，流清涕，晨起噴嚏為重，面色淡黃，疲倦乏力，納差、乏味，便溏，服感冒藥、消炎藥而無效。舌淡，苔白，脈緩。中醫辨

證為肺脾氣虛，寒水上逆。治以溫肺化飲，益氣健脾，通竅止涕。方用小青龍湯加味。

處方：麻黃 3g，桂枝 3g，法半夏 6g，細辛 1.5g，乾薑 3g，五味子 6g，黨參 10g，白朮 10g，辛夷 6g，蒼耳子 6g，甘草 6g，白芷 10g，蟬蛻 3g。

7 劑後痊癒，至今未復發。

按小兒先天稟賦不足，屬稚陰稚陽之體，形氣未充，正氣虧虛，易感受外邪致病。其多因為脾肺氣虛，衛外不固，風寒之邪從口鼻入侵於肺，因鼻為肺之外竅，肺氣不宣，則鼻竅不利，導致鼻塞、鼻癢，流清涕，打噴嚏等症狀。本方以小青龍湯為主，麻黃、桂枝相合以發汗解表、宣肺平喘；五味子、乾薑、細辛以溫肺散飲；半夏可燥溼化痰；白芍、甘草酸甘斂陰，且可防麻桂發散太過；小青龍全方行宣肺散寒、溫肺化飲之功，再加辛夷、蒼耳子等宣通鼻竅，開閉通壅；加黨參、白朮以健脾益氣，培土生金；「無風不成癢」，故加用蟬蛻以祛風止癢。全方切中病機，故療效顯著。

◎案

某，5 歲，男性。主訴：間斷流涕、鼻塞 2 年，加重 1 週。間斷鼻塞、流涕 2 年，在某醫院診斷為過敏性鼻炎，自服多種西藥，未能緩解。1 週前因「受涼」後出現發作性噴嚏、流大量清涕、鼻塞，時覺眼癢，偶頭痛，無汗，納可，二便調。體檢：鼻黏膜蒼白、水腫，雙肺未聞及乾溼囉音。舌質淡，苔白滑，

脈浮緊。辨證為屬外寒內飲，肺失宣肅。治以解表散寒，通竅，溫肺化飲。方用小青龍湯加味。

處方：炙麻黃 5g，白芍 10g，桂枝 6g，細辛 3g，乾薑 6g，五味子 6g，製半夏 10g，白芷 10g，辛夷 6g（包煎），蒼耳子 6g，杏仁 10g，炙甘草 3g。7 劑，每日 200ml，水煎分 3 次服用。

囑患兒注意保暖，禁食海鮮及牛羊肉，遠離過敏原。

二診：患兒鼻塞流涕症狀減輕，晨起打噴嚏，時覺頭痛，納可，大便略乾，日行 1 次。上方去細辛，加藁本 10g，烏梅 10g。繼服 7 劑。用法用量同前。

三診：現患兒偶爾打噴嚏，無鼻塞流涕，不頭痛，納可，二便調。原方去藁本，加炙黃耆 10g，白朮 10g，防風 10g，當歸 6g。繼服 14 劑，以鞏固療效。

按過敏性鼻炎主要表現為鼻塞，伴鼻癢和頻繁打噴嚏、流清涕，多為脾肺氣虛、氣化失常所致。脾虛則水溼失運，肺虛則衛外不固，患兒感受風寒，寒邪外束，寒飲犯肺，鼻為肺之竅，故寒飲上逆鼻、目諸竅，出現鼻塞、流涕、噴嚏等症狀。此與小青龍湯證外寒內飲極為吻合，故用小青龍湯加減。小青龍湯方中麻黃、桂枝相伍以解表散寒、宣肺；半夏燥溼化痰；乾薑、細辛、五味子相配以溫中化飲；白芍、炙甘草監制麻、桂發散太過，且可調和諸藥。《素問・至真要大論》曰：「諸病水液，澄澈清冷，皆屬於寒。」因此加白芷、辛夷、蒼耳子發散風寒、宣通鼻竅、止痛，杏仁溫肺降氣，藁本以祛風散寒止痛，

烏梅、五味子以斂肺生津。因患兒素體氣虛，所以又加玉屏風散健脾補肺，提高患兒抵抗力，防止復發。

## 第三節　五官科疾病

### 1. 過敏性鼻炎

過敏性鼻炎，西醫認為本病是與遺傳、吸入刺激性氣體和細菌感染等有關。中醫認為主要是肺氣虛弱，衛陽不固，腠理疏鬆，外邪乘虛而入所致，屬於中醫學「鼻鼽」範疇。「鼻鼽」的鼽，即鼻塞之意，主要指肺氣虛弱，腠理疏鬆，衛表不固，感受風寒之邪，使肺失宣降，津液凝滯停聚，阻塞氣道，出現鼻塞、鼻癢、噴嚏、流清涕、嗅覺失靈等病症，類似於現代醫學的過敏性鼻炎。《金匱要略》在「肺癰胸滿脹，一身面目浮腫，鼻塞清涕出，不聞香臭酸辛，咳逆上氣，喘鳴迫塞，葶藶大棗瀉肺湯主之」條下注曰「此先服小青龍湯1劑乃進」，說明小青龍湯亦有宣通鼻竅之功，為小青龍湯治療鼻鼽提供理論依據。

**醫案精選**
◎案

某，女，56歲。2004年9月2日初診。入秋以來，患者出現鼻塞、鼻癢，打噴嚏，流清涕，咽癢、眼癢，後又咽痛、口乾等症狀，曾於某醫院做皮膚過敏原檢測等檢查，診斷為過

敏,每年秋季均犯。服用西藥治療無效。舌苔薄白,脈浮。西醫診斷為過敏性鼻炎。中醫診斷為感冒。辨證為風寒束肺,寒鬱化熱。治以溫肺散寒,兼清風熱。方用小青龍湯配伍桑菊飲加減。

處方:炙麻黃 5g,桂枝 10g,細辛 3g,五味子 10g,白芍 15g,桑葉 10g,菊花 10g,杏仁 10g,連翹 15g,蘆根 15g,牛蒡子 12g,桔梗 6g,薄荷 6g(後下),辛夷 6g(包煎),防風 10g,生甘草 6g。5 劑,每日 1 劑,水煎服,分 2 次溫服。

二診:藥後鼻塞、鼻癢、咽癢、眼癢,打噴嚏,流清涕明顯減輕,但畏風寒喜暖,遇冷風則必發作,伴有咳嗽白痰,舌脈同前,肺氣虛弱,衛表不固,肺失宣降。用玉屏風散配伍前方加減以益氣固表,藥用生黃耆 30g,炒白朮 10g,防風 6g,再服湯藥 7 劑而告癒。

按患者過敏體質,稟賦不足,肺氣虛弱,腠理疏鬆,衛表不固,立秋之後,寒涼之氣主宰,風寒之邪乘虛侵入,肺為嬌臟,不耐寒熱,風寒束肺,使肺失宣降,津液凝滯,出現鼻塞,流清涕;「無風不作癢」,風邪作祟,故鼻癢、眼癢、咽癢;邪從熱化,則口乾咽痛。中藥麻黃、桂枝宣肺解表,桂枝、白芍調和營衛,細辛溫肺化飲,五味子溫斂肺氣,桑葉、菊花、薄荷疏散上焦風熱,連翹、蘆根、牛蒡子清熱,杏仁、桔梗宣肺止咳,防風祛風解表止癢,辛夷為通鼻竅之要藥,黃耆益氣固表,合白朮散邪,得防風固表而不致留邪。古人云:「邪之所

湊，其氣必虛。故治風者，不患無以驅之，而患無以禦之。」諸藥共奏益氣固表、溫肺散寒、內清風熱之功。

◎案

胡某，女，36歲。2014年6月5日初診。近1年來經常感冒，感冒時即出現鼻塞，噴嚏，鼻癢，流大量清涕，有時伴咳嗽。經五官科診斷為過敏性鼻炎。經抗感染、抗過敏治療後，症狀時發時緩。本次因受涼，上症又發，嗅覺減退，伴少量咳嗽，咳痰色白而稀，頭昏。舌質淡紅，苔薄白，脈浮緊。中醫診斷為感冒。辨證為肺氣虛弱，衛外不固，風寒襲肺，上逆鼻竅。治以溫肺散寒通竅。方用小青龍湯加減。

處方：麻黃6g，桂枝10g，細辛3g，生薑3片，五味子10g，法半夏10g，蟬蛻10g，杏仁10g，防風12g，蒼耳子10g，白芍10g。7劑，每日1劑，水煎服，分2次溫服。

二診：藥後，流清涕減，無鼻塞，但鼻癢。上方加黃耆20g，白朮10g，烏梅10g。再服7劑，症狀緩解，囑每天服玉屏風散口服液3個月而癒。

按本案患者平素體虛，正氣不足，易感受觸冒外邪而致病。因受涼後，外感寒邪從鼻竅入裏，「鼻為肺之外竅」，鼻竅不通，則肺氣不利，肺失宣降，故可見咳嗽、鼻塞流涕等外感症狀。方用小青龍湯加味治療，取其解表散寒，溫肺化飲之功。小青龍湯全方可驅散束肺之風寒，恢復肺主宣發肅降之功能。且方中加用蟬蛻、防風，因「無風不成癢」，故此二味藥

取疏散外風、止癢之功；蒼耳子為通鼻竅妙藥，因鼻竅不利，故加用一味蒼耳子宣通鼻竅。後期外感症狀緩解後，須培補正氣，故配伍玉屏風散，益氣固表，扶正補虛。

## 2. 咽喉源性咳嗽

咽喉源性咳嗽係指因咽喉疾病所導致的以咳嗽為主症的疾病。臨床常以咽部不適、咽癢引咳、異物感引起咳嗽，反覆發作或久咳不癒，咳嗽無痰或痰質稀薄。胸部 X 光片檢查無異常或僅為肺紋理增重，屬現代醫學慢性咽炎、過敏性咽炎、慢性咳嗽等範疇。該病症臨床中多數為乾咳無痰但口不渴，或有唾液樣痰，遇涼飲冷、聞及異味則加重；久咳不癒可伴有咳且汗出，甚則咳時遺尿等。檢查咽部黏膜色淡、舌淡紅苔白潤、脈無熱徵象者多屬風寒閉肺，肺氣失宣，邪阻咽喉證。常以小青龍湯方加入防風、桔梗和杏仁袪在表、在上之風寒，宣肺散邪以利咽喉而止咳，又可視為小青龍湯與三拗湯的合方。

**醫案精選**

◎案

某，女，54 歲。2004 年 12 月 18 日初診。患者因感冒後遺留咽癢、咳嗽 3 月餘，服用抗生素及甘草合劑等不效。症見：咽癢咳嗽，偶有少量唾液樣分泌物，晨起、夜晚咳重，畏寒喜暖，自覺遇冷即咳，咳甚汗出遺尿。檢查：咽部黏膜淡紅，側索肥厚；間接喉鏡見：下嚥黏膜無充血，舌根淋巴增生不明顯，

聲帶無充血，輕度水腫，閉合運動可；胸部 X 光示：肺紋理增重。舌質淡嫩，苔白潤，脈細略沉。中醫診斷為咳嗽。辨證為風寒閉肺，邪阻咽喉。治以宣肺散寒，祛邪利咽。方用小青龍湯加減。

處方：麻黃 3g，桂枝 6g，細辛 5g，半夏 10g，淡乾薑 5g，芍藥 15g，五味子 10g，杏仁 10g，防風 10g，桔梗 10g，蜂房 5g。5 劑，每日 1 劑，水煎服，分 2 次溫服。

二診：訴咽癢、咳嗽明顯好轉，晨起仍咽癢而咳，微汗，但夜晚可安靜入睡，畏寒遺尿除。舌質淡嫩，苔白薄，脈細。咽喉局部檢查基本同前。上方去半夏，細辛改為 3g，5 劑，服法同前。再診訴病癒，再以上方加減 3 劑鞏固療效。

按患者因感冒後導致咽喉不適，因感受風寒之邪，邪氣不散，閉阻咽喉，咽喉以降為順，氣機不降，上逆為咳為嗽。舌質淡嫩，苔白潤，為寒溼之象。可見該患者外有風寒之邪，內有水飲停留，內外合邪，發為本病。治以小青龍湯加味，小青龍湯行散寒宣肺、溫裏化飲之功；另加用杏仁、桔梗以宣肺利咽；因咽癢不適，乃風邪為怪，「風性善行而數變」，故加防風、蜂房以祛風通絡止癢。全方共奏宣肺散寒、溫肺化飲、祛風止癢利咽之功。因藥症相符，故效果彰顯。

◎案

何某，女，47 歲。咳嗽三、四年，伴有咽癢，咽喉乾燥，時有隱隱疼痛，無痰，咽部有異物感。檢查：咽部偏暗紅充血，

不腫，小血管擴張，雙側扁桃腺Ⅰ度腫大，後壁黏膜乾燥，間接喉鏡下未見異常。舌質淡紅，苔白膩，脈沉細。辨證為外感風寒，內伏於肺，肺氣不宣。治以祛風散寒，宣肺止咳。方用小青龍湯加味。

處方：炙麻黃10g，桂枝10g，薑半夏10g，乾薑5g，白芍10g，五味子10g，生甘草5g，桃仁10g，杏仁10g，金沸草15g，紫蘇子10g，枇杷葉10g，豨薟草15g。10劑，每日1劑，水煎服，分2次溫服。

服10劑後，症狀明顯控制，繼服14劑，隨訪半年未復發。

按中醫學認為肺為嬌臟，居上焦，易受外邪侵犯，一旦行氣未充，腠理柔弱，衛外不固，寒暖不能自調，季節變換之時，易為寒邪侵襲。所以無論寒邪從口鼻而入或從皮毛而受，肺必首當其衝，宣降失常，而致咳嗽。如《景岳全書》中所說：「外感之嗽，無論四時，必皆因於寒邪，蓋寒隨時氣客入肺中，所以治嗽，但治以辛溫，其邪自散。」干祖望教授曾在治療喉源性咳嗽時強調，一定要將困過肺經之邪宣泄出來方能治療此病，故應用小青龍湯加減達到解表散寒、宣肺止咳的功效。小青龍湯中麻黃、桂枝解表散寒，宣肺止咳，芍藥與甘草相伍，解痙緩急，杏仁止咳平喘，乾薑、半夏、溫化寒飲，五味子收斂，使散中有收，加桃仁、杏仁、枇杷葉以宣肺止咳，金沸草、紫蘇子以降氣止咳，豨薟草祛風止咳，諸藥同用共奏宣肺止咳之功。因此，小青龍湯加減治療喉源性咳嗽療效顯著，具有獨特之處。

## 3. 分泌性中耳炎（耳脹）

分泌性中耳炎臨床常表現為耳堵悶，聽力下降，鼓室積液。該病易反覆發作，多次抽液治療常使患者產生畏懼心理，也被視為導致患兒傳導性耳聾的常見原因，屬於中醫學「耳脹」的範疇。對臨床具備相應症狀者，行鼻內鏡檢查，若排除鼻咽占位病變而見鼻咽黏膜色淡、水腫明顯，伴分泌物儲留，咽鼓管口周圍黏膜水腫。舌淡紅，脈弦滑或緩者，可辨證為寒溼停聚、阻閉耳竅證，與小青龍湯方加石菖蒲、通草、赤芍以溫通耳竅、宣散祛溼。

**醫案精選**

◎案

吳某，女，54歲。有右耳「分泌性中耳炎」病史10餘年，反覆發作，流出淡黃色液體，聽力減退，伴有耳鳴耳悶脹感，左耳尚可。檢查：右耳外耳郭外耳道不腫，鼓膜大穿孔，有稀薄液體流出，左耳外耳道淨，鼓膜未見明顯異常。乳突CT示：右耳鼓膜穿孔，聽小骨破壞，乳突氣化不良，未見明顯新生物。纖維鼻咽鏡檢查：未見明顯新生物。舌質淡紅，苔白膩，脈沉細。辨證為痰濁瘀阻，上犯耳竅。治以溫化痰飲，利溼通竅。方用小青龍湯加味。

處方：炙麻黃10g，白芍10g，桂枝10g，細辛3g，乾薑10g，五味子10g，半夏10g，生黃耆15g，木香10g，青皮

10g，陳皮 10g，大腹皮 10g，烏藥 10g，蒼朮 10g，澤瀉 10g，甘草 4g。7 劑，每日 1 劑，水煎服，分 2 次溫服。

服 7 劑後，症狀明顯控制，繼服 14 劑，隨訪半年未復發。

按分泌性中耳炎是以中耳積液及聽力下降為特徵的中耳非化膿性炎症性疾病，又稱為滲出性中耳炎，病程超過 3 個月，並且經多次鼓膜穿刺或鼓膜置管仍反覆中耳積液且影響聽力者為慢性分泌性中耳炎。《馮氏錦囊祕錄》謂其「濁陰遮閉其竅，外聲不得入內」，屬於中醫學「痰飲」範疇。本病臨床治療方法較多，但效果不甚理想。這類積液都是敗津腐液，在治療此病時選用小青龍湯，應遵「病痰飲者，當以溫藥和之」的指導思想，小青龍湯中的炙麻黃、桂枝、細辛、半夏、乾薑都是辛溫藥，佐以酸苦的白芍、五味子，補脾潤肺的甘草，故能溫散肺寒而化痰飲。在臨床上運用中常加用生黃耆以行氣利水，加用木香、青皮、陳皮、大腹皮、烏藥、蒼朮、澤瀉以滲溼行氣通竅。此方平和而不峻烈，寬以濟猛，標本兼顧。

## 4. 急性喉炎（急喉瘖）

急喉瘖是以急性聲音嘶啞為臨床主要表現特徵的喉部疾病，相當於現代醫學急性喉炎的範疇。臨床暴飲寒涼或風寒外襲阻閉肺氣，寒邪凝聚喉竅，致使發為急性失聲，正如所謂「金實不鳴」、「竅閉而瘖」。臨床局部望診咽部黏膜無充血，間接喉鏡或纖維喉鏡檢查，見下嚥及喉部黏膜均無充血，聲帶水腫明顯或

呈魚腹狀，舌苔脈象均無熱徵，中醫辨證當屬風寒閉肺，邪聚喉竅證，與小青龍湯方去乾薑、白芍以防溫裏收斂，加杏仁、防風、石菖蒲宣肺散寒通竅開音。

**醫案精選**

◎案

某，女，34歲，教師。2009年12月初診。語聲不揚逐漸加重1月餘，曾自服喉症丸、胖大海無效。近因淋雨感冒，遂致語音不出。伴見惡寒發熱，咳嗽痰白，胸悶不舒，頭痛如裹，身重無汗。舌淡苔薄，脈浮。中醫診斷為急喉瘖。辨證為風寒束肺，寒溼阻滯氣機。治以宣暢氣機，升陽散寒。方用小青龍湯加減。

處方：麻黃10g，桂枝10g，升麻10g，前胡10g，桔梗10g，甘草10g，細辛8g，法半夏6g，五味子6g，乾薑6g，白芍各6g。3劑，每日1劑，水煎服，分2次溫服。

二診：服藥3劑後，汗出音揚。守上方去桂枝，以生薑10g易乾薑，3劑而痊癒。

按本例患者因外感風寒之邪，傷及肺系，肺氣不宣，閉塞不通而出現咳嗽、聲音嘶啞等症。小青龍湯可疏風散寒除濁，加用前胡、桔梗、升麻宣肺昇陽利竅，使風寒濁得祛，肺氣通暢，則失聲自利、咳嗽自癒。

◎案

張某，男，34歲。2009年1月28日初診。1日前受寒，遂出現惡寒發熱，咳嗽音啞，咯稀白黏痰，繼而完全失音，兼見胸悶而喘。舌淡，苔白滑，脈浮滑。西醫診斷為急性喉炎。中醫診斷為急喉瘖。辨證為風寒閉肺，肺氣痹阻。治以疏風散寒，宣肺開音。方用小青龍湯加減。

處方：麻黃10g，桂枝10g，細辛6g，法半夏10g，五味子10g，乾薑6g，白芍10g，桔梗10g，前胡10g，枳殼10g，炙甘草6g。3劑，每日1劑，水煎服，分2次溫服。

3劑後疾病告癒。

按本案患者因受寒後出現惡寒發熱，咳嗽咳痰，音啞等感冒症狀，此為風寒之邪從皮毛及口鼻入肺，閉阻肺氣，肺氣不利，宣降失常；舌淡，苔白滑，脈浮滑，乃風寒外束、水飲內停之象。符合小青龍湯證，故臨症以小青龍湯加減。方中麻黃、桂枝散寒解表，宣肺止咳；五味子、乾薑、細辛、半夏，溫肺化飲；前胡、桔梗利咽開音，配以枳殼降氣，一升一降，恢復肺之宣發肅降功能，諸症可癒。

## 5. 鼻後滴漏症候群（慢性咳嗽）

鼻後滴漏症候群是指因鼻腔、鼻竇的變態反應性或非變態反應性炎症分泌物向後流入鼻咽部，從而引起以慢性咳嗽、咽異物感、咽癢、發堵感，以及咽部黏痰附著感等一系列症狀為

主要特點的臨床症候。典型臨床表現有：陣發性或持續性咳嗽；多數患者伴有咽喉的感覺，並頻繁清喉；有鼻癢、鼻塞、流鼻涕、打噴嚏等症狀；有的患者還會聲音嘶啞；有鼻炎、鼻竇炎、鼻息肉或慢性咽喉炎等病史。中醫治療該病有良好的療效，中醫辨證治療該病，以疏散外邪、宣通鼻竅、溫肺化飲為法，處方用藥切合病機，可直達病所，促病向癒。小青龍湯是治療寒飲犯肺的第一要方，故其所主的咳痰係寒飲射肺所致。往往咳而多痰，而且這種寒飲的痰具有以下特點：一是咯吐大量白色泡沫痰，落地成水；二是咯吐冷痰，自覺痰涼如粉，痰似蛋清樣半透明，而且連續不斷。且在治療此病中體會可加用生黃耆，生黃耆可與麻黃一起疏調水道，另加用白芷、石榴皮可以酸收斂涕。

## 醫案精選

◎案

孫某，男，32歲。時常鼻涕倒流入喉，質黏難以咯出，咽癢咳嗽少痰，清嗓頻頻，反覆發作，加重1個月。檢查：鼻黏膜輕度充血，雙下鼻甲腫大，鼻中隔輕度偏曲。纖維鼻咽鏡檢查：鼻咽部未見明顯異常；咽部略紅，雙側扁桃腺不大，咽後壁見少許淋巴濾泡增生。舌質淡紅，苔白膩，脈沉緊略滑。中醫診斷為慢性鼻炎，鼻後滴漏。辨證為外寒內飲，肺失宣肅。治以溫肺化飲，宣通鼻竅，佐以斂涕。方用小青龍湯加味。

處方：炙麻黃10g，白芍10g，桂枝10g，細辛3g，乾薑

10g，五味子 10g，半夏 10g，生黃耆 15g，辛夷 10g，石榴皮 10g，甘草 4g。7 劑，每日 1 劑，水煎服，分 2 次溫服。

服 7 劑後，症大減，繼服 14 劑，諸症痊癒。

按患者以多涕、咽癢咳嗽為主症，多涕因體內有水飲停聚，水飲不歸正化，而為涕；又鼻涕倒流入喉，咽喉受鼻涕刺激導致咽癢、咳嗽。故內有停飲為該病主要病因，治療當以溫肺化飲為第一要務。方用小青龍湯加減，麻黃、桂枝宣肺散寒，恢復肺之宣肺肅降；五味子、乾薑、細辛，三藥合用以溫肺化飲，合「病痰飲者，當以溫藥和之」之意；加用辛夷以助麻黃、桂枝疏風散寒，兼以宣通鼻竅；最後加用石榴皮以收斂止涕。全方合用，以行溫肺化飲、宣肺通竅之功。臨床療效頗佳。

◎案

陸某，男，21 歲。2012 年 9 月 1 日初診。患者訴反覆咳嗽 3 年餘。每次因感冒引發咳嗽，咳嗽呈發作性或持續性，以白天為主，入睡後較少發生，痰量不多，質較稀，同時伴鼻後滴漏和咽後壁黏液附著感。到當地西醫院行相關檢查：胸部 CT 檢查無明顯異常；鼻竇 CT 檢查發現鼻竇有病變；檢查發現咽後壁有黏液附著、成鵝卵石樣。西醫診斷為鼻後滴漏症候群，行相關對症治療，咳嗽可緩解，但每遇受寒則發。遂至中醫院就診，症見：咳嗽，咳嗽呈持續性，以白天為主，痰量不多，質較稀，同時伴鼻後滴漏和咽後壁黏液附著感。舌質偏紅，舌苔稍膩偏黃，脈弦滑。西醫診斷為鼻後滴漏症候群。中醫診斷為咳嗽。

辨證為外感風寒，痰溼內停。治以散寒祛溼。方用小青龍湯加味。

處方：法半夏 10g，炙麻黃 6g，桂枝 6g，細辛 3g，白芍 12g，五味子 10g，乾薑 6g，天花粉 12g，生石膏 15g，牛蒡子 10g。7 劑，每日 1 劑，水煎服，分 2 次溫服。

囑患者避風寒，常用溫水洗鼻。飲食清淡，忌肥甘厚膩。

二診：服上藥後，訴咳嗽較前明顯好轉，咳嗽次數減少，乾咳為主。舌質淡紅，苔稍膩，脈弦。上方去生石膏、牛蒡子，加白朮 10g，茯苓 10g。7 劑而癒。

按本案患者發病時間久，多為虛實夾雜，內有痰飲，外受風寒為主要病機。方以小青龍湯加味，以炙麻黃代麻黃，避免久病過於溫散耗氣傷陰，並能止咳平喘、辛溫發汗，桂枝辛溫解肌、通陽散寒，二者相合而開太陽；又令半夏與乾薑、細辛相配，降逆止咳、溫陽化飲；細辛佐麻黃，使風寒之邪從少陰出太陽，並能宣通鼻竅；再加五味子、甘草與白芍，養營陰，並可補肺，防耗散；同時，乾薑、細辛、五味子三藥之合，以溫、散、收相互為用，使肺恢復宣肅之功，肺部氣機通暢。因方中法半夏、細辛、乾薑等藥其性偏熱，又因外邪久戀易化熱傷陰，故常酌加天花粉、生石膏涼潤之藥以濟之，以避免燥熱傷陰，加牛蒡子以加強宣肺降逆止咳之功。全方配伍以疏風化飲，減少鼻腔分泌物對咽喉刺激，緩解咳嗽等症狀，收效顯著。

## 6. 春季卡他性結膜炎

　　春季卡他性結膜炎屬於 I 型變態反應性,以雙眼奇癢難忍並伴異物感、燒灼感,輕度的畏光、眼紅、流淚和黏絲狀分泌物為主要臨床特徵。該病屬中醫學「時復症」範疇,多指眼部刺癢難忍,白睛紅赤灼熱,按一定週期定律,及期而發,過期而癒,如花如潮,循環往復的外障眼病。本病多和生存環境惡化、氣候變化、貪涼飲冷、勞作無度有關。本病病因多為素體不固,衛外失司,風寒之邪趁勢而入所致。病位在肺在表,白睛屬肺。風寒之邪,入裏侵襲肺衛,上攻犯目,導致本病。治療上無論何種證型,不論中藥內服,還是中醫外治,均要抓住祛風、止癢、散邪這一基本要點,再配以散寒、除溼、清熱、辛溫、養血等法,方可達到治療該病的效果。

**醫案精選**
◎案

　　陸某,男,19 歲。患者因「右眼痛、右眼視力低下、兩眼搔癢,每至春季發病」就診。患者體型偏瘦,面色蒼白。眼科檢查:雙眼上眼瞼多發巨大乳突、充血明顯、球結膜充血、水腫。角膜可見淺層點狀角膜炎及部分角膜潰瘍形成。西醫診斷為春季卡他性結膜炎。因眼痛、視力低下考慮有角膜損害,曾使用透明質酸鈉滴眼液加 Tranilast 滴眼液、0.1% 的 Fluorometholone 滴眼液等修復角膜,口服給予抗過敏藥 Loratadine。但病情反覆

或加重,遂來就診。測兩眼壓均為 19～20mmHg,用 0.1%的 Fluorometholone 滴眼液,並內服小青龍湯。

處方:炙麻黃 6g,桂枝 6g,五味子 10g,乾薑 6g,白芍 10g,法半夏 10g,炙甘草 6g。每日 1 劑,水煎服,早、晚分 2 次溫服。

服小青龍湯 6 個月後,自覺症狀逐漸減輕,類固醇滴眼液用量減小,巨大乳突縮小,角膜所見亦改善。

按本病因患者外感風寒之邪,風寒之邪侵襲肺衛,因白睛按五輪學說為風輪,屬肺。風為陽邪,善行數變,寒為陰邪,易於凝滯,風邪挾寒,侵襲肺衛,上攻犯目,發而為癢。根據中醫異病同治原則,辨證後取小青龍湯辛散宣肺之功治療該病。方中麻黃、桂枝相須為君藥,解表散寒;佐以白芍,取其酸斂益陰、和營養血之力,防麻、桂並用發汗太過,耗傷津液;細辛、乾薑為伍,辛溫走竄止癢;半夏健脾燥溼;五味子酸溫、養陰生津,並節制諸藥溫燥之性;炙甘草調和諸藥,共奏疏風散寒止癢之功。

◎案

繆某,男,4 歲。1984 年 9 月 7 日初診。患兒雙眼發癢 2 個月,曾在當地醫院檢查並點用 Cortisone 眼水,內服維生素 AD 丸無效。患兒平素常發支氣管哮喘,見其體質瘦弱,面色萎黃少華。檢查:雙眼球結膜呈暗黃色,略充血,眼內黏絲狀分泌物多,結膜塗片染色檢查可見較多的嗜酸性粒細胞。舌質胖

嫩，色淡，苔白薄，脈滑。西醫診斷為春季卡他性結膜炎。中醫診斷為時復症。辨證為痰飲犯肺。方用小青龍湯加減。

處方：麻黃 4g，製半夏 6g，白芍 6g，桂枝 3g，細辛 1.5g，甘草 4g，五味子 4g，茯苓 8g。

先後服方 15 劑，雙眼癢止，白睛不充血，但微呈暗黃色，停藥。於 1985 年 5 月隨訪眼病未再發。

按本病的發病部位主要局限於白睛的球結膜和與之相移行的瞼結膜，因此，根據《黃帝內經》「五臟六腑之精氣，皆上注於目而為之精……其窠氣之精為白眼」的理論，當首先考慮主要為肺經的病變。怪症、怪病多因於痰，患兒眼瞼結膜之大型乳突、角膜緣之膠狀隆起物，均可認為是痰溼停聚，而患眼內黏絲狀的分泌物更可認為是痰的變生物。舉凡肝火犯肺、陰虛內熱煎熬，或水飲不化津液，均可變生為痰濁，隨經絡而上走於目，而在肺經所主部位發為病變。故欲消除眼部黏絲狀分泌物，增生之乳突和膠狀物當選用小青龍湯溫化寒痰、辛溫宣肺；全方再加用一味茯苓，以健脾祛溼，配合半夏以燥溼化痰，痰溼去則諸症自癒。

## 第五節　皮膚病

### 1. 慢性溼疹

溼疹是由於多種內外因素激發而引起的一種皮膚炎症反應。慢性溼疹多因急性、亞急性溼疹反覆發作演變而成，表現為患處皮膚浸潤增厚，變成暗紅色及色素沉著。持久不癒時，皮損紋變粗大，表現乾燥而易發生皸裂。自覺劇烈搔癢，紅斑、丘疹、丘皰疹或水皰密集成片，易滲出，邊界不清，周圍散在小丘疹、丘皰疹，常伴糜爛、結痂，如繼發感染，可出現膿包或膿痂。

該病屬於中醫學「溼瘡」範疇，多因外邪襲表，腠理素虛，加之經常涉水浸溼，溼性黏滯聚於肌腠，影響衛氣宣發，營衛失和，血行不暢，外衛不固，易受風熱之邪入侵，溼與風、熱三邪互相搏結，充於肌腠，浸淫肌膚，發為溼疹。當辨證屬外寒內飲之證時，可予小青龍湯加減治療。

**醫案精選**

◎案

王某，男，60歲。2010年10月28日初診。訴其雙小腿紅丘疹、搔癢反覆發作3年餘。3年前原因不明出現右小腿內側一大約2cm×3cm的皮損，上有散在紅丘疹、搔癢。自用Triam-cinolone Acetonide and Econazole Nitrate藥膏外塗，1週後搔癢

消失，皮損漸消。1個月後雙小腿陸續出現紅丘疹，以小腿內側較多，有的分散，有的融合成片，搔癢。當地醫院診斷為慢性溼疹，經服抗組織胺藥和中藥湯劑（具體藥物不詳），此後時輕時重。近2年入冬後皮損發生，翌年4月、5月皮損漸消。症見：雙小腿分散暗紅色丘疹，小如米粒，大如綠豆，部分融合成片，皮損肥厚粗糙，搔癢夜甚，納可，二便調。舌質淡，苔白膩，脈沉滑。中醫診斷為慢性溼疹。辨證為寒溼痰飲，瘀血蘊結肌膚。六經辨證為太陽病挾痰飲，瘀血。治以辛溫透邪，祛寒化飲，活瘀通絡之法。方用小青龍湯加味。

處方：麻黃12g，桂枝12g，炙甘草12g，乾薑12g，五味子12g，半夏12g，苦參20g，當歸20g，赤芍10g，烏梢蛇10g，川牛膝10g，細辛6g。5劑，每日1劑，水煎服，分2次溫服。

外用硫磺軟膏（自製，昇華硫磺30g，基質70g），每日2次。成片皮損封包，每日換藥1次。囑忌食辛辣刺激食物。

二診：11月2日。藥後搔癢減輕，守法守方繼用，5劑，服法同前，外用藥同前。

三診：11月9日。部分分散丘疹消退，搔癢基本消失，夜間仍有輕微搔癢，成片皮損變薄。舌質淡，苔白薄膩，脈沉滑。守上法去苦參、五味子，麻黃、桂枝減為6g，加合歡皮、首烏藤各20g。10劑，外用藥停用。

四診：11月26日。搔癢消失，皮損消退而告癒，為鞏固療效。擬茯苓桂枝白朮甘草湯加味。

處方：茯苓20g，白朮20g，桂枝6g，炙甘草6g，當歸10g，烏梢蛇10g。10劑。

服上藥以鞏固療效，1年後隨訪未復發。

按慢性溼疹證屬寒溼之邪鬱於肌膚，久則痰飲瘀血互結，故皮損粗糙肥厚，搔癢。寒束飲停為病之本，而痰瘀互結，肌膚失養乃病之標，其病機與小青龍湯方證病機相同，故稍事加減而取效。方中小青龍湯辛溫解表，祛寒蠲飲以治其本，加當歸、川牛膝，以赤芍易白芍，取養血潤膚，活血化瘀之功，川牛膝又引藥直達病所；久病入絡，溼盛則癢，故用苦參祛溼止癢，烏梢蛇入絡搜剔，祛風止癢。諸藥合用與慢性溼疹病機契合，故療效可靠。《醫宗金鑑》認為「溼熱生蟲」，又外用硫磺膏殺蟲止癢以助內服藥之力，故3年頑疾月餘痊癒。

◎案

某，男，11個月。1995年1月27日上午初診。其父母訴：患兒生後2個月面部開始出現紅色丘疹、水皰，流黃色滲出液，僅20日就波及前額、頭皮、軀幹、四肢等處，面積由小而大，逐漸加重。曾因肺炎住院達8次（每月1次），每於肺炎後溼疹變乾，出院後不幾日又恢復原狀。今又因肺炎於1月20日晚住院，25日病情加重，院方通知病危，清晨氣促加重，目閉不睜，自動出院。檢查：患兒全身為大面積溼疹，呈褐色厚痂，

呼吸急促，鼻翼翕動，口唇輕度紫暗，口溢白色泡沫，面色灰暗，目閉不睜。脈浮緊，三關淡紫黑已至命關，舌淡暗，苔白膩。唯少能進水，喉鳴液波。西醫診斷為溼疹。中醫診斷為溼瘡。辨證為寒飲內停，外受風寒。治以內化痰飲，外除表邪。方用小青龍湯加減。

處方：麻黃 3g，炒杏仁 6g，厚朴 6g，製半夏 3g，白芍 6g，細辛 1.5g，陳皮 6g，茯苓 6g，五味子 3g，甘草 3g，生薑 1 片。水煎溫服。

囑其頻頻飲之。

二診：第 2 日 11 時，其父來告，患兒夜半汗出，目睜開，氣喘亦減，氣息平穩，咳嗽亦減，能進乳汁少量。指紋淡紅，退至氣關，紫暗大減。效不更方，繼服上方 2 劑。

三診：5 日後咳嗽基本痊癒，飲食轉佳，溼疹有脫落之兆，唯喉間痰鳴聲轉為重。恐熱化過急，將方中麻黃改為炙麻黃 3g，去厚朴，加川貝母 6g，天竺黃 3g，再服 4 劑，喉間痰鳴消失，溼疹脫落有半。後改用桂枝湯合五苓散加減。

處方：桂枝 3g，芍藥 3g，白朮 6g，茯苓 6g，澤瀉 6g，豬苓 6g，桑白皮 6g，車前子 3g，萆薢 6g，甘草 3g，生薑 1 片，大棗 3 枚。

1 劑後平穩，囑其繼服，無不良反應，再服 6 劑，溼疹痊癒，咳喘未發，一切正常。3 個月後小兒康復，皮膚轉常。

按嬰兒溼疹，中醫學稱「胎癥瘡」、「奶癬」、「胎癬」等，多由感受胎毒及外感風溼，蘊結肌膚所致。《證治準繩》云「胎毒瘡疥，因察胎熱，或娠母飲食之毒七情之火」，癬病由風邪侵入皮間，變成癮疹。本案患兒乃因寒飲內停，外受寒邪從而致病。但因小兒形氣未充，臟腑嬌嫩，不耐其邪，導致正不勝邪，邪氣壅塞，臟氣衰敗。觀其病症，其證雖虛，但邪實仍為主要矛盾，遵張子和「病由邪生，邪去則正安」的教誨，治療則仍以袪邪為主。因患兒乃因「寒飲內停，外受寒邪」所致其病，而寒與溼同類，皆水溼之為。小青龍湯是治內飲外寒之良劑，一可解表，二可化飲，內飲化，邪出表，水溼皆從汗解，故投以小青龍湯加減以解表散寒、溫肺化飲。二診時因久用溫化之劑，極易化熱。故在痰鳴聲濁後佐以清化之品，以防飲疾成痰，改生麻黃為炙麻黃以減其發表之力，後投以調和營衛之桂枝湯，利水之五苓散，使邪從小便而出，營衛得和而愈。總觀此病治療經過，開始雖有正虛之兆，但仍以邪實為主要矛盾，因其病因為水溼之邪，故用利汗之劑見效。

## 2. 蕁麻疹

蕁麻疹是一種常見的皮膚病，是由於各種因素致使皮膚黏膜血管發生暫時性炎性充血與大量液體滲出而造成局部水腫性的損害，局部或全身性皮膚上突然成片出現紅色腫塊，發病迅速，消退亦可迅速，有劇癢。

該病在中醫學中統稱為「風癮疹」，發病多由感受風寒之邪，

因風寒外束,氣血鬱結於皮膚肌表,故而出現風疹。小青龍湯可外散風寒,內化水飲,切合本病病機,臨床可辨證使用。

**醫案精選**

◎案

黃某,男,48歲。素體虛弱,半年前患風疹,風團疹塊遍體,搔癢無比,反覆發作,屢治不效,近1週遇風寒加重。症見:風團疹塊遍布全身,四肢及胸背為甚,疹塊大如雞卵,色淡紅,搔癢無比,伴咳嗽氣喘,痰多稀白,面色蒼白,畏寒肢冷。舌質淡,苔白膩,脈弦細。西醫診斷為蕁麻疹。中醫診斷為風疹。辨證為風寒束表,營衛不和,寒飲伏肺。治以調和營衛,溫肺化飲,祛風止癢。方予小青龍湯加味。

處方:麻黃15g,桂枝15g,白芍15g,炙甘草15g,乾薑15g,細辛15g,製半夏30g,五味子15g,防風15g,白鮮皮30g,蒼朮15g。7劑,每日1劑,水煎服。

二診:風疹續漸消退,癢感減輕,咳喘減少,予上方加烏梢蛇15g,蟬蛻15g,僵蠶15g以加強祛風活絡止癢之功,續服14劑而癒。隨診1年患者風疹再無復發。

按該案患者因素體虛弱,哮喘病經久不癒,風寒溼邪留伏,寒飲伏肺,今遇風寒致營衛不和,誘發風疹。風寒束表,氣血鬱結於皮膚肌表,則見風疹;飲邪上逆犯肺,故咳嗽氣喘;津液遇寒聚為痰涎,故痰多稀白;寒飲內伏,損傷陽氣,陽虛則見面色蒼白,畏寒肢冷;舌質淡、苔白膩、脈弦細均為陽虛

寒飲內聚之象。故用小青龍湯加味以調和營衛，溫肺化飲，祛風止癢治之。方中麻黃、桂枝配防風、白鮮皮溫經散寒，祛風止癢；乾薑、細辛、蒼朮溫化寒飲；製半夏燥溼化飲；五味子酸溫，斂肺滋腎；炙甘草、白芍緩急止痛，調和營衛，緩和諸藥；烏梢蛇、蟬蛻、僵蠶祛風活絡止癢。全方緊扣病機，切中病情，施藥精確，既外祛風散寒，又內溫肺化飲，內外兼治，藥證相符，故風疹頑疾可癒矣。

◎案

馬某，女，36歲。2009年2月19日初診。患者反覆皮膚搔癢，斑塊狀隆起時隱時現1年餘。以兩上肢，胸背部皮膚為甚，受壓或搔抓後亦出現條索狀隆起。症見：皮膚分散斑塊樣隆起，色白無水皰，無結痂、鱗屑，皮膚劃痕症（＋），肢體痠楚，口淡不渴。舌苔白膩，脈浮緩。中醫診斷為風癮疹。辨證為風寒鬱滯肌腠。方用小青龍湯加減。

處方：麻黃9g，桂枝12g，炒白芍10g，清半夏9g，細辛6g，乾薑9g，白蒺藜15g，蟬蛻6g，蒼朮9g，茯苓8g，甘草3g。

服藥3劑明顯好轉，續服6劑痊癒。

按本案患者因風寒鬱滯，兼有水液凝澀在皮膚腠理之間不得宣散，故有反覆皮膚搔癢，條索及斑塊樣之隆起時隱時現，及肢體痠楚，口淡不渴，舌苔白膩，脈浮等症。「有諸內必形諸外」，本案例為皮膚病之表現，但與小青龍湯病機一致。因五味

子酸收之性,故於方中去五味子,加蒼朮、茯苓、蟬蛻以宣散水溼兼祛風止癢,全方合用,療效顯著,使反覆1年多的疾病得以痊癒。

# 中篇　臨證新論

# 下篇

# 現代研究

　　本篇從兩個部分對小青龍湯的應用研究進行論述：第一章不僅從現代實驗室的角度對小青龍湯全方的作用機制進行探索；還從組成小青龍湯的主要藥物藥理作用進行研究分析，為讀者提供了充分的現代研究作用基礎。第二章為經方應用研究，對小青龍湯的理論基礎、證治特色、臨證應用進行總結性的整理，並且選取了代表性的名醫驗案，以便更好地應用經方。

下篇　現代研究

# 第一章

## 現代實驗研究

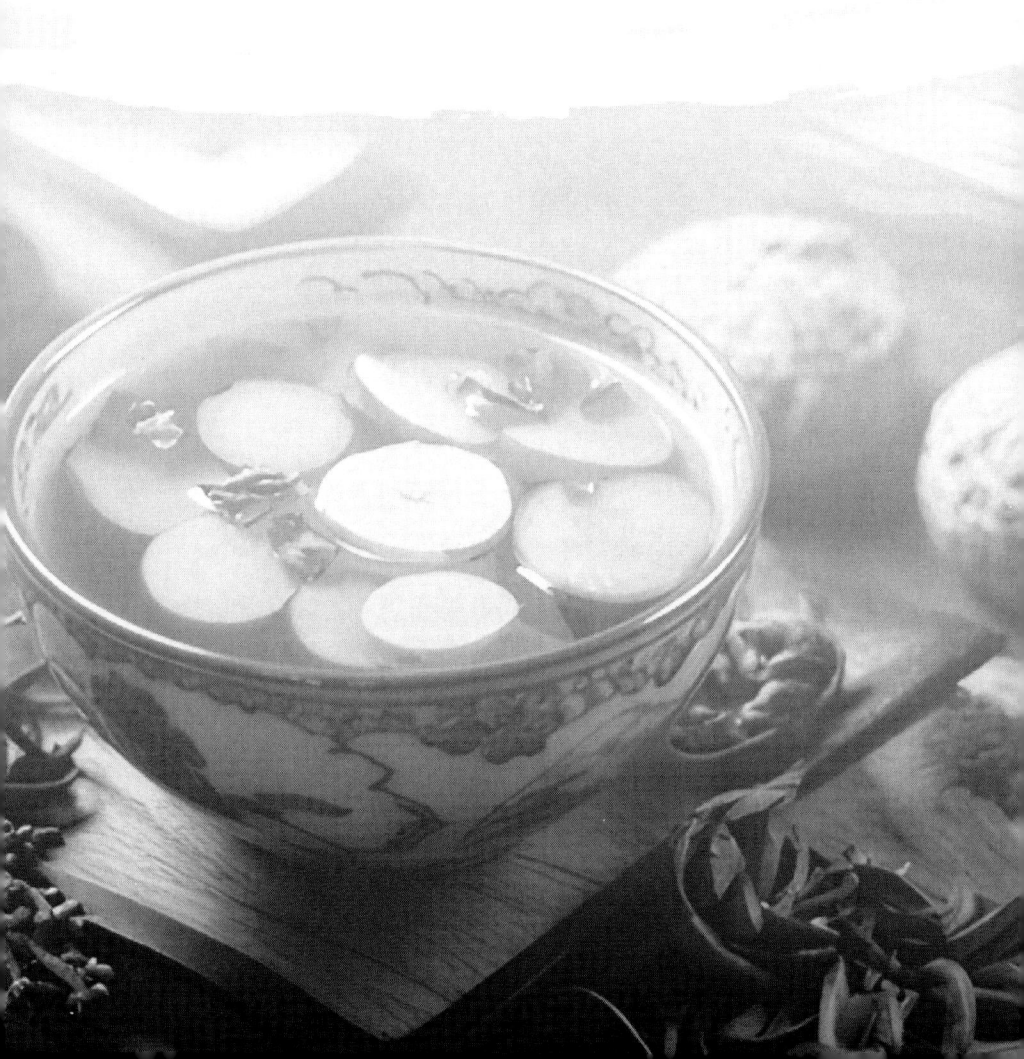

# 第一節　小青龍湯全方研究

## 一、止咳作用

小青龍湯具有明顯的止咳作用。廖永清等採用二氧化硫刺激法和濃氨水噴霧法，對小鼠按劑量灌胃給藥，觀察小青龍湯分煎、合煎對小鼠的止咳作用，發現小青龍湯分煎與合煎均有明顯的止咳作用；礒濱洋一郎認為小青龍湯合麻杏石甘湯的鎮咳機制與抑制呼吸道傳入性神經感受器有關，並有廣泛鎮咳作用。此外，還有促進黏液纖毛輸送、抗炎以及鬆弛氣管平滑肌的功能。故他認為該合劑為綜合性呼吸道消除改善藥。

## 二、平喘作用

小青龍湯具有顯著的平喘作用。廖永清等用噴霧致喘法對豚鼠按一定劑量灌胃給藥，發現小青龍湯分煎與合煎均有明顯的平喘作用；黃堅等人以小青龍湯煎劑為供試藥物，觀察含藥血清對離體豚鼠氣管平滑肌的鬆弛作用，證實其具有顯著抗組織胺引起的離體豚鼠氣管平滑肌收縮作用，且呈良好的量效關係，與直接用煎劑進行的離體藥理實驗具有相似的藥理效應。同時，提出一種簡便易行的血清預處理方法以消除血清蛋白對實驗的干擾。

## 三、抗炎作用

小青龍湯具有抗炎作用。廖永清等採取乙酸所致小鼠微血管通透性增高的方法，觀察小青龍湯分煎、合煎在等劑量下對小鼠的抗炎作用。發現小青龍湯分煎與合煎均有明顯的抗炎作用，兩組差異均無顯著性（P＞0.05）；張偉等透過複製慢性阻塞性肺病（COPD）大鼠模型觀察，顯示小青龍湯有糾正氧化、抗氧化失衡，減輕炎症反應的作用；用小青龍湯不同組合的煎液及醇提取液與對照藥（鹽痠麻黃鹼、鹽酸腎上腺素注射液）進行對比研究。結果顯示本方及其主要組成藥的水煎液和醇提液，對豚鼠離體氣管平滑肌均有不同程度的鬆弛作用，並有抗組織胺、抗乙醯膽鹼和抗氯化鋇作用。

## 四、解熱作用

小青龍湯及其加減方實驗顯示具有解熱作用。黃志力等採用家兔內毒素發熱法、家兔化學刺激發熱法、大鼠大腸桿菌內毒素發熱法，觀察小青龍湯口服液及加入地龍和石膏後的解熱作用。發現小青龍湯口服液（4g/ml）為家兔（7g/kg）、大鼠（14g/kg）灌胃給藥後，均有解熱作用，地龍及石膏的加入增強了小青龍湯的解熱功能。小青龍湯中含有細辛、半夏。細辛有解熱、抗炎作用，能增加肺灌流量。半夏有鎮咳、止吐、抑制腺體分泌的作用。苗愛蓉等的小青龍糖漿藥理作用實驗研究

顯示小青龍糖漿兩個劑量組體溫升高均明顯低於對照組（$P <0.05$），作用維持 5 小時以上。結果證實小青龍湯製成的糖漿具有解熱作用。

## 五、抑菌作用

小青龍湯對多種病菌有抑制作用。高靈玲等採用營養肉湯培養基 2 倍稀釋試管法實驗顯示，小青龍湯水煎劑與顆粒沖調劑均對金黃色葡萄球菌、表皮葡萄球菌、綠膿桿菌、大腸桿菌、普通變形桿菌、福氏志賀菌、微球菌、黏質沙雷菌有不同程度的抑菌作用，其水煎劑抑菌作用略強於沖調劑。

## 六、抗過敏作用

小青龍湯具有明顯的抗過敏作用。盧長慶等報導，用小青龍湯水提取液 $1 \sim 3g/kg$ 灌胃給藥，對小鼠遲發性過敏反應所引起的皮膚腫脹有明顯的抑制作用；邢彥霞等透過小青龍湯對過敏性疾病的有用性的研究顯示小青龍湯透過活化、增加輔助型 T 淋巴細胞（CD4）、抑制型 T 淋巴細胞（CD8）細胞數實現免疫調節作用，但對已有過敏反應的小青龍湯則無此作用，顯示在致敏前給予小青龍湯有免疫調節作用，致敏後給藥可減輕支氣管炎症。

第一章　現代實驗研究

## 七、調節免疫作用

小青龍湯對免疫系統有一定調節作用。俞仲毅等採用小青龍湯增強小鼠腹腔巨噬細胞吞噬功能進行整體給藥和含藥血清實驗的比較方法，觀察兩者的調節免疫功能。結果發現，含藥血清和整體給藥對小鼠腹腔巨噬細胞均有明顯的增強吞噬百分率作用（$P < 0.01$），並且具有藥物的反應比較敏感的優點，含藥血清大劑量組和中劑量組的吞噬指數增加非常顯著（$P < 0.01$），由體內外實驗結果證實，小青龍湯對處於免疫系統中心地位的單核－巨噬細胞有增強其吞噬功能，因而對其免疫系統發揮了作用；倪力強等觀察小青龍湯對哮喘大鼠Th1/Th2型細胞因子水平的影響，實驗結果顯示小青龍湯能降低哮喘大鼠血漿中IL-4水平及IL-4/IFN-γ值，顯示小青龍湯具有抑制Th2細胞亞群優勢反應和調節免疫平衡的作用，從而減輕氣道炎症，降低氣管高反應性，減輕哮喘的症狀或減緩哮喘的發作，達到防治哮喘的目的。

## 八、對 GcR、βAR、cAMP 水平的作用

用放射性配基競爭結合法測定連續激發哮喘和小青龍湯治療後，各時點大鼠肺組織糖皮質激素受體（GcR）和β受體（βAR）含量。結果顯示：激發第1天肺組織胞質GcR結合位點數顯著升高，3天後迅速下降至正常水平。肺組織胞膜βAR

結合點數於激發後迅速逐日下降，第 3、7 天明顯低於正常對照組，而第 7 天又明顯低於第 3 天。小青龍湯治療後，肺組織 GcR、βAR 與哮喘第 7 天組相比均顯著提高。顯示小青龍湯具有上調哮喘大鼠肺組織 GcR 和 βAR 的水平。用放射配基競爭結合法和放射免疫法測定連續激發哮喘大鼠第 1、3、7 天肺組織環磷醯苷（cAMP）水平。結果顯示：哮喘大鼠肺組織 cAMP 含量於激發後逐日下降，激發第 7 天時降至最低點，與正常組對照，差異極顯著（$P < 0.01$），小青龍湯治療後 cAMP 含量顯著上升。顯示小青龍湯具有上調哮喘大鼠肺組織 cAMP 水平的作用。

## 九、小青龍湯對哮喘大鼠氣道阻力、肺動態順應性和血嗜酸細胞數的影響

用卵蛋白（OA）致敏造成大鼠哮喘模型，觀察哮喘大鼠氣道阻力（R），肺動態順應性（C）和血嗜酸細胞（EC）數的變化以及中藥小青龍湯對其影響。結果顯示：激發哮喘後第 4 天哮喘大鼠 R 顯著增大，C 明顯降低，血 EC 數量顯著增多與正常對照組相比 $P < 0.01$。小青龍湯治療後，大鼠 R 顯著減少，C 顯著增大，血 EC 數量顯著減少，與模型組比較 $P < 0.01$，其中 R 和 C 均達到正常水平（$P < 0.05$）。顯示小青龍湯對外周小氣管的病理改變有顯著的改善作用。

## 十、對 IgE 的影響

有人認為小青龍湯對 IgE 處於正常水平範圍的小兒支氣管哮喘療效最佳。胡國讓等人在把 IgE 作為指標引入研究預防哮喘發作時發現，小青龍湯在發病季節（10月）中的 IgE 水平與防治前（7月）IgE 水平有顯著升高（$P < 0.05$），即小青龍湯未能抑制血清 IgE 季節性升高，故小青龍湯不能作為哮喘發作的預防藥。

## 十一、對血液流變的影響

王筠默等人用小青龍湯及其拆方對離體兔耳血管影響中，證實由小青龍湯全方組成的1號方，由桂枝、五味子、細辛組成的2號方，由桂枝、五味子、細辛、麻黃、半夏組成的4號方能明顯增加離體兔耳灌流液的流出量（$P < 0.05 \sim 0.01$），並能持續 $5 \sim 10\min$。余南生等人用小青龍湯治療慢性支氣管炎60例，治療前後檢測七項血液流變血指標。經統計學處理，全血黏度、血漿黏度、纖維蛋白原、血流 K 值顯著改善（$P < 0.05$），顯示小青龍湯能降低血液黏稠度、改善血液流變性是治療慢性支氣管炎的有效藥物之一。

## 十二、抗癌作用

小青龍湯有一定的抗癌作用。高崎研究發現，小青龍湯能明顯抑制小鼠皮膚及肺二階段致癌，認為其抗促癌作用部分為細辛中所含木脂體的作用；木蘭等報導，小青龍湯在 4～10mg/ml 時，對 KU812F 的細胞增殖有抑制作用，認為該方可透過抑制嗜鹼細胞或肥大細胞的增殖和分化而對過敏性疾患發揮作用；松田正道研究證實，小青龍湯對部分臟器癌有抑制促癌劑的作用，尤其對肺二階段致癌抑制試驗引發的肺癌有顯著的抑制致癌效果。

## 十三、其他作用

小青龍湯生藥 0.8g/100g 對大鼠腹腔注射，對大鼠皮膚溫度有降低作用，且表現出安靜狀態；對血小板集聚和血栓素 A2 的生成有抑制作用；該方中鋅含有量較高，對調節肌表各種功能與代謝有一定的作用；在大鼠體內小青龍湯可能抑制茶鹼的代謝過程。鄭軍等人在研究小青龍湯等 10 首解表古方對小鼠紅血球糖酵解的影響試驗中，證實小青龍湯有促進糖酵解作用（$P < 0.05$），但本研究未能說明辛溫解表與辛涼解表對糖酵解影響的規律。小青龍湯具有改善 FEV1 和峰速值（PEF）的作用。近年研究顯示呼吸阻抗是判斷支氣管哮喘患者氣管阻塞的敏感指標，廣泛氣管狹窄是產生哮喘臨床症狀最重要的基礎，廣泛氣管狹窄可表現為氣管阻力上升，肺順應性下降。臨床觀察顯示小青龍湯具有改善肺功能的作用，以 FEV1 和 PEF 的改善最明

顯。高雪等透過小青龍湯改善冷哮型支氣管哮喘氣管重塑的臨床研究顯示小青龍湯在降低患者肺功能 FEV1 和 PEF 方面要優於對照組，小青龍湯可明顯改善支氣管哮喘患者的臨床症狀，能減輕氣管高反應狀態，改善肺功能。

## 第二節　主要組成藥物的藥理研究

### 一、麻黃

麻黃，首見於《神農本草經》，列為中品。為麻黃科植物草麻黃、中麻黃或木賊麻黃的乾燥草質莖。性溫，味辛，微苦。入肺、膀胱經。具有發汗解表、宣肺平喘、利水消腫等功效。

《神農本草經》載麻黃：主中風，傷寒頭痛，溫瘧，發表出汗，去邪熱氣，止咳逆上氣，除寒熱，破症堅積聚。《名醫別錄》謂其：通腠理，疏傷寒頭痛，解肌，泄邪惡氣，消赤黑斑毒。《本經疏證》認為麻黃在裏則使精血津液流通，在表則使骨節、肌肉、毛竅不閉，在上則咳逆、頭痛皆除，在下則症堅積聚悉破也。《藥徵》稱其主治喘咳、水氣也。旁治惡風、惡寒、無汗、身痛、骨節疼、一身黃腫。《本草綱目》指出麻黃能散目赤腫痛，水腫，風腫，產後血滯。

現代藥理研究證明麻黃主要含有生物鹼，成分隨種而異。草麻黃莖中生物鹼含量約為1.3%，其中1-麻黃鹼占60%以上，

## 下篇　現代研究

其次為 d-偽麻黃鹼及微量的 1-N-偽麻黃鹼、麻黃次鹼等。精油含量為 0.25％，主要有 2，3，5，6-四甲基吡嗪、1-2-萜品烯醇、萜品烯醇-4、月桂烯、二氫葛縷醇等。其中四甲基吡嗪和萜品烯醇的含量為 2.26％和 1.92％。黃酮類主要含芹菜素、小麥黃素、山柰酚等。有機酸類含有對羥基苯甲酸、香草酸、肉桂酸、對香豆素、原兒茶酸；麻黃還含有麻黃多糖 A、麻黃多糖 B、麻黃多糖 C、麻黃多糖 D、麻黃多糖 E，兒茶酚鞣質，無機元素 Se 及 Mo 等。中麻黃生物鹼含量約為 1.1％，其中 1-麻黃鹼占 30％～40％，麻黃鹼占原生藥 0.31％。木賊麻黃生物鹼含量約為 1.7％，其中 1-麻黃鹼占 85％～90％，另含有有機酸、鞣質、黃酮苷、糊精、澱粉、果膠、纖維素、葡萄糖及少量精油等分析麻黃精油的化學成分，並測定各成分的百分含量，結果共鑑定 127 個化學成分，1-α 松油醇、1，4-桉葉素、十六烷醇，分別是草麻黃、中麻黃、木賊麻黃精油中的主要成分超臨界 $CO_2$ 萃取技術從麻黃中提取精油，並用 Gc-Ms 技術分離鑑定其化學組成，從中鑑定出 47 個成分。

麻黃藥理作用研究如下：

## 1. 對中樞神經系統的作用

麻黃鹼的中樞神經興奮作用遠比腎上腺素強。能興奮大腦皮層及皮層下中樞，使精神振奮；可縮短巴比妥類催眠時間，亦能興奮中腦、延髓呼吸中樞和血管運動中樞。

## 2. 對心血管系統的作用

①對心臟的作用：麻黃鹼對心臟有興奮作用。麻黃鹼使心肌收縮力增強，心輸出量增加。②對血管的作用：麻黃鹼使冠狀動脈、腦、肌肉血管擴張，流量增加；使腎、脾等內臟和皮膚、黏膜血管收縮，血流量降低。③對血壓的影響：麻黃鹼常引起收縮壓和舒張壓上升，脈壓增大。其升壓作用緩慢而持久。

## 3. 對平滑肌的影響

①對支氣管平滑肌的影響：麻黃鹼對支氣管平滑肌的鬆弛作用較腎上腺素弱而持久。②對膀胱三角肌和括約肌的影響：麻黃鹼能使膀胱三角肌和括約肌的張力增加。可使排尿次數減少，足夠量產生尿瀦留，用於兒童遺尿症有效。③對代謝的影響：麻黃鹼有增加代謝的作用。

## 4. 解熱、抗病毒作用

麻黃鹼對人能誘發出汗。

## 5. 其他作用

麻黃鹼對骨骼肌有抗疲勞作用，能促進箭毒所抑制的神經肌肉間的傳導，可用於重症肌無力的治療。麻黃鹼還有升高血糖、收縮脾臟、增加紅血球等作用，麻黃鹼對胃腸道分泌通常

表現抑制，還可使疲勞的骨骼肌緊張度顯著且持久地升高。為擬腎上腺素藥，兼具 α 與 β 受體興奮作用，作用類似腎上腺素，但較溫和。有鬆弛支氣管平滑肌、收縮血管、興奮中樞等作用。本品的升壓作用較弱，但較持久，使血管收縮，但無後擴張作用。臨床用其鹽酸鹽治療支氣管哮喘和各種原因引起的低血壓，尤其蛛網膜下麻醉及硬脊膜外麻醉引起的低血壓。亦用於滴鼻消除黏膜充血。

## 二、桂枝

桂枝在本草學上，最早見於《唐本草》。最早藥學專著《神農本草經》中只有「牡桂」和「菌桂」，無桂枝記載。經後人考證桂枝與菌桂即桂枝與肉桂。以樟科植物肉桂的乾燥嫩枝入藥，性溫，味辛、甘。具有發汗解肌、溫經通陽等功效。

《醫學啟源》稱桂枝「去傷風頭痛，開腠理，解表，去風溼」。《本草經疏》言桂枝「實表袪邪，主利肝肺氣，頭痛，風痹骨節攣痛」。《本草備要》云其「溫經通脈，發汗解肌」。《藥徵》說桂枝「主治衝逆也，旁治奔豚，頭痛，發熱，惡風，汗出，身痛」。

現代研究顯示桂枝中含有以桂皮醛為主的揮發性成分，尚含有有機酸類、鞣質類、糖類、類固醇類、香豆素類等成分。目前中外對桂枝的化學成分研究主要集中於精油類和有機酸類。桂枝揮發性化學成分主要有桂皮醛、桂皮醇、甲氧基桂皮醛、苯甲醛、3- 羥基苯甲醛、2- 丙烯 -1- 醇 -3- 苯基乙酸酯、茨

烯、桉葉素-對傘花烴、萜烯-4-醇、α-胡椒烯、β-欖香烯、白菖蒲烯等。桂枝中有機酸類成分以桂皮酸為主，尚含有少量2-甲氧基肉桂酸、反式-鄰羥基桂皮酸、對羥基苯甲酸、2-甲氧基苯甲酸、原兒茶酸。楊琳等利用矽膠柱色譜、Sephadex LH-20柱色譜及PE-HPLC等方法對從桂枝中分離獲得7個有機酸類化合物，分別鑑定為反式桂皮酸、原兒茶酸、反式-鄰羥基桂皮酸、苯甲酸、反式-鄰甲氧基桂皮酸、順式-鄰甲氧基桂皮酸、對羥基苯甲酸。

桂枝藥理作用研究如下：

## 1. 抗菌作用

桂枝醇提物在體外能抑制大腸桿菌、枯草桿菌及金黃色葡萄球菌，有效濃度為25mg/ml或以下；對白色葡萄球菌、志賀痢疾桿菌、傷寒桿菌和副傷寒甲桿菌、肺炎球菌、產氣桿菌、變形桿菌、炭疽桿菌、腸炎沙門菌、霍亂弧菌等亦有抑制作用（平板挖洞法）。

## 2. 抗病毒作用

用人胚腎原代單層上皮細胞組織培養，桂枝煎劑（1：20）對流感亞洲甲型京科68-1株和孤兒病毒（ECHO 11）有抑制作用。在雞胚上，對流感病毒有抑制作用，以70％醇浸劑作用較好。

## 3. 利尿作用

用含桂枝的五苓散 0.25g/kg 對麻醉犬靜脈注射，可使犬尿量明顯增加，單用桂枝靜脈注射（0.029g/kg）利尿作用比其他四藥單用顯著，故認為桂枝是五苓散中主要利尿成分之一，其作用方式可能似汞撒利。

## 4. 擴張血管、促出發汗作用

桂枝內的桂皮油可擴張血管，調節血液循環，使血液流向體表，加強麻黃發汗作用。

## 5. 解熱、鎮痛作用

桂枝內的桂皮醛、桂皮酸鈉。可使皮膚血管擴張、散熱增加、促出發汗、提高痛閾值。

## 6. 鎮靜、抗驚厥作用

桂枝內含桂皮醛。小鼠給予桂皮醛後，小鼠自主活動減少，增加巴比妥類藥作用，對抗苯丙胺作用，抗番木鱉鹼作用；減少菸鹼致驚厥，抑制聽源性驚厥。

## 7. 抗炎、抗過敏作用

桂枝內的精油。可抑制 IgE 所致肥大細胞顆粒反應，降低補體活性，抗過敏作用。

## 三、白芍

白芍為毛茛科植物芍藥的根。味苦、酸，性微寒，入肝、脾兩經。功能養血柔肝，緩中止痛，斂陰收汗。

《藥徵》稱其「主治結實而拘攣也，旁治腹痛，頭痛，身體不仁，疼痛腹滿，咳逆，下利，腫脹」。《醫宗金鑑》云「芍藥酸寒，酸能斂汗」。《傷寒藥性賦》曰「芍藥斂血，性味酸寒，白補赤散，腰痛可安」。《湯液本草》曰「腹中虛痛，脾經也，非芍藥不能除」。

現代藥理研究發現白芍的主要藥物成分有：芍藥苷是發現最早的一種蒎烷單萜苷，後來又發現了氧化芍藥苷、苯甲醯芍藥苷和白芍苷。隨後，又分離得到了氧化苯甲醯芍藥苷、苯甲醯氧化芍藥苷、芍藥配質酮、單寧酸、paeonilactone A、paeonilactone B 和 paeonilactone C、芍新苷等。

白芍藥理作用研究如下：

## 1. 鎮痛、鎮靜、抗驚厥作用

白芍總苷具有顯著的鎮痛作用，並能增強嗎啡、Clonidine 的鎮痛效果。動物腦室注射少量的白芍總苷，可以出現明顯的睡眠狀。張豔等採用大電休克發作法、番木鱉鹼驚厥法和戊血氮小閾發作法，觀察白芍總苷對動物驚厥的影響。實驗結果顯示，白芍總苷呈劑量依賴性對抗小鼠的大電休克發作，白芍總苷能對抗番木鱉鹼引起的小鼠和大鼠的驚厥。鎮痛、鎮靜、抗驚厥作用是白芍柔肝止痛、平抑肝陽的基礎藥理之一。

## 2. 抗炎作用

白芍總苷噴粉 50～150mg/kg 每日 1 次靜脈注射可明顯抑制角叉菜膠引起的大鼠足腫脹和棉球肉芽腫的形成，並對佐劑關節炎有明顯的預防和治療作用；100～300mg/kg 每日 1 次靜脈注射法可以顯著抑制小鼠耳二甲苯所致的炎症，揭示該藥對急性、慢性和免疫性炎症均有抑制作用。

## 3. 對免疫系統的作用

白芍總苷可增加小鼠腹腔巨噬細胞的吞噬功能（吞噬百分率和吞噬指數），可以使免疫受抑制小鼠外周血 ANAE 陽性淋巴細胞百分比增加，並可使其恢復到正常水平。白芍總苷在體內

和體外不僅可促進特異性 T 調節細胞的誘導，也可增加非特異性 T 調節細胞的誘導。白芍總苷誘導不同的 T 調節細胞有明顯的功能和濃度依賴性特徵，這可能是白芍發揮免疫調節作用的基礎。

4. 保肝作用

白芍是肝炎及肝硬化中醫治療的重要組方藥物之一，近年來對其保肝作用的研究逐漸增多，應用四氯化碳誘導的小鼠實驗性肝炎動物模型，觀察白芍總苷對實驗性肝炎的保護作用。結果發現白芍總苷（20mg/kg）連續 7 天，腹腔注射的預防給藥可顯著改善小鼠肝損傷後的血清丙氨酸轉氨酶升高，血清蛋白下降及肝醣含量降低，並使形態學上的肝細胞變性和壞死得到明顯的改善和恢復。同時超微結構上肝細胞內粒線體的腫脹、內漿網的空泡變性、溶酶體的脫落也得到明顯改善。

5. 改善血液流變學作用

白芍總苷具有降低紅血球壓積，全血高切黏度和低切黏度，抑制血小板聚集的作用。說明白芍總苷透過提高紅血球的變形能力和降低紅血球聚集性而降低血液全血黏度，從而改善血液流變性。

6. 其他作用

白芍總苷明顯擴張冠狀血管和外周血管，降低血壓；預防因緊張刺激誘發的動物消化道潰瘍；抗過敏，降低尿素氮，降低自由基及耐缺氧作用。

## 四、乾薑

乾薑首載於《神農本草經》。為薑科多年生草本植物薑的乾燥根莖。性熱味辛，歸脾、胃、心、腎經，具有溫中回陽、溫肺化飲的功效。

《神農本草經》稱乾薑「主胸滿咳逆上氣，溫中，止血，出汗，逐風溼痺，腸澼下利，生者尤良，久服去臭氣，通神明」。《本經疏證》認為乾薑「具火性於土中，宣土用於金內，薑之能事盡矣」。《藥徵》謂「主治結滯水毒也，旁治嘔吐，嗽，下利，厥冷，煩躁，腹痛，胸痛，腰痛」。

現代研究證明薑的化學成分複雜，已發現的有 100 多種，可歸屬為精油、薑辣素、二苯基庚烷三大類。

乾薑藥理作用研究如下：

1. 抗氧化作用

薑中產生抗氧化作用的成分主要為薑酚、薑酮、薑腦等化合物。Masuda 等將分離得到的化合物進行了清除 DPPH 自由

基實驗和 AAPH 誘導的微粒體抗氧化實驗，結果顯示，薑辣素類化合物和二苯基庚烷類化合物都有抗氧化活性，此類化合物的脂肪鏈可以阻斷並清除自由基，特別對 AAPH 誘導的微粒體抗氧化活性作用明顯。王麗霞等用超臨界 $CO_2$ 流體萃取的方法從生薑中提取薑辣素，透過 3 種不同的自由基體系研究了薑辣素的抗氧化活性，結果顯示，薑辣素對超氧陰離子自由基（$O_2-$）、羥自由基（·OH）、DPPH 自由基都有清除能力，並且隨著濃度升高清除能力也增強。

## 2. 抗炎、解熱作用

王夢等人實驗發現乾薑乙醇提取物能抑制二甲苯引起的小鼠耳殼腫脹，說明乾薑醇提取物有一定的抗炎作用。余悅等人分別用內毒素、乾酵母、2,4－二硝基酚製造 3 種大鼠發熱模型，用 $CO_2$ 超臨界提取乾薑總油灌服給藥，結果顯示乾薑油對這 3 種發熱模型均有抑制作用，0.5g/kg、1.0g/kg 抑制實驗性發熱的體溫升高，15～30min 後即能使實驗動物發熱體溫下降，解熱作用能持續 4 小時以上。由此可以認為，乾薑有明確的解熱作用，其脂溶性成分，包括精油與薑辣素類是乾薑解熱作用的主要有效部位。

## 3. 對心血管系統的作用

實驗及臨床研究顯示，薑辣素有很好的改善心腦血管系統的功能，其中產生主要作用的是薑酚。沈雲輝等分別用氯仿、烏頭鹼、哇巴因（毒毛花苷）藥物製備3種心律失常模型，觀察乾薑乙酸乙酯提取物對心律失常的拮抗作用，結果顯示乾薑乙酸乙酯提取物可降低室顫發生率，提高引起心室性期前收縮、心搏停止的藥物用量，而3種心律失常模型的機制各不相同，但乾薑的乙酸乙酯提取物可顯著抑制這3種不同類型的心律失常，說明其抗心律失常的作用可靠。周靜等人採用氣管夾閉窒息法製作大鼠心臟驟停－心肺復甦後造成心衰模型，考察乾薑水煎液對該模型大鼠血管緊張素（Ang Ⅱ）、血清腫瘤壞死因子α（TNF-α）、丙二醛（MDA）及一氧化氮（NO）的影響，得出乾薑水煎液對急性心肌缺血大鼠 Ang Ⅱ，TNF-α，MDA，NO 均有一定調控作用。表示乾薑可以改善心臟功能，緩解急性心肌缺血缺氧狀態，發揮「回陽通脈」功效。

## 4. 對消化系統的作用

蔣貞等研究顯示，乾薑醇提物對水浸束縛應激致胃潰瘍模型、無水乙醇致胃損傷模型和幽門結紮致胃潰瘍模型的胃黏膜損傷均有良好保護作用，可使實驗動物潰瘍指數顯著降低。但對幽門結紮型大鼠胃液量、胃酸濃度、胃蛋白酶活性無抑制作用，顯示其機制可能與增強胃黏膜防禦能力有關。王夢等採用

膽總管插管引流膽汁方法，觀察乾薑醇提取物對大鼠對膽汁分泌的作用。結果顯示，乾薑醇提取物經口或十二指腸給藥均能明顯增加膽汁分泌量，維持時間長達 3～4 小時，口服作用更強。乾薑含芳香性精油，對消化道有輕度刺激作用，可使腸張力、節律及蠕動增強，從而促進胃腸的消化功能。

## 5. 抗癌作用

Chrubasika 等研究發現，6-薑酚對人脊髓細胞性白血病有抑制作用。蒲華清等對比了 6-薑酚在正常模式和低氧低糖模式兩種模式下對人肝癌細胞株 HepG-2 細胞的殺傷和化療增敏作用。

## 6. 抑制血小板聚集作用

研究顯示，薑酚對二磷酸腺苷（ADP）、花生四烯酸（AA）、腎上腺素、膠原引起的血小板聚集有良好的抑制作用，明顯抑制血小板環氧合酶活性和血栓素合成。薑酚抑制 AA 誘導的血小板聚集效果與阿斯匹靈類似。

## 7. 其他作用

乾薑還具有抗菌、抗暈動病、止嘔、改善脂質代謝、降血脂、降血糖和增強免疫等作用。曲恆芳等發現採用乾薑口含法治療妊娠引起的噁心、嘔吐可取得良好的效果；6-薑酚能有效抑制脂肪生成。

## 五、細辛

　　細辛首載於《神農本草經》，為馬兜鈴科北細辛、華細辛的全草。味辛性溫，有小毒，歸肺、腎經。功能為散寒祛風、止咳、止痛。《神農本草經》曰細辛「主咳逆，頭痛，腦動，百節拘攣，風溼痹痛，死肌，久服明目，利九竅，輕身長年」。《藥徵》謂其「主治宿飲停水也，故治水氣在心下而咳滿，或上逆，或脅痛」。《名醫別錄》謂能「溫中，下氣，破痰，利水道，開胸中，除喉痹」。《實用藥性字典》云細辛「為風痛要藥，功能深入以散風驅寒」。

　　近些年對細辛精油成分研究報導較多，目前已從30多種細辛屬植物的精油中鑑定出90多種化合物，主要為烯、苯、烷、醇、酮、酯等。北細辛、漢城細辛和華細辛的精油成分因植物不同部位、不同產地、不同採收季節等而不同，甲基丁香酚是細辛精油中主要成分。北細辛全草含精油1%～3%，超臨界$CO_2$萃取法提取率更高些。含量較高的有黃樟醚、3,5-二甲氧基甲苯、欖香素、優香芹酮、β-蒎烯、α-蒎烯、細辛醚等多種成分。漢城細辛含精油約1%，主要成分有黃樟醚、α-及β-蒎烯、莰烯、香葉烯、1,8-桉葉素、龍腦、細辛醚等。華細辛精油含量為2.66%，主要成分為黃樟醚、α-側柏烯、香葉烯、γ-松油醇、桉油精、細辛醚、2-甲基黃樟醚、β-蒎烯和α-蒎烯、肉荳蔻醚、檸檬烯和沉香醇等。

　　細辛藥理作用研究如下：

## 第一章　現代實驗研究

### 1. 解熱、抗炎／抗變態反應、鎮靜、鎮痛作用

謝偉等研究發現細辛精油灌服對溫刺法及傷寒、副傷寒混合疫苗所引起的家兔實驗性發熱有明顯的解熱作用；對啤酒酵母所致的大鼠發熱也有明顯的解熱效果，還能降低正常大鼠的體溫。細辛精油能明顯抑制致炎劑角叉菜膠、甲醛等所致的大鼠關節腫脹，顯示出較強的抗炎作用。細辛水或醇提取物均能使速發型變態反應總過敏介質釋放量減少40％以上，顯示具有抗變態反應作用。其抗炎／抗變態反應作用機制為：具有促腎上腺皮質激素樣作用，增強腎上腺皮質的功能，可抑制炎症介質釋放、微血管通透性增加、滲出、白血球遊走、結締組織增生等反應。細辛精油有明顯的中樞抑制作用，小劑量可使動物安靜、馴服、自主活動減少，大劑量可使動物睡眠，並有明顯的抗驚厥作用。細辛提取物在小鼠熱板法、小鼠扭體法、小鼠溫浴法及大鼠甩尾法等鎮痛實驗中，表現出明顯的鎮痛作用，其鎮痛作用與嗎啡相比起效較慢但作用維持時間長。細辛鎮痛的作用機制可能與抑制緩激肽等內源性致痛物質及氧自由基產生有關。細辛煎劑能阻滯蟾蜍坐骨神經衝動傳導，顯示其鎮痛機制也與阻斷神經傳導有關。

### 2. 強心、抗心肌缺血作用

細辛醇提物可使心源性休克狗心臟功能增強，表現為：左心室內壓（LVP）與平均動脈壓（MAP）升高、心臟輸出量增

加、心率加快、等容收縮期心肌最大收縮速度上升等，其作用強度與多巴胺相似。細辛精油能對抗腦下垂體後葉素所致的兔急性心肌缺血，並能增加小鼠減壓缺氧的耐受力。石含秀等研究了細辛醇提液對離體兔和豚鼠心臟的作用，發現細辛醇提液有明顯的興奮心臟作用，在用藥後心肌收縮力增強，心率加快。何秀芬等研究發現細辛水煎液能增強體外培養乳鼠心肌細胞的搏動頻率，但對心肌細胞搏動強度無明顯影響，顯示其對心肌細胞的作用主要是增加心率。用全細胞膜片鉗技術研究心肌細胞加入含藥血清前後鈉通道電流的變化發現，細辛對心肌細胞鈉通道電流有增強作用。

### 3. 平喘、祛痰作用

細辛可鬆弛氣管平滑肌從而產生平喘作用。細辛精油對組織胺和乙醯膽鹼所引起的支氣管痙攣有明顯的對抗作用。細辛醇提物對離體肺灌流量先呈短暫的降低，而後持續增加，可維15～30min。細辛精油成分甲基丁香酚對豚鼠氣管亦有明顯的鬆弛作用。細辛的抗炎、鎮靜作用也與其祛痰、平喘作用有關。

### 4. 抗衰老作用

細辛具有抗氧化作用，能減少 Hydrocortisone 造模小鼠組織過氧化脂質（LPO）含量，減輕氧自由基對細胞脂質的破壞程

度；同時提高超氧化物歧化酶（SOD）活性，增強機體對自由基的清除能力，從而發揮抗衰老作用。

## 5. 其他作用

細辛所含化學成分的藥理作用：左旋芝麻脂素具有抗病毒、抗氣管炎作用；卡枯醇具有鎮咳、降血脂作用；胡蘿蔔苷對淋巴細胞白血病 P338（PS）有殺傷活性，並可增加 SOD 活性；β-穀固醇有降血膽固醇、止咳、抗癌、抗炎作用；去甲烏藥鹼具有 β- 受體激動劑樣的效應，有強心、擴張血管、鬆弛平滑肌、增強脂質代謝和升高血糖等作用。

## 六、五味子

五味子出自《神農本草經》，被列為上品，主要以木蘭科植物北五味子乾燥的成熟果實入藥。另有一種南五味子品質較差。五味子味酸性溫，歸肺、腎經，具有斂肺滋腎、澀精止瀉、生津斂汗、寧心安神之功。為治肺虛久咳、腎虛作喘、津傷口渴、自汗盜汗、澀精滑泄、心悸失眠之要藥。

《神農本草經》載「五味子，味酸溫，主益氣，咳逆上氣，勞傷羸瘦，補不足，強陰，益男子精」。《名醫別錄》謂其「養五臟，除熱，生陰中肌」。《本草經疏》云其「五味子主益氣者，肺主諸氣，酸能收，正入肺補肺，故益氣也。」《本草彙言》謂：

「五味子斂氣生津之藥也」。故《唐本草》主收斂肺虛久嗽耗散之氣。凡氣虛喘急，咳逆勞損，精神不足，脈勢空虛，或勞傷陽氣，肢體羸瘦，或虛氣上乘，自汗頻來，或精氣耗竭，陰虛火炎，或亡陰亡陽，神散脈脫。以五味子治之，或用其酸斂生津，保固元氣而無遺泄也。然在上入肺，在下入腎，入肺有生津濟源之意，入腎有顧精養髓之功。《本草經疏》稱「咳逆上氣而不渴」用五味子。《傷寒用藥研究》認為「體發斂而潤澤為之用」。

現代藥理研究證實五味子含有多種成分，主要含木脂素、多糖、精油、三萜、有機酸、胺基酸和無機元素等，主要成分為木脂素類成分，約占8%。

五味子藥理作用研究如下：

## 1. 對肝損傷的保護作用

五味子及其主要化學成分五味子甲素、五味子乙素、五味子丙素、五味子醇甲、五味子醇乙、五味子酚均有明顯的保肝降酶作用，是多種保肝降酶中成藥的主要成分。

## 2. 對中樞神經系統的作用

五味子具有明顯的鎮靜催眠作用，這也是其中醫臨床用於心悸失眠的現代理論依據。五味子對於改善睡眠具有顯著效果且不產生藥物依賴性。五味子及其乙醇提取物、五味子甲素、

第一章 現代實驗研究

五味子乙素、五味子丙素、五味子醇乙可明顯延長戊巴比妥鈉所致小鼠睡眠的時間,減少小鼠自主活動。

## 3. 對免疫功能的作用

免疫實驗顯示,五味子成分能使脾臟白髓的生發中心增大。動脈周圍淋巴鞘增厚,免疫細胞數量增加。特別是邊緣區的 IgMB 細胞變化更為顯著。苗明三等透過實驗發現,五味子多糖可明顯提高正常小鼠腹腔巨噬細胞吞噬功能,促進溶血素和溶血空斑的形成,促進淋巴細胞的轉化,這證明五味子多糖有較好的免疫興奮作用。

## 4. 影響胃腸平滑肌及胃液、膽汁分泌

大鼠靜脈注射醇乙和五味子素可抑制胃的自發運動,並減少其緊張度。亦可對抗毛果芸香鹼所引起的胃蠕動亢進,口服對大鼠應激性潰瘍有預防作用。醇乙、五味子素可使大鼠膽汁分泌增加。對幽門結紮大鼠可抑制胃液分泌,並有降低胃液總酸度的傾向。對離體迴腸有抗乙醯膽鹼、抗組織胺作用。

## 5. 抗菌作用

研究顯示,五味子提取物對其多種敏感菌具有抑制或殺滅作用。五味子乙醇浸液對金黃色葡萄球菌、痢疾桿菌、霍亂弧菌、綠膿桿菌、傷寒桿菌、產氣、變形及綠膿桿菌都具有抑菌

作用，對多種真菌如白色念珠菌、紅色毛菌、石膏樣毛疾菌、大小孢子菌、豬小孢子菌等也有抑菌和殺菌作用。五味子水煎液還可以抗齲齒病原菌，對變形鏈球菌的生長、繁殖有較強的抑制作用，且隨著藥物濃度提高，抑菌效果亦增強。其機制可能與所含有機酸有關。

## 6. 抗衰老作用

五味子粗多糖能明顯提高小鼠耐氧及抗疲勞能力，增加正常小鼠免疫器官重量，並明顯增強小鼠網狀內皮系統的吞噬功能。可明顯降低老年大鼠血清 LPO 含量，提高 SOD 活性。

## 7. 對心臟電活動及收縮力的影響

從電生理角度觀察五味子對在體蟾蜍心臟單相動作電位及離體蛙心心肌收縮力的影響發現，五味子和心得安（普萘洛爾）均使 MAP 的動作頻率減慢、動作電位頻率減小、平台期下移、平台期縮短。這表示適當劑量的五味子使心率減慢，對於竇性心動過速、心房顫動、心房性或心室性期前收縮，可能有減慢心率的作用；使心肌收縮力減弱，心室舒張完全，減少心肌耗能和耗氧量，可用於心絞痛和高血壓等疾病的治療。

## 8. 對呼吸系統的作用

五味子可直接興奮呼吸中樞，煎劑可使呼吸頻率及振幅顯著增加，其改善呼吸衰竭作用明顯優於 Nikethamide 注射液。以五味子為主組成的煎劑對咳嗽變異型哮喘的治療具有顯著的效果。五味子對二氧化矽引起的肺組織損傷有保護作用，它可能透過提高機體抗氧化能力，減弱脂質過氧化損傷，直接或間接地抑制膠原代謝，維護肺組織的正常結構與功能等來發揮作用。

## 9. 抗腫瘤作用

五味子對黃麴黴素 B1 發大鼠肝癌前病變 γ－穀氨醯轉肽酶陽性肝細胞增長灶有較明顯抑制作用。五味子素對白血病和 KB 細胞有明顯的細胞毒作用。王氏等採用評價細胞遺傳學損傷的標準試驗，小鼠骨髓 PCE 微核試驗檢測了五味子多糖的抗突變作用。同時證明了五味子粗多糖能抑制 S180 荷瘤的增長，且抗腫瘤作用與劑量有一定的相關性。

## 10. 對腎臟和生殖系統的作用

實驗顯示，五味子有抗腎病變作用，五味子有效成分中的木質素對免疫性腎炎呈抑制作用。取五味子 2～3g/kg 腹腔注射，可以顯著增加小鼠睪丸的重量，顯示了對小鼠性機能具有一定的促進作用。五味子水提液使成年小鼠睪丸重量增加 57.1％，

使曲細精管直徑增加 41%，並且光鏡下生精細胞的層數及精子的數量有所增加，證明五味子有促進精子發生的作用。

## 七、半夏

《黃帝內經》中有用之組方的半夏秫米湯。為天南星科植物半夏、掌葉半夏的塊莖。性溫味辛有毒。歸脾、胃經，具有燥溼化痰、降逆止嘔、消痞散結的作用。

《神農本草經》稱半夏「主傷寒寒熱，心下堅，下氣，喉咽腫痛，頭眩胸脹，咳逆，腸鳴，止汗」。《藥性論》謂其「消痰涎，開胃健脾，止嘔吐，去胸中痰滿，下肺氣，主咳結，新生者摩塗癰腫不消，能除瘤癭。氣虛而有痰氣，加而用之」。《本經疏注》謂半夏「辛取開結，平取其止逆，滑取其入陰，燥取其助陽」。《藥證》云「主治痰飲嘔吐也，旁治心痛逆滿，咽中痛，咳悸，腹中雷鳴」。《本草綱目》載「半夏能主痰飲及腹脹者，為其體滑而味辛性溫也。涎滑能潤，辛溫能散亦能潤，故行溼而通大便，利竅而泄小便，所謂辛走氣，能化液，辛以潤之是矣」。

現代研究證實半夏塊莖含精油等多種成分，生半夏和製半夏煎劑均有鎮咳祛痰、鎮吐作用，從半夏中分離出來的半夏蛋白有抗早孕作用。生半夏的氯仿和丙酮提取物對白色葡萄球菌和金黃色葡萄球菌有抑制作用等。

半夏藥理作用研究如下：

第一章　現代實驗研究

## 1. 對呼吸系統的作用

生半夏、薑半夏、薑浸半夏和明礬半夏煎劑 0.069μg/g 灌胃，對電刺激貓喉上神經或胸腔注入碘液引起的咳嗽具有明顯的抑制作用，其作用與可待因同樣發生於給藥後 30min，藥效能維持 5 小時以上；但鎮咳作用比磷酸可待因 1mg/kg 灌胃的效力略差。

## 2. 對消化系統的作用

半夏製劑對毛果芸香鹼引起的唾液分泌有顯著抑制胃液分泌的作用。有報導顯示：半夏水煎醇沉液具有抗大鼠幽門結紮性潰瘍、消炎痛（吲哚美辛）性潰瘍及應激性潰瘍的作用，其抗潰瘍作用的藥理基礎是減少胃液分泌、降低胃液游離酸度和總酸度、抑制胃蛋白酶活性、保護胃黏膜、促進胃黏膜的修復等。半夏加熱炮製或加明礬、薑汁炮製的各種製劑，對無水嗎啡、洋地黃、硫酸銅引起的嘔吐，都有一定的鎮吐作用。其鎮吐作用機制是對嘔吐中樞的抑制和激發活躍迷走神經傳出活動。

## 3. 對生殖系統的作用

陶宗晉從半夏中分離出半夏蛋白，認為它是半夏中抗早孕的有效成分或有效成分之一。經半夏蛋白作用後的子宮內膜能使被移植的正常胚泡不著床。在子宮內經半夏蛋白孵育的胚泡移植到同步的假孕子宮，著床率隨孵育時間延長而降低。

4. 對血管系統的作用

半夏有較明顯的抗心律失常作用。犬靜脈注射半夏浸劑後，使氯化鋇所致的心室性期前收縮迅速消失且不復發，有效率占 97.5%。對腎上腺素所致的心室性心動過速，可使其迅速轉為竇性節律，有效率占 96.0%。靜脈注射對犬、貓和兔有短暫降壓作用，具有快速耐受性；煎劑灌胃時小鼠腎上腺皮質功能有輕度刺激作用。若持續給藥，能引起功能抑制。灌服清半夏 750g/L 乙醇提取物能顯著延長大鼠實驗性體內血栓形成時間，並具有延長凝血時間的傾向。以二磷酸腺苷（ADP）、膠原為誘導劑時，清半夏對血小板的聚集具有延遲作用。半夏具有降低全血黏度、明顯抑制紅血球的聚集和提高紅血球的變形能力的作用。半夏蛋白是目前已知的唯一只與甘露糖而不與葡萄糖結合的一種具有凝集素作用的蛋白質。

5. 其他作用

炮製品：2000g/L 清半夏水煎液 26.5μL/ml 預防給藥時，對氯化鋇誘發的大鼠心室性心律失常有明顯的對抗作用（P＜0.05）。對小鼠腹腔注射 60g/kg 對自發活動有明顯的影響（P＜0.05）；15g/kg 或 30g/kg 可顯著增加戊巴比妥鈉閾下催眠劑量的睡眠率（P＜0.05），並有延長戊巴比妥鈉睡眠時間的趨勢，但無統計學意義，在對小鼠自主活動的影響和異戊巴比妥鈉對生半夏催眠作用的影響實驗中，實驗組與對照組之間差別均有統

計學意義（P < 0.01）。實驗研究證明：從半夏新鮮鱗莖中分離的外源性凝集素（PTA，低分子蛋白）可凝集人肝瘤細胞、艾氏腹水癌和腹水型肝癌細胞；半夏多糖組分 PMN 也有活化抗腫瘤作用。

## 八、炙甘草

甘草首載於《神農本草經》。為豆科植物甘草的根及塊莖。性平，味甘。功能補益心脾，潤肺止咳，瀉火解毒，緩急，調和諸藥。

《神農本草經》稱甘草「主五臟六腑寒熱邪氣，堅筋骨，長肌肉，倍力，金創尰，解毒，久服輕身延年」。《藥徵》認為甘草「主治急迫也，故治裏急，急痛，攣急，而旁治厥冷，煩躁，衝逆之氣等諸般迫急之毒也」。《藥性論》云「凡虛而多熱者加用之」。《大明本草》曰「補五勞七傷，一切虛損，驚悸」。《本草彙言》云「健脾胃，固中氣之虛羸；協陰陽，和不調之營衛」。《醫學衷中參西錄》謂「粉甘草，性平不溫，用於解毒清火劑尤良」。《本草經疏》謂「凡藥之散者，外而不內，攻者下而不上，溫者燥而不濡，清者冽而不和，雜者眾而不群，毒者暴而無制，若無甘草調劑其間，遂其往而不返」。

研究顯示甘草中的有效成分包括多糖類、黃酮類、三萜類等。藥理研究主要集中在甘草酸、甘草次酸、總黃酮、單種黃酮及多糖等化合物。

甘草的藥理作用研究如下：

## 1. 腎上腺皮質激素樣作用

表現為鹽皮質激素樣作用，甘草粉、甘草浸膏、甘草酸、甘草次酸均有去氧皮質酮樣作用，能使健康人和多種動物尿量和鈉排出減少，鉀排出增加；糖皮質激素樣作用，甘草或甘草酸能使大鼠胸腺萎縮，尿內游離型17羥皮質類固醇增加，血中嗜酸性粒細胞和淋巴細胞減少，並伴有抗炎、抗變態反應作用，均顯示甘草具有糖皮質激素樣作用。

## 2. 對消化系統的作用

甘草粉、甘草浸膏、甘草水提物、甘草次酸、甘草苷、甘草苷元、異甘草苷對大鼠多種實驗性潰瘍模型都有抑制作用；甘草煎劑、甘草浸膏、異甘草素等黃酮類成分可降低腸管緊張度，減少收縮幅度，對氯化鋇、組織胺引起腸痙攣收縮，解痙作用更明顯。其中以甘草苷元的解痙作用最強。

## 3. 抗炎、抗變態反應

甘草具有糖皮質激素樣抗炎作用，抗炎的主要有效成分是甘草酸和甘草次酸。對大鼠棉球性肉芽腫、甲醛性足腫脹、角叉菜膠性關節炎等有一定的抑制作用。甘草酸能明顯抑制小鼠

被動皮膚過敏反應，拮抗組織胺、乙醯膽鹼和慢反應物質對兔離體迴腸和豚鼠離體氣管平滑肌的收縮，而有抗過敏作用。

## 4. 抗病毒作用

甘草酸能直接破壞試管內的病毒細胞，對水痘帶狀皰疹病毒也有抑制的作用。甘草酸的抗病毒作用除了對病毒粒子的直接作用外，和它誘生干擾素，增加 NK 細胞活性也都有一定關係。

## 5. 解毒作用

「甘草能解百藥毒」。實驗證明甘草及其多種製劑對多種藥物中毒、動物毒素中毒、細菌毒素中毒及其機體代謝產物中毒，都有一定的解毒作用；也能緩解中毒症狀，降低中毒動物死亡率。甘草解毒的主要有效成分是甘草酸。

## 6. 鎮咳祛痰作用

甘草的鎮咳祛痰作用早已為中西醫臨床廣為應用。甘草口服後能覆蓋在發炎的咽部黏膜上，緩和炎性刺激而鎮咳。甘草次酸膽鹼鹽對豚鼠吸入氨水和電刺激貓喉上神經引起的咳嗽都有明顯抑制作用，故認為其鎮咳作用為中樞性的。甘草還能促進咽部和支氣管黏膜分泌，使痰易於咳出，呈現祛痰鎮咳作用。

下篇 現代研究

# 第二章

## 經方應用研究

　　小青龍湯是古代治療咳嗽氣喘疾患的主方，其組方簡約，用藥精當，歷來被視為傳世名方之中的經典之劑。無論是在外感咳嗽及諸多內傷雜病之中，均被廣泛應用。尤其是當今許多名老中醫，他們在自己長期臨床實踐之中，深入領會其組方要義，並結合現代疾病的特點，透過對其進行靈活加減化裁，將小青龍湯更加廣泛的的應用於內科、外科、婦科、兒科等多系統疾病中，並獲得了良好的療效。雖然有很多病例屬於個案報導，但仍可反映出諸位名宿的辨證診療思路。本文就期刊文獻中關於當代名醫運用小青龍湯的經驗進行歸納總結，以饗讀者。

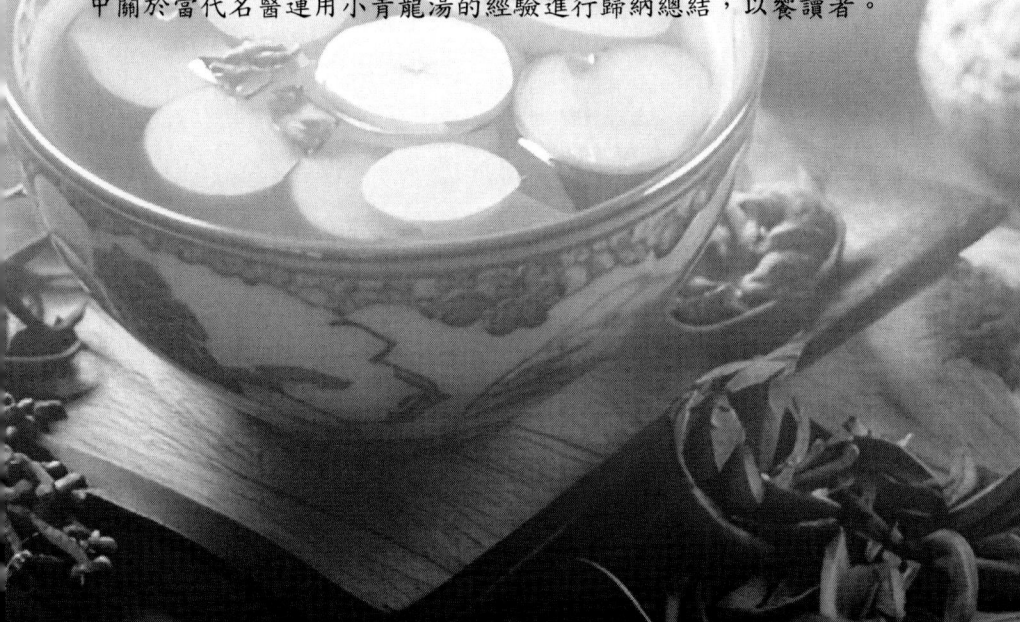

## 第一節　理論闡微

一般認為，小青龍湯具有解表化飲之功，主要用於治療外寒內飲所引起的諸多疾病。劉渡舟說：「傷寒表不解，言有寒邪束表；心下有水氣，言素有水飲之邪在於心下。外有表寒，內有水飲，即是本條病機所在。發熱是表邪未解；乾嘔是水邪犯胃；外寒引動內飲，內外合邪，水寒上舍，迫使肺氣不得宣降，則見咳嗽或喘息。」其高度概括了小青龍湯的病因病機，值得各位醫家學習。馬莉娜認為不論是傷寒表證，或是內傷雜病，小青龍湯所治疾病的病機關鍵為外寒兼內飲，病位主要在上焦肺臟，臨床多表現為惡寒、發熱、無汗，頭痛，身痛，乾嘔，咳嗽，喘息，痰多稀薄，苔薄白而滑，脈浮或弦緊。這是張仲景所立小青龍湯方證的要素。

小青龍湯專為表寒兼水飲而立，水飲之邪變動不居，可隨三焦氣機升降出入，故臨床上可有諸多或然證，且或然症往往成為主要見症。本方主要用於治療肺系疾病，對於其他諸症，泛屬外寒內飲者亦為適用，足見中醫學「異病同治」的特色。

林麗珠指出小青龍湯的作用是多方面的，《素問‧氣交變大論》中「歲水太過，寒氣流行，邪害心火，民病身熱，煩心躁悸，陰厥上下中寒，譫妄心痛，寒氣早至，上應辰星，甚則腹大脛腫，喘咳，寢汗出憎風」，即是對本方應用的高度概括。小青龍湯或然證：或火升金燥而為渴，或氣阻肺脹而為喘，或濁

氣上噯則為噎，或清氣下泄而為利，或小便不利而少腹滿急。或然證雖多，都是心下水氣流變不居、聚散不定而出現的各種個證。因而，用小青龍湯加減都可獲效。

潘澄濂教授在談到他研究《金匱要略》的體會中認為，小青龍湯證部分是呼吸系統與循環系統的綜合病症。要堅持「痰飲當以溫藥和之」這一基本法則便是上述觀點的表現。其實質是透過抑陰扶陽的法度，達到保護心臟代償功能為要務的治法。因為心臟代償功能屬於陽的一部分。

湯宗明認為，小青龍湯雖為咳喘、痰飲而設，然條文中「或然證」甚多，故尤推崇張仲景「但見一證便是，不必悉具」之論，推而廣之而將此方臨證發揮運用，以治療水氣、水溼、痰飲諸證，屢用屢驗。

黃煌教授總結小青龍湯體質要求為面色多青灰色，口乾不渴，畏寒，痰稀量多，甚至呈水樣的鼻涕、水樣的痰。

胡蘭貴教授認為小青龍湯是治療咳喘的有名方劑，但不是一見哮喘就可用小青龍湯，患者也不會描述自己是「心下有水氣」而表現出的咳喘，也不會說自己是表寒內飲的咳喘，胡蘭貴教授指出「心下有水氣」即指胃脘痞滿再兼有的咳喘，即可應用小青龍湯治之。

著名老中醫邢錫波先生認為，小青龍湯雖能治哮喘，用藥時必須善加減，使藥性的寒熱、消補處處與機體相適合，同時又需要連繫到現有的症狀，由症狀再連繫到發病的原因，加減

時要完全照顧到整體和機體具體的情況，服藥後方能發揮更大的作用。若見哮喘，而不察其寒熱虛實，就投以小青龍湯，恐不一定見效。

# 第二節　證治特色

## 一、表裏雙解治咳喘

小青龍湯在《傷寒論》中主治外寒內飲之證，後世醫家在此基礎上加以發揮，將其廣泛應用於咳喘的治療之中。

小青龍湯專為外感寒邪、飲食生冷、寒飲及陽氣不足所致咳喘而設，從《傷寒論》條文中可知傷寒發熱咳喘及《金匱要略》條文論述痰飲所致咳喘，所表現出來的是「咳喘、嘔吐清白痰或口吐泡沫痰、面色蒼白、渴喜熱飲、怕冷、舌質淡紅、苔淡白或白膩，脈浮緊或滑」，以上主證，在治療過程中只要抓住一證，辨證論治，就能效如桴鼓，正如張仲景在《傷寒論》所論述「但見一證便是，不必悉具」。

小青龍湯與瓜蔞薤白半夏湯合方治療肺心病急發期咳喘有很好的臨床療效，無論有無惡寒發熱等表證，只要出現咳嗽喘憋不得臥等證，使用此合方即有卓效。不過要根據表證的輕重有無，增減麻桂的用量；無論有無發熱煩躁，皆可加入石膏一

味，效果較好，但要注意石膏的用量。疾鳴喘甚者，加射干、桑白皮、葶藶子等以瀉肺定喘；咳嗽重者，加蟬蛻、僵蠶、前胡、桔梗、紫菀、款冬花等以疏風宣肺止咳；發熱甚者，加生石膏、黃芩、金蕎麥、魚腥草等清肺瀉熱；痰多者可合三子養親湯化痰降氣；腫甚畏寒者，可加製附子、茯苓等以溫陽利水。

陳明認為張仲景用小青龍湯治療寒飲咳喘證，所謂寒飲咳喘有這些特點：咳喘，痰多色白，質地清稀寒涼，或落地為水，或如蛋清狀，觸舌覺冷；其喘在秋冬天氣寒冷時發作或加重，春夏天氣暖和時減輕或痊癒；發作時氣喘憋悶，氣短，甚則不能平臥於床；或面有水色（面部青灰或黧黑色）、水斑（面部色素沉著，或眼周暗黑）、水氣（面部虛浮、眼瞼浮腫）、水苔（舌苔白滑、水滑，甚至舌面津垂欲滴，舌尖發涼，舌質淡嫩而胖）。現代臨床寒飲咳喘多見於流行性感冒、急慢性支氣管炎、支氣管哮喘、老年性肺氣腫、肺心病、小兒百日咳、咳嗽變異性哮喘（慢性咳嗽）等。用小青龍湯治療以溫化寒飲，止咳平喘，療效顯著。

張驛珠自 2000 年以來，運用小青龍湯辨證施治，靈活加減治療咳喘 20 例，獲得滿意療效，根據臨床辨證施治運用小青龍湯加減。方藥：炙麻黃 15g，桂枝 10g，炙甘草 10g，細辛 3g，乾薑 5g，五味子 15g，半夏 15g，白芍 15g。咳喘甚者加紫蘇子 15g、杏仁 15g；鬱熱加石膏 30g、黃芩 15g。用上述加減方治療咳喘患者，臨床療效顯著。

李曉雲用小青龍湯加減治療小兒寒飲咳喘初期。症見發熱，咳嗽，痰白質稠，氣急而喘，乾嘔，口不渴，舌質淡，苔白膩，脈弦緊。方用小青龍湯去五味子，合三子養親湯以解表宣肺平喘；若咳甚者，加紫菀、款冬花、杏仁以助止咳祛痰；咳喘甚者，加旋覆花、炒萊菔子；喘而冷汗出，四肢發涼者，加附子，桂枝易為肉桂。

　　劉芳觀察小青龍湯治療寒哮型支氣管哮喘，對照組行常規對證療法；觀察組在對照組治療基礎上加用小青龍湯。藥方組成：炙甘草、芍藥、麻黃及乾薑均為 7.5g，半夏與桂枝各 5g，五味子 3g。用水煎服，35ml／次，3 次／天，於飯前空腹狀態下口服。兩組療程均為 1 週，持續 3 週。治療後兩組療效比較有統計學差異（$P < 0.05$），證明小青龍湯治療寒哮型支氣管哮喘有效。

　　黃山等在臨床上應用小青龍湯加減治療小兒咳嗽，辨證論治，隨證加減，收到了良好的效果。咳嗽痰多者加用化痰藥，如白芥子、紫蘇子、前胡等；痰黏難出者予以潤肺化痰，如川貝母、沙參等；咳喘氣逆者予以降氣化痰，如紫蘇子、萊菔子、葶藶子等；鼻塞流涕重者加用解表藥；風熱者加菊花、薄荷、蟬蛻；風寒者加防風、川芎，溼熱者加藿香、佩蘭；咽喉腫痛者加用利咽藥物，如射干、僵蠶、板藍根等。療效滿意。

　　劉智剛用小青龍湯加減治療喘息型支氣管肺炎，治療效果較佳。喘息性支氣管肺炎在中醫學中屬於「喘嗽」範疇，病邪由

第二章　經方應用研究

表入侵，液熱化成痰鬱結於肺形成此病，臨床治療多以清肺化痰為主。小青龍湯方中主要藥材為麻黃、桂枝、乾薑、細辛、五味子、芍藥等，其中麻黃與桂枝為君藥，在整個藥方中發揮最主要作用，麻黃可發汗散寒、利水消腫、宣肺平喘，桂枝性溫，主入肺、心及膀胱經，常被用作溫裏藥，可化氣行水；而細辛、乾薑為臣藥，輔助治療幫助君藥發揮藥效；五味子、芍藥兩味藥則可有效增強平喘、止咳之功效，同時制約其他藥物太過溫燥。該藥方中各藥物相互配合，相互制約，使患者風寒消解，各臨床症狀都能得到有效控制，治療效果較佳。

儲文梅發現小青龍湯治療急性氣管－支氣管炎可以有效地改善患者臨床症狀，調節免疫功能，降低炎症反應，治療效果良好。

中醫認為寒性哮喘基本病機為臟腑陰陽失調，肺、脾、腎對津液的運化失常，津液凝聚成痰，伏藏於肺，痰伏於內，遇感誘發，以實證為主，治以溫肺散寒、祛痰平喘為主。若病因於寒素體陽虛，痰從寒化，則表現為外束風寒、內停痰飲的寒性哮喘。關豔楠、羅豔等用小青龍湯加減治療小兒寒性哮喘，在改善哮喘患兒症狀、體徵上明顯優於運用西醫治療，顯示出良好的臨床療效，無併發症的產生，治療過程中亦未見不良反應發生，安全性較高，臨床中辨證為寒性哮喘的患兒可酌情應用以溫陽化飲，溫散寒邪。

中醫辨證指出肺炎屬於「外感發熱」、「咳喘證」範疇，為中醫中藥治療老年肺炎提供了理論基礎。趙競秀在西醫常規治療

的同時以中醫經方小青龍湯加減治療老年肺炎，小青龍湯方用麻黃、款冬花、魚腥草、桂枝、杏仁、蟬蛻、百部、太子參、桔梗、茯苓、炒山楂、法半夏、甘草、黃芩、橘絡、白芍、炒地龍、紫蘇子和丹蔘等多種中藥材，以麻黃、桂枝為君，可發汗平喘，具有利水之功效，一物而三任；款冬花、紫蘇子、杏仁、魚腥草、法半夏、桔梗以及百部具有止咳化痰、瀉熱清肺的功效，可用於解痙平喘。本方不僅重視祛除體內邪氣，也不忘扶助正氣。方中諸藥合用可止咳平喘、宣肺化痰，具有祛邪扶正的作用。

## 二、溫肺化飲治水飲

中醫學認為，肺心病相當於支飲，而素有水飲之人，一旦感受外邪，每致表寒引動內飲，《難經‧四十九難》說「形寒飲冷則傷肺」。水寒相搏，內外相引，飲動不居，水寒射肺，肺失宣降，故咳喘痰多而稀；水停心下，阻滯氣機，故胸痞；飲動則胃氣上逆，故乾嘔；水飲溢於肌膚，故浮腫身重；舌苔白滑、脈浮為外寒裏飲之佐證。張海泉用加味小青龍湯治療慢性肺心病急性發作，能夠有效緩解肺心病急性發作期咳嗽、咳痰、喘促、心悸、發紺、水腫等主要症狀，改善心肺功能，提高療效。

中醫學認為慢性肺源性心臟病屬「肺脹」、「喘證」及「水腫」範疇，患者以咳嗽，咳痰及喘憋為主要病症；該病屬本虛標實之證，一方面久病肺虧，痰瘀滯阻，外邪內侵誘病加劇，

另一方面陰盛陽虛則衛氣失固，肌表無護，久之飲停於內，更易感風寒之外邪。故慢性肺源性心臟病病機以痰、熱、飲、瘀為主，病位則在於肺、心、腎；故中醫治療慢性肺源性心臟病應以祛痰化飲，溫肺解表為主。唐萬雲等用小青龍湯合血府逐瘀湯治療慢性肺源性心臟病急性加重期可有效緩解臨床症狀體徵，提高心肺功能，並有助於改善血液流變學指標，療效顯著。

惡性胸腔積液屬於中醫學「懸飲」範疇，張仲景的《金匱要略》文中有云「飲後水流在脅下，咳唾引痛，謂之懸飲」，並提出治療當以「溫藥和之」，小青龍湯出自於張仲景的《傷寒論》，具有解表散寒、溫肺化飲功效，用於外寒內飲證，目前被現代醫家廣泛應用於胸腔積液的治療中。蔣兆定等用小青龍湯加味治療惡性胸腔積液獲得良效，其在小青龍湯的基礎上加用桃仁活血利水、絲瓜絡及白茅根通絡利水、茯苓健脾利水，並根據原發病灶的不同選擇不同現代藥理研究顯示有抗腫瘤治療作用的中藥，同時根據患者的症狀加減，共奏溫肺化飲、散寒利水之功。

葛素娟認為，心力衰竭患者素體寒邪內伏或表寒外束是其頑固性心力衰竭的病機，單純運用溫陽利水、潛陽斂降之中藥，或利用現代醫學強心、利尿、擴血管藥物是無法消除的，而用小青龍湯加味通陽散寒、扶正托透才是解決這一病機的正途。

現代醫學之胸腔積液、胸膜炎等疾病可歸屬於中醫學「懸飲」範疇，萬文蓉等臨床運用小青龍湯合葶藶大棗瀉肺湯治療

懸飲病有較好的效果，懸飲病機總以陽虛水泛，肺氣失宣為關鍵。因此治療上，應遵從「病痰飲者，當以溫藥和之」的原則，採用溫陽宣肺化飲之法。痰飲為陰，遇寒凝聚，得溫則化，而溫藥者，振奮陽氣，開達腠理，通調水道，陽氣來復則陰翳得開，腠理開泄，飲隨汗解，水道通暢，痰隨水利。邪之去路，總以溫化為旨，溼去則絕其生痰之源，痰飲自除。故選用小青龍湯合葶藶大棗瀉肺湯為主治之。

于洋用小青龍湯加五苓散治療久咳伴浮腫者，因患者素有痰飲內停，肺失宣降，水飲溢於肌膚，責之肺、脾、腎之臟氣失調。用小青龍湯溫化肺中痰飲，加五苓散使膀胱氣化有序，水飲通調。另加肉桂、附子溫腎陽，上下同治，痰消飲化，水飲透過二便得以輸泄。則水腫、咳嗽逐漸痊癒。

## 三、審症求因治諸病

審症求因，也稱辨證論治，是中醫藥學的證治特色之一，其本質就是要抓住疾病的病機，針對病機，確立治法並遣方用藥，形成理法方藥一以貫通的中醫學術體系。利用這種方法研究方劑，可以大大擴展方劑的適應證。如前所述，小青龍湯主治外寒內飲之證，有解表散寒、溫肺化飲之功。因此可以適用於一切外感風寒、內有停飲所引起的多系統疾病。

張毅主要用小青龍湯治療呼吸系統疾病，但不限於表寒裏飲證，即使沒有表證，只要屬於寒飲喘咳者均可用之。如哮喘

屬於寒哮者,無論成人和小兒,用之皆有良效。哮喘發作時,多有不同程度的汗出,麻黃雖能發汗,但全方仍以平喘為主,哮喘一止,汗出亦隨之消失,故哮喘汗出者,仍可用小青龍湯治療。

鄭小偉認為寒飲伏肺型支氣管哮喘為水寒相搏,內外相引,飲動不居,水寒射肺,肺失宣降所致,選用小青龍湯溫肺化飲,宣肺平喘效果最佳。且「病痰飲者,當以溫藥和之」,鄭師認為仲景治寒飲善用乾薑、細辛、五味子,取乾薑、細辛之散水寒陰邪,五味子之斂肺氣之逆,一散一收,斂中有散,散中有收,邪正兼顧,用治咳喘,確為妙用。

周春祥教授在臨床運用小青龍湯治療小兒久咳、遺尿等內科雜病,得出經驗。小青龍湯原文雖有「表不解」之語,其關鍵應在於「心下有水氣」,即寒飲在胃,所以每當外寒引動,則遇寒即甚,此為小青龍湯的主證;如劉渡舟所言「其更以散寒蠲飲著稱,且臨床所見往往有表證者少,而無表證者多,然寒飲每從表寒而來,形寒肢冷則傷肺,故此方以肺胃寒飲為治療之重點。」故古人稱其善「內散三焦之飲邪」。抓住「心下有水氣」主證,抓住小青龍湯散寒蠲飲的本質,便能活用本方,大大擴大此方治療疾病譜。

吳銘芳、陳德赫體會小青龍湯適應風、寒、痰、溼、瘀、痛諸證,不僅可為解表散寒,溫肺化飲應用於呼吸道疾病,只要辨證準確,合理配伍組方,對心血管、消化、骨關節等系統

疾病均可獲得滿意療效。

徐松喜運用小青龍湯治療自主神經功能失調因寒邪外感於肌表，飲邪內停於肺，肺失宣發，汗孔開合失司所為。小青龍湯溫肺化飲，溫陽散寒，調和營衛治其本。諸藥合用，外散風寒，內化水飲，營衛和調，故自汗止。

王雪峰等認為耳脹病之初，是由風寒襲肺，邪毒滯留而致，並與臟腑虛損有關，多為虛實夾雜之證。此外，咽鼓管當屬肺，積液屬於「水飲」範疇，因此，治療應該溫肺化飲。故用小青龍湯治療耳脹，效果顯著。

馬學忠等利用小青龍湯抑制抗體生成和釋放過敏介質，對抗過敏介質和抗炎的作用，治療過敏性鼻炎，本無證可辨，但據病類屬水飲之患，亦能獲得好效果。

王付在臨床運用小青龍湯辨證時得出以下結論：辨治寒飲鬱肺證，如慢性阻塞性肺疾病、慢性支氣管炎、支氣管哮喘、間質性肺疾病、支氣管擴張等病在其演變過程中出現「咳逆，倚息不得臥」者且符合小青龍湯辨治要點；辨治溢飲寒證如肺源性心臟病、慢性阻塞性肺疾病、腎病症候群、腎小球腎炎、內分泌失調等病症表現以肌膚水腫為主並符合小青龍湯辨治要點；辨治太陽傷寒證與寒飲鬱肺相兼，如慢性肺系疾病又伴有感冒（太陽傷寒證），或因感冒而加重或誘發慢性肺系疾病，或皮膚疾病如過敏性皮炎、神經性皮炎、脂漏性皮膚炎，或鼻腔疾病如過敏性鼻炎、鼻竇炎、額竇炎等病症表現符合小青龍湯辨治要點。

## 第二章　經方應用研究

　　胡陟認為《傷寒論》中小青龍湯方為溫法及表裏同治的代表方劑，主治外有表寒、內有停飲，為肺系咳喘病症所專用之方。中醫學認為肺開竅於鼻，鼻與耳同屬清竅，肺金受邪，為風冷所傷，在耳為聾；在鼻其氣不和，津液壅塞而為鼻病；喉乃肺系，肺金受邪則喉竅閉為瘖。說明風寒外邪閉肺，肺氣失宣可衍生耳鼻咽喉諸多疾病。因此以小青龍湯之溫法用於耳、鼻、咽喉諸病寒證者。如過敏性鼻炎，在其併發哮喘時選用小青龍湯方適當加減兩病同治，可達到較滿意的臨床療效，充分表現了中醫「異病同治」的治療思想。

　　陳玉珍等用小青龍湯加味治療病竇症候群，療效顯著。她認為小青龍湯方原為外寒內飲而設，方中麻黃、桂枝、細辛、乾薑、半夏溫散表裏之寒溼，寒溼去，陽自復；五味子、白芍、甘草酸以和裏。在臨床上用本方加用補氣溫陽之人參、活血通脈之丹參，用於久病傷正，絡脈受損之病竇。人參、桂枝、白芍、五味子、甘草等補虛藥可提高機體免疫力，增加對各種有害刺激得非特異性抵抗力；乾薑、細辛、桂枝有提高心率、增加冠狀動脈血流量作用；麻黃、半夏對心律失常有拮抗作用；人參能抑制自由基產生，保護缺血心肌中超氧化物歧化酶及降低心肌脂質過氧化物含量，具有增強心功能及保護血管內皮細胞作用；丹參能改善缺損區域血液供應，同時有抗凝血作用。本方可在提高機體整體功能的基礎上，祛除病理產物，達到調節和恢復心臟局部功能的目的。

孫豔紅研究認為小青龍湯能明顯緩解慢性支氣管炎急性期患者的臨床症狀、體徵、舌象、脈象，其臨床觀察療效較好，無任何毒副作用及不良反應。

## 四、方證相應效果彰

方證相應最早來源於孫思邈提出的「方證同條，比類相附」，後世醫家多有闡發，而以日本古方派醫家對其最有發揮。其實質內容即「有是證，用是方」。由於這種診療方法相對簡潔，療效也較好，因此深受許多名醫推崇。

張炳厚教授在臨證治療過敏性鼻炎過程中總結自身經驗，獨闢蹊徑，另立新法。中醫學將過敏性鼻炎歸屬於「鼻鼽」範疇。《素問·五常政大論》記載有「鼽嚏」之疾。《劉河間醫學六書》中說：「鼽者，鼻出清涕也。」對鼻鼽的病因，明代《證治要訣》說：「清涕者，腦冷肺寒所致。」《中藏經》云：「肺虛則鼻流清涕。」而小青龍湯源自於漢代張仲景所著《傷寒論》，功效解表散寒，溫肺化飲；《傷寒論》載其主治外感風寒、內停水飲之咳喘證。鼻鼽之疾，乃肺氣素虛，內有停飲，又外感風寒所致，其病因病機與小青龍湯證之咳喘切合，故在此用之亦能獲得佳效，這也是中醫「異病同治」之表現。

徐升在臨床運用小青龍湯治病的過程中得出相應的體會，他認為小青龍湯是表裏同治之方，而且是溫裏之力大於解表。故在臨床上對於中陽不足而又沒有水飲的病人亦可採用。如小

兒食積，尤其是那些大便酸臭的小兒，酸苦湧瀉為陰，大便酸臭說明中陽不足，不能腐熟水穀，而食積屬實邪，故治療較棘手，補之恐增加其消化不良，只消不補又很容易傷正。此時用小青龍湯加減就是個較好的選擇，當然此時當去麻黃。用小青龍湯是另外一條思路，因正氣不足分陽不足和陰不足，大便酸臭是陰證，故用桂枝、乾薑、細辛配合炙甘草、白芍、五味子溫陽則正自復，陽氣恢復則能腐熟水穀，從這個角度扶正則不會有甘壅之弊。

薛漢榮教授認為臨床上只要出現寒痰伏肺導致的症候群，諸如氣喘、胸悶、咳嗽、咳白痰、苔白或厚、脈弦滑等即可運用小青龍湯治療。針對哮病病機，故而小青龍湯在哮病中的應用是比較廣泛的。

郭大禮在臨床上主要用小青龍湯治療慢性支氣管炎急性發作、肺氣腫、支氣管哮喘，以及肺炎、過敏性鼻炎、胸膜炎等證屬外寒內飲，水寒相搏於肺者。

乜從正認為小青龍湯為溫陽宣肺、蠲痰滌飲之劑。蓋取其翻江逐浪以歸江海，不欲其興雲升天而為雲雨之意也。大凡臨床見有咳、喘、痰、滿，甚則喘息不得臥，或顏面肢體浮腫。舌淡苔白，脈滑等痰飲之症，無論有無表證，無論何種疾病，均可考慮辨證應用小青龍湯。

聶惠民認為小青龍湯為散寒蠲飲，表裏雙解之劑。若無表證，則專一散飲，而治咳喘。從臨床上看，外無表證，只見水

寒射肺，肺中寒痰冷飲之咳喘，亦屢見不鮮，小青龍湯同樣可以治癒。

## 五、循經用方療頑疾

長期以來，對於六經實質的觀點各有不同，但是，大多數學者的觀點還是承認六經與經絡是有一定關係的。小青龍湯作為太陽與陽明合病的主方，治療太陽、陽明經絡循行部位所發生的疾病，自然獨占優勢。

楊育周教授認為小青龍湯證的病機為機體受邪後，邪及心下，「心下」居上中焦之界，位屬少陽，為人體氣機升降出入之樞紐。邪及心下，少陽受累，樞機不利。應用小青龍湯，除解表蠲飲之效外，兼有疏利三焦之功。《金匱要略》中記載：「病溢飲者，當發其汗，大青龍湯主之，小青龍湯亦主之。」由上文可知，病溢飲者，飲泛肌表，治當因勢利導，當發其汗。若症見「咳而微喘」，即為飲邪干肺，肺失宣降，而致水溼飲邪，散漫三焦，外泛肌表之機，應用小青龍湯，既能解除干肺之飲邪，亦能恢復三焦之通利。由以上諸條經文可知，小青龍湯可用於水溼散漫三焦、少陽樞機受累之證。患者若具有喘、咳、腫等症，考慮已兼少陽樞機不暢，故用小青龍湯治療。

張德貴、游瑞珍等用小青龍湯治療項痹，其辨證該病因長期低頭伏案工作，頸部勞損，督脈及太陽經氣不利，正氣已虛，更加水飲內停，復受風寒溼邪入侵，痰飲與瘀血痹阻於項

第二章　經方應用研究

背經絡（太陽膀胱經及督脈）。從而表現為頸肩部及上臂痛重、麻木與惡寒、吐痰等。其證以小青龍湯證為主，但表寒稍重，又有裏熱，故治以小青龍湯散寒化飲的基礎上更加大青龍湯發汗逐水清鬱熱，當汗出表解鬱熱退後，則去大青龍湯之峻猛，而以小青龍湯微解表，重化飲，更加茯苓、白朮助化飲而健脾土，葛根生津、舒經，使阻於項背太陽氣道之痰溼得化，太陽膀胱經脈得疏，氣化恢復，也使督脈之陽氣不再受阻，故項痹得以解除或緩解。

張子福用小青龍湯化裁治療肩凝風，因肩胛乃由太陽經脈循行之所，風寒外襲，凝滯經絡，經氣不利，不通則痛，故而出現肩胛部為疼痛、輾轉不利等症狀。用小青龍湯解表散寒，疏利經氣，故可治癒。

王明炯從經絡和體質學角度認為，臨床上足太陽膀胱經以及和其相表裏的足少陰腎經的病變可以考慮用小青龍湯，同時緊緊結合素體陽虛、寒痰侵襲的小青龍湯的辨證之綱。

因肺與胃的經絡是相通的，當肺受寒邪或口鼻入胃的寒飲邪氣，使胃中寒飲循經絡上逆至肺絡，導致肺的宣發和肅降功能失常，且太陰肺與陽明大腸相表裏，從而影響大腸的功能，導致下利泄瀉等，正如《古今醫案按‧泄瀉》所記載：「肺氣壅遏，不能下降，則大腸虛而作瀉，當治上焦。」故趙坤教授用小青龍湯治療肺炎合併泄瀉，小青龍湯以溫肺散寒，待風寒去，肺治節有權，大腸傳導復職，則泄自止。

## 第三節　名醫驗案

### 一、國醫大師周仲瑛妙用小青龍湯治療疑難雜症的經驗

◎案

沈某，男，50歲。因發熱、便下紫血而入院。查見腹下觸有包塊，但不痛，經治發熱、下血、消瘦，而腹部日漸膨脹，漸至臍突，青筋暴露，腹水徵明顯。經用補氣、運脾、溫腎、逐水，諸法俱不效，住院半年有餘，反覆檢查既非肝硬化腹水，也非腎病，難以明確辨病診斷。當時天氣日冷，見其伴有明顯的咳喘，咯吐多量白色泡沫痰液。苔白，脈弦。重新辨證，認為發病雖屬血瘀氣滯，肝脾兩傷，水溼內停，但當前的病機主要為寒飲伏肺，肺氣不宣，通調失司。乃逕取小青龍湯原方，溫肺化飲，開上啟下，意圖透過開肺以利尿，化飲以消水。

處方：麻黃5g，桂枝10g，乾薑5g，細辛3g，白芍10g，五味子3g，法半夏10g，甘草3g。

藥後，腹水隨咳喘咯痰的改善而日漸消退，1個月後痊癒。但亦未見小便明顯增多，足證前人「治飲不在利小便，而在通陽化氣」的論點，實為經驗之談。

按作為開肺化飲法治療鼓脹腹水的例證。本案例給人的啟

迪,一是突破了鼓脹從肝、脾、腎三臟辨治的一般常規,表示溫開肺氣,亦可發揮通調水道,消水除脹的作用。二是痰、飲、水、溼同出一源,俱屬津液不歸正化停積而成,在一定條件下,相互之間可以轉化,如《證治彙補》說「飲者,蓄水之名」。故治飲、治水、治臟諸方,每可通假應用。三是治水、治飲總應以溫化為原則,因溫藥有助於氣化水行,津液輸化復常,則水飲自消。

## 二、湯宗明妙用小青龍湯治療疑難雜症的經驗

◎案

章某,男,73歲。多年鼻疾糾纏,不分春夏秋冬,常流清稀之涕,進食尤甚,甚則須用紙團堵塞鼻孔方能進食,苦不堪言。曾做過鼻雷射手術,始有效,月餘又發。症見:清涕甚多、清稀如水、時有鼻塞聲重,無噴嚏、咳嗽,無惡寒發熱。舌質淡,苔薄白滑,脈濡。辨證為水飲停肺,鼻竅不利。治以溫化水飲。方用小青龍湯加減。

處方:炙麻黃6g,細辛5g,桂枝9g,生薑9g,五味子15g,白芍15g,甘草6g,辛夷9g(包煎),蒼耳子9g。7劑,每日1劑,每日3次,水煎服。

二診:病退七八,再進7劑遂告痊癒,隨訪至今未復發。

按《黃帝內經》曰,心肺有病,而鼻為之不利也。涕為鼻黏

膜所分泌，有潤澤鼻竅之用。鼻為肺竅，其泌屬肺，若肺失宣降，由脾轉輸至肺的水液不能正常布散，聚而為痰飲、水溼，不循常道，故從鼻竅流出。法當溫肺化飲，投小青龍湯。方證相應，該患多年頑疾，服藥14劑而瘥。

## 三、周春祥妙用小青龍湯治療疑難雜症的經驗

◎案

某，女，40歲。2014年5月18日初診。2年來胃痛反覆發作，遇寒加重，食納差，每每進食後則鼻流清涕，時噯氣，形體消瘦，四肢無力。舌淡紅，苔白膩，脈沉細。胃鏡示：糜爛性胃炎伴疣狀胃炎。中醫診斷為胃痛。辨證為胃中寒飲。治以溫化寒飲。方用小青龍湯加減。

處方：桂枝9g，白芍9g，炙甘草6g，乾薑8g，麻黃6g，法半夏15g，細辛3g，五味子9g，茯苓10g，白朮10g。7劑，每日1劑，水煎服。

二診：胃脘部不適較前明顯好轉，進食後鼻流清涕雖有發作，但較前頻率降低。舌淡紅，苔薄白，脈沉細。守原方加香附8g，如法續服。

三診：諸症好轉，略有反覆，守前方續服。

四診：訴諸不適症狀已不明顯，故停藥。隨訪至今，病情平穩。

按胃痛，雖無表證，但遇寒加重，且進食後鼻流清涕，此為寒飲伏聚於胃脘之證。胃脘近肺胃，水飲擾胃則痛，遇寒甚；水寒射肺則肺氣不利而鼻流清涕。當予小青龍湯溫化內伏之寒飲，寒飲去，則諸症自止，所謂治病求本。方中麻黃、桂枝發散寒邪，細辛、乾薑溫化胃脘寒飲，半夏和胃降逆，甘草護正和中，再加茯苓、白朮合「苓桂朮甘湯」之意，加強溫化寒飲之效果。辨證既明，則方藥不殆，故臨床獲得較好療效。

◎案

某，女，8歲。2014年6月28日初診。1年來反覆咳嗽，陣咳續作微喘，咯出痰方止，痰色白質稀，背惡寒，每每遇寒加重，多方求治無效。症見：臉微浮腫。舌淡紅，苔薄白，脈緊。診斷為咳嗽。辨證為寒飲內停，上射於肺。方用小青龍湯加減。

處方：炙麻黃1.5g，桂枝3g，白芍3g，炙甘草3g，細辛1g，法半夏3g，五味子3g，前胡2g。5劑，每日1劑，水煎服。

二診：7月3日。咳嗽較前明顯好轉，背惡寒未作。守方繼進，水煎服，每日1劑，共3劑。後症情平穩，未發作。

按小兒久咳，以咳喘、咳痰色白質稀、遇寒加重為辨證要點。此為內有寒飲之象，寒飲射肺，肺氣不利而致此諸多症狀，故投以小青龍湯溫化之，藥證合拍，自然效如桴鼓。

◎案

某，男，42歲。2014年3月26日初診。1個月前出現心下痞滿，咳吐涎沫，未在意，1週後出現小便次數增多，夜間遺

尿症狀，多處治療，效果不明顯。近幾日，感受風寒，咳嗽加重，氣喘陣作，遺尿加重，一夜3次以上，觀其面色白，氣喘息粗，咳吐白色涎沫。舌淡，苔白滑，脈浮緊。診斷為遺尿。辨證為寒動伏飲，寒飲犯肺。治以解表蠲飲溫肺。方用小青龍湯加減。

處方：炙麻黃6g，桂枝8g，白芍8g，薑半夏10g，細辛3g，五味子10g，覆盆子10g。7劑，每日1劑，水煎服。

二診：4月2日，訴小便次數較前減少，遺尿症狀間或發作，然已好轉。舌淡，苔薄白，脈緊。守原方繼進，7劑。

三診：4月10日，訴諸症改善，遺尿未作，唯咳嗽尚未了了。囑其避寒就溫，常以薑棗代茶飲，未開藥。至今未發。

按遺尿，加之患者「心下痞滿，咳吐涎沫」，知其素有寒飲在胃脘，已有上射肺之機，再因感受風寒，外寒引動內飲，鬱遏於肺，肺失宣肅，不能通調水道，膀胱開合失司，而致遺尿。治病求本，故當溫化寒飲為治，投以小青龍湯，溫肺固腎化飲，效果顯著。

## 四、張德貴妙用小青龍湯治療疑難雜症的經驗

◎案

某，男，2歲。1992年11月初診。患兒素體虛弱，易於感寒，常患咳嗽，更在咳嗽或哭鬧時引發疝氣。前醫嘗投補中益

氣湯、暖肝煎等均乏效或收效不著。本次疝發亦因外感咳嗽引起，表現為咳嗽，流清涕，惡寒，更有陰囊腫大及下墜，哭鬧不安，並隨哭鬧及咳嗽而加重，當安靜及睡眠時疝可復回。體格檢查：T 37.2℃，營養發育較差，精神不振，毛髮稀疏而發黃，面色黃中帶青，鼻流清涕，咽不紅。舌質淡，苔薄白。兩肺呼吸音粗。心臟聽診未見異常。腹股溝區可見一腫物，由腹股溝向陰囊突出，表面光滑，叩診鼓音，聽診有腸音。可向上托回，臥位時可進入腹腔。西醫診斷為腹股溝斜疝。中醫診斷為狐疝。辨證為痰飲內伏，風寒外束，寒凝肝脈。治以溫化痰飲，解表散寒，暖肝扶陽。予以小青龍湯加暖肝散寒之品。

處方：炙麻黃 4g，白芍 4g，乾薑 4g，細辛 2g，五味子 4g，炙甘草 4g，半夏 5g，桂枝 3g，當歸 5g，炒小茴香 9g，烏藥 4g，茯苓 6g。2 劑，每日 1 劑，水煎服，早、晚分 2 次溫服劑。

二診：疝已復回，未再出現，咳嗽，流清涕，惡寒等表證亦大減。舌質始泛紅，苔薄白。在上方基礎上減炙麻黃量至 3g，加白朮與茯苓相伍以健脾化飲（溼），以制生痰之源；加肉桂以溫命門之火而助陽，繼服 3 劑以鞏固。一年後隨訪，疝未再復發，且免疫力增強，感冒咳嗽次數明顯減少，偶有咳嗽時疝亦不發。

按本案患兒素患感冒、咳嗽，並常引發疝，說明其脾肺之氣素虛，水穀精微運化輸布障礙而痰飲停留。在此基礎上感

受風寒，風寒引動伏飲則咳嗽，咳嗽則更傷肺脾之氣，升提乏力，而致疝氣下降。另一方面，素體脾虛則寒溼內盛，當外感寒邪時則凝滯肝脈，足厥陰肝脈循行受阻。而足厥陰肝經抵少腹，繞陰器，故有少腹、陰囊冷痛、疝氣發生。所以，其病因病理是在脾肺氣虛、肝寒基礎上出現的痰飲，風寒、寒凝肝脈。其證為疝與咳嗽等外感症狀同在。其病位在肺與肝。其治宜以「急則治其標」為主，即以解表化飲為主，輔以暖肝溫陽散寒之法，方用小青龍湯加當歸、小茴香、烏藥、茯苓等。當風寒去，飲邪漸化後再加健脾溫陽之白朮、肉桂等，以治其本，可使寒飲化，陽氣升，肝寒散，肝脈通，故疝可復。結合現代醫學之病理，用以小青龍湯為主的溫化痰飲、溫陽散寒法治療後使疝復、嗽止、陽氣升，獲得近期痊癒，並因此而贏得一段時間自我修復，使腹膜鞘狀突閉鎖，不再形成疝囊，即使以後咳嗽再發，疝亦不發，從而獲得遠期痊癒。

◎案

劉某，男，4歲。2001年10月初診。患兒素體脾虛，易於感寒，故有感冒、咳嗽等反覆呼吸道感染史。於兩個月前出現多唾，為白色唾沫或涎水，常不由自主地唾，以致頷下及前胸部衣裳常被浸溼，臭味難聞。伴面色漸黃，形體日漸消瘦，皮膚乾燥，且有多動，注意力不集中，精神時煩躁，以及食納呆滯，口渴欲飲等。症見：神清，精神不寧，面色稍黃，毛髮稍枯，皮膚彈性稍減，面部表情有眨眼、聳鼻等動作。咽微紅，舌微紅而苔滑，脈滑。先以脾虛兼腎虛不固辨治，投以四君子

湯加芡實、山茱萸、金櫻子、覆盆子、益智仁，服一週微效，再投則無效，症狀如初。進一步辨之，患兒素有反覆咳嗽史，說明平素痰飲內伏，一遇風寒則引動宿飲而發，或咳或唾。細診之，患兒惡寒收引，唾時喉間有痰鳴聲，面色黃中帶青。舌苔滑，脈滑稍浮。其病位在肺與胃（腸），辨證為痰飲內伏、外感風寒。故宜從痰飲論治，以溫化痰飲為大法。投以小青龍湯酌加健脾補腎固澀之品。

處方：炙麻黃 4g，半夏 6g，白芍 4g，桂枝 4g，乾薑 4g，細辛 4g，茯苓 8g，五味子 4g，炙甘草 4g，焦白朮 8g，茯苓 8g，益智仁 6g，覆盆子 6g，山藥 8g，烏藥 5g，胡桃肉 1 個。服 3 劑而大效。

又在上方加黃芩防止化熱，或針對已出現的化熱之象，繼服 8 劑而癒。

按小兒多唾證雖未列入教科書或相關書籍，但在臨床中常可見到。其表現為多唾，多動，注意力不集中，食慾不振，消瘦，口乾，甚則煩躁，易發脾氣，搖頭或面部肌肉抽動等。其病機與肺、脾、腎為主的臟腑功能失調，復受外邪侵襲以及情志失調有關。在此基礎上使得津液不能輸布或不歸正化而變成痰飲，或停於肺，或停於胃、腸。當風寒引動伏飲時則咳，則唾。故可從痰飲治，「當以溫藥和之」，小青龍湯主之。又《金匱要略》有婦人吐涎沫之治，其曰「婦人吐涎沫，醫反下之，心下即痞，當先治其吐涎沫，小青龍湯主之」。今小兒唾與涎沫，

可同之治。過多之唾與涎沫即痰飲，且多動、眨眼、聳鼻等亦屬「怪病多痰」，故用小青龍湯溫化痰飲即是治痰之法，治涎之法，再在此基礎上酌加健脾之白朮、茯苓以制其生痰之源，使津液歸於正化。又唾為腎液，腎虛不固亦可唾。故再加補腎固澀之益智仁、覆盆子、烏藥、山藥等以使唾液歸於腎，而填腎精，則多唾之證可除。

## 五、匕從正妙用小青龍湯治療疑難雜症的經驗

◎案

張某，男，45歲。2002年10月20日初診。既往身體健康，近1個月來感氣短不足以息，呼吸急促，伴胸悶，無心慌，無口唇發紺，無咳嗽吐痰，參與重體力勞動症狀不加重。經心臟功能測定、胸部X光檢查未發現異常。經西醫抗炎、擴張支氣管治療無效，遂求中醫診治。症見：患者體型肥胖，呼吸急促，可聞及噓噓喘氣聲。R 25次／min，HR 80次／min，雙肺未聞及乾溼性囉音，呼吸音稍粗。心律有序，各瓣膜聽診區未聞及雜音。舌胖質嫩，苔白，脈滑。脈證合參，中醫辨證屬痰飲為患。治以溫肺化飲。擬小青龍湯加枳實薤白桂枝湯加減。

處方：炙麻黃6g，桂枝10g，法半夏10g，乾薑6g，五味子10g，細辛6g，白芍10g，枳實10g，薤白10g，炙甘草6g。5劑，每日1劑，水煎服，早、晚分2次溫服。5劑後痊癒。

按本案患者即張仲景所言「伏飲」之病。伏飲，平時伏而不

顯如常人，發作時尚有痰、喘、咳、滿等症狀。本患者發作時只見喘、滿，無吐痰、咳嗽及其他症狀，又屬無形之痰飲。張仲景《金匱要略·胸痹心痛短氣病脈證治》曰：「平人，無寒熱，短氣不足以息者，實也。」蓋短氣有從素虛宿疾而來者，有從外感新邪而得者，二端皆非，故屬裏實無疑，結合脈證為痰飲，障其升降之氣而然。正如《雜病源流犀燭》所說：「其為物流動不測，故其為害，上至巔頂，下至湧泉，隨氣升降，周身內外皆到，五臟六腑俱有……來去無端，聚散靡定，火動則生，氣滯則盛，風鼓則湧，變怪百端，故痰為諸病之源，怪病皆由痰成也。」

◎案

王某，男，40歲。2002年9月10日初診。既往無慢性肺及心臟疾患史，近2個月來反覆出現夜間呼吸困難，均發生在凌晨1：00～3：00，往往熟睡時被憋醒，起床活動後逐漸緩解。白天活動自如，無臨床症狀。經心肺功能檢測未見異常。心臟彩色都卜勒超音波檢查陰性，胸部X光示心肺正常。西醫給予Isosorbide Dinitrate、理血劑中成藥、複方丹參片等，以改善心肌供血，但無療效，故改為中醫診治。症見：精神好，體型胖。R 16次／min，HR 75次／min，心肺聽診正常。舌淡，舌體胖嫩水滑，脈弦滑。脈證合參，中醫辨證屬痰飲為患。給予小青龍湯加瓜蔞、薤白。

處方：炙麻黃6g，桂枝10g，法半夏10g，乾薑6g，五味子10g，細辛6g，白芍10g，薤白10g，瓜蔞15g，炙甘草6g。7劑，每日1劑，水煎服，早、晚分2次溫服。

7劑而癒。

按本案患者呼吸困難發生在凌晨，現代醫學認為，夜間迷走神經興奮性增高，氣管、支氣管處於收縮狀態，通氣較差，易發生呼吸困難。中醫學認為，夜半陰氣盛極，陽氣始萌，陰盛陽衰，故胸陽不振，易發生呼吸困難。本患者素體陽氣素虛，寒痰水飲內停，故夜半加重。給予小青龍湯溫陽化飲，瓜蔞寬胸，薤白通陽，而獲明顯療效。

## 六、趙德利妙用小青龍湯治療疑難雜症的經驗

◎案

劉某，男，55歲。2005年5月2日初診。上午田間工作時，因用力過度，頭部突然持續性劇烈疼痛，左側較重，伴有嘔吐，開始吐為食物，後為涎沫。神志清楚，四肢無活動障礙。頸部強硬，克尼格徵陽性，左側巴賓斯基徵陽性。腦脊液：見有大量新鮮紅血球。舌質淡，脈沉弦。西醫診斷為蛛網膜下腔出血。中醫辨證為水飲內盛，瘀血鬱阻。治以溫化水飲，活血逐瘀。方用小青龍湯加減。

處方：細辛12g，乾薑12g，桂枝10g，半夏10g，赤芍20g，丹參20g，土鱉蟲10g，茯苓30g，澤瀉20g，生白朮20g，柴胡10g，大黃10g。水煎即服。服後不久藥全部吐出，考慮顱內高壓所致，用20%甘露醇250ml，靜脈注射，半小時滴完，再服以上中藥，每日2次。

## 第二章 經方應用研究

二診：頭痛減輕，大便稀薄，每天 3 次，腹部冷痛。舌質淡，苔白。上方改大黃為 6g，桂枝 20g，20%甘露醇每日 1 次，中藥仍每日 2 次。

三診：頭部仍有脹痛，無嘔吐，煩躁，睡眠不佳。上方加生龍骨 30g，生牡蠣 30g，停用甘露醇，中藥改每日 1 劑，分 2 次服用，守方服用 30 餘劑，臨床治癒。

按此案患者因用力過度而產生瘀血，瘀血內阻腦竅，導致氣化失常，氣機不利則水液運行不暢，聚而為水飲，水飲停留在腦，腦竅受阻，形成諸症。故方用細辛、乾薑、桂枝、半夏溫化水飲，澤瀉、白朮、茯苓健脾利水，丹參、土鱉蟲、赤芍、大黃活血祛瘀、通竅止痛，柴胡載藥上行，以行氣血。服藥後，因陰氣盛，藥不勝病，服後即吐，藥不能發揮療效，暫借西藥之勢，發揮藥效後，逐漸停藥，以中藥為主，療效頗佳。

◎案

李某，女，52 歲。2006 年 6 月 3 日初診。稀水便伴全身搔癢 10 天，每天大便 10～15 次，無膿血和裏急後重感，口渴，汗出，面部皮膚紅腫發亮，全身有分散的皮疹，臍周圍壓痛，大便常規示：白血球（＋）；電子結腸鏡無異常。西醫診斷為過敏性腸炎，方用葛根芩連湯治療。3 劑後，大便仍每天 10 次以上，出現咳嗽，吐白沫樣痰，氣喘不能平臥，雙肺仍有乾性囉音。舌質淡，脈沉。重新辨證為寒飲。方用小青龍湯加減。

處方：麻黃 6g，乾薑 6g，桂枝 10g，半夏 10g，白芍 30g，細辛 6g，五味子 6g，黨參 30g，茯苓 30g，車前子 30g（包煎），甘草 6g。水煎試服 1 劑。

二診：服用 1 劑後，皮膚搔癢減輕，大便每天 2 次，已變稠，咳喘減輕。效不更方，繼用 3 劑，病獲痊癒。

按該案患者因體內素有水飲，復感風邪，外邪引動內飲，下行而為利，誤用芩連等藥，苦寒傷陽，水飲凌肺。出現咳喘不能平臥，方中用乾薑、細辛、半夏溫化寒飲，麻黃宣通肺氣，止咳平喘，桂枝助乾薑、細辛溫化寒飲，白芍調和營衛，加用茯苓、車前子利水，使水從小便走，所謂「治溼不利小便，非其治也」。另黨參、白朮健脾，以絕生飲之源，五味子散中有收。諸藥合用，則陰寒水飲得去，而病痊癒。

## 七、羅國良妙用小青龍湯治療疑難雜症的經驗

◎案

戴某，女，30 歲。1975 年 10 月 20 日初診。患者惡寒發熱無汗，臥床 2 日。詢病史 1 年來常吐痰涎，咳引胸痛，且閉經 1 年。患者前額肌膚灼熱而軀體覆以棉被，脈緊而滑。中醫診斷為閉經。辨證為風寒外束，水飲內停。治以解表散寒，溫肺化飲。方用小青龍湯。

第二章 經方應用研究

處方：麻黃 10g，桂枝 10g，半夏 10g，乾薑 10g，白芍 10g，五味子 10g，細辛 4.5g，甘草 5g。1 劑，水煎服，分 2 次溫服。

翌日到患者家中，迎見患者在廳堂打掃，與臥床就診時判若兩人。其訴服藥後汗出熱退喘平，思食，服稀粥已兩次。當晚並見月經來潮，經量中等。

按本案患者閉經，觀其病史及脈證，乃痰飲為患也。素有痰飲內停，故常吐痰涎；飲為陰邪，易阻遏陽氣，陽氣不展，致胸痛不舒；又感受寒邪，寒主收引，與涇相合，寒涇不化，聚而成痰成飲，阻塞衝任，使胞絡閉阻而月事不行。《金匱要略》云：「婦人之病，因虛、積冷、結氣，為諸經水斷絕。」《婦科大全》亦有「痰涎壅滯而經不行」者。方用小青龍湯，發汗解表，溫化寒飲，辛開通閉，故在飲去表解之時，通經開閉，兩者皆癒。

綜上所述，小青龍湯為治療外寒內飲所致疾患的重要方劑，臨床應用廣泛，幾乎遍及臨床各科疾病，療效確切。上文將其應用思路主要歸納為散水飲，析病機，辨方證，參經絡等四種方法，需要說明的是，這些方法之間並不是完全獨立，而是相互連繫的。臨證時需要多種方法合參並用，方可運用自如，獲得卓效。

下篇　現代研究

# 參考文獻

[01]　劉渡舟。傷寒論講解 [M]，1987

[02]　張小勇，陶曉華。《傷寒論》或然證藥物加減辨析 [J]，2010

[03]　王淑民。《輔行訣臟腑用藥法要》與《湯液經法》《傷寒雜病論》三書方劑關係的探討 [J]，1998

[04]　王雪苔。輔行訣臟腑用藥法要校注 [M]，2008

[05]　張仲景。傷寒論 [M]，2005

[06]　馮世綸。解讀伊尹湯液經 [M]，2009

[07]　方有執。傷寒論條辨 [M]，2009

[08]　趙劍波。淺談小青龍湯的臨床應用 [J]，2008

[09]　葉天士。類證普濟本事方釋義 [M]，2012

[10]　程門雪。學習《傷寒論》的體會 [J]，1962

[11]　張永軍。小青龍湯類方辨析 [J]，2012

[12]　唐瑛，徐珊珊。論張仲景方中麻黃的運用 [J]，2006

[13]　戚經天。袁紅霞教授從半夏方證談經方之魅力 [J]，2013

[14]　許叔微。傷寒百證歌・卷一 [M]，1956

[15]　成無己。注解傷寒論 [M]，2011

[16]　劉完素。傷寒直格 [M]，2013

# 參考文獻

[17] 朱丹溪。丹溪心法 [M]，1997

[18] 張介賓。景岳全書 [M]，2006

[19] 喻嘉言。尚論篇 [M]，2009

[20] 汪昂。醫方集解 [M]，2006

[21] 張志聰。傷寒論集注 [M]，2013

[22] 黃元御。黃元御傷寒解 [M]，2012

[23] 柯琴。傷寒來蘇集 [M]，2009

[24] 徐靈胎。傷寒論類方 [M]，1984

[25] 李顯忠。一通百通講傷寒 [M]，2010

[26] 武躍華。小青龍湯治療呼吸道感染誘發慢性心力衰竭急性加重 [J]，2013

[27] 張錫純。醫學衷中參西錄 [M]，2009

[28] 劉渡舟。傷寒論通俗講話 [M]，2009

[29] 李雅琴。《傷寒論》小青龍湯的臨床應用 [J]，2008

[30] 梁健春。小青龍湯加味治療結核性滲出性胸膜炎 35 例 [J]，1992

[31] 王新昌。小青龍湯臨床舉驗 [J]，1987

[32] 蘭少敏。小青龍湯治療痰淫頭痛 [J]，1985

[33] 劉傳法。小青龍湯治療卡他性中耳炎 14 例 [J]，1988

[34] 談華南,馬春玲,彭付妮等。小青龍湯加味治療腹瀉型慢性潰瘍性結腸炎 46 例 [J],2011

[35] 楊淑芳。小青龍湯的臨床應用 [J],2002

[36] 黃景。小青龍湯治療寒溼痹症的體會 [J],1986

[37] 韓明祖。劉渡舟應用小青龍湯經驗 [J],2000

[38] 趙惠。周仲瑛運用經方辨治咳喘經驗 [J],2014

[39] 張仕玉,劉松林,邢穎等。梅國強教授治療支氣管哮喘經驗簡介 [J],2012

[40] 馬超。小青龍湯治療常見呼吸系統疾病的臨床文獻研究 [J],2010

[41] 顧武軍。小青龍湯證實質探析 [J],2010

[42] 王明煙,裴玉。從兩則病案談運用小青龍湯的體會 [J],2007

[43] 劉愛民。小青龍湯證發揮 [J],1987

[44] 武紫暉,黎輝。傅元謀教授應用小青龍湯治咳經驗 [J],2015

[45] 牛沛然。小青龍湯證辨析 [J],1984

[46] 黃素。小青龍湯新用 [J],1986

[47] 矢數道明。臨床應用漢方處方解說 [M]。李文瑞等譯,2008

[48] 高福壽。小青龍湯治療麻疹經驗 [J],1988

# 參考文獻

[49] 熊曼琪等。小青龍湯經驗淺談 [J]，1989

[50] 吳以嶺等。小青龍湯臨床應用經驗 [J]，1984

[51] 黃先善。小青龍湯的使用 [J]，1993

[52] 唐凱。小青龍湯釋義 [J]，1987

[53] 文小敏。小青龍湯方證釋義 [J]，1995

[54] 李文瑞。小青龍湯證芻議 [J]，2010

[55] 劉璐佳，曲婉瑩，王有鵬等。淺談小青龍湯證 [J]，2016

[56] 李童。小青龍湯方證相應研究 [J]，2011

[57] 崎山幸雄。小青龍湯的現代藥理研究 [J]，1983

[58] 陳克正。小青龍湯現代藥理研究 [J]，1984

[59] 丁培植。小青龍湯方證及現代藥理研究 [J]，2001

[60] 成建山。《傷寒論》小青龍湯方證探析 [J]，2001

[61] 焦陽，周平安。《金匱要略》治痰飲法 [J]，2008

[62] 張子福。小青龍湯臨床應用舉隅 [J]，2010

[63] 劉昱。小青龍湯運用舉隅 [J]，2015

[64] 賈永新。淺談小青龍湯臨床應用的體會 [J]，2010

[65] 韓萍。附子理中湯合小青龍湯加減治療慢性阻塞性肺疾病急性加重期療效觀察 [J]，2011

[66] 趙軍，金英。小青龍湯合血府逐瘀湯用於慢性阻塞性肺病發作期 40 例療效觀察 [J]，2007

[67] 龍輝。葶藶大棗瀉肺湯合小青龍加石膏湯治療肺心病 30 例 [J]，2003

[68] 萬文蓉，謝怡琳。小青龍湯合葶藶大棗瀉肺湯治療懸飲淺析 [J]，2011

[69] 盧世秀，孫學惠。小青龍湯合瓜蔞薤白半夏湯治療肺心病急發期咳喘臨床一得 [J]，2009

[70] 魏道祥。瓜蔞薤白半夏劑的臨床應用探析 [J]，2002

[71] 周正，接力，張曉萍等。小青龍湯合三子養親湯加減治療老年慢性支氣管炎 210 例 [J]，2000

[72] 王鋼，董灩。小青龍湯合陽和湯治療寒性支氣管哮喘的理論探討 [J]，2012

[73] 梁煜，董紅琴。小青龍湯合二陳湯加減治療外感後久咳 50 例 [J]，2008

[74] 孫靜。劉大新教授學術思想總結——玉屏風散合小青龍湯加減治療「過敏性鼻炎哮喘綜合症」臨床療效觀察 [J]，2010

[75] 鄭星宇，杜思哲，任林等。四逆散合小青龍湯治療哮喘急性發作期體會 [J]，2015

[76] 范世友。小青龍湯合千金葦莖湯治療慢性阻塞性肺疾病急性加重期的療效觀察 [J]，2015

參考文獻

[77]　高定一，楊賢鴻，陳俊良等。小青龍湯合香砂六君子湯對過敏性哮喘小鼠氣道反應性與細胞因子的影響 [J]，2015

[78]　鍾柳娜，沈毅，關偉等。小青龍湯合防風通聖丸治療常年性變應性鼻炎 80 例 [J]，2012

[79]　葉俊呈。小青龍湯加味治療嗜酸細胞增多性非變應性鼻炎（鼻鼽）的臨床研究 [D]，2002

[80]　王革。小青龍湯與蘇子降氣湯治療慢性支氣管炎急性發作期的療效比較 [J]，2010

[81]　趙東凱，王檀。應用小青龍湯合己椒藶黃丸治療慢性肺源性心臟病心功能不全 40 例臨床觀察 [J]，2011

[82]　李夏林。小青龍湯合五苓散加減治療慢性鼻炎臨床療效觀察 [J]，2014

[83]　章潔淳。張錫純對小青龍湯的應用思路 [J]，2016

[84]　劉渡舟。怎樣正確使用小青龍湯 [J]，1983

[85]　李可。重危急症小青龍——李可學術思想探討之十九 [J]，2009

[86]　苑述剛。小青龍湯的臨證應用簡釋中醫藥學刊 [J]，2004

[87]　鄂永安。小青龍湯合卡介菌多糖核酸治療變應性鼻炎 80 例 [J]，2004

[88]　王豹，李芳茹，郭亮明等。小青龍湯化裁治療頑固性小兒咳喘 20 例 [J]，2002

[89] 薛鮮苗，劉翠蜂，班秀昀等。小青龍湯加活血化瘀藥治療小兒哮喘療效觀察 [J]，2003

[90] 王字春，李小寧。小青龍湯加減治療發作期小兒寒性哮喘的臨床觀察 [J]，2001

[91] 林冰至。淺議小青龍湯方證 [J]，2016

[92] 王付。經方臨證答疑 [M]，2009

[93] 方宏圖。讀《傷寒雜病論》體悟小青龍湯方證 [J]，2014

[94] 夏睿明。小青龍湯治寒飲咳嗽 [J]，2015

[95] 張友堂，京葉。小青龍湯證的脈證研究 [J]，2011

[96] 何麗清。小青龍湯證多形性的臨床觀察和文獻研究 [D]，2001

[97] 聶惠民。《傷寒論》方藥解析小青龍湯證 [J]，2001

[98] 吳波。論小青龍湯方證的複雜性辨治思維 [J]，2015

[99] 陳亦人。傷寒論譯釋 [M]，1992

[100] 譚穎穎，辛寶。小青龍湯病位辨析 [J]，2013

[101] 何麗清。小青龍湯證症狀多樣性的臨床觀察 [J]，2002

[102] 楊靜，劉建。小青龍湯的臨床應用及體會 [J]，2010

[103] 宋禧，岳桂英，余孟蘭等。小青龍湯治療咳喘臨床觀察 [J]，2003

[104] 房莉萍。射干麻黃湯與小青龍湯臨床辨治鑑別 [J]，2005

[105] 廖雲龍。水飲證治初探 [J]，2006

[106] 謝鳴。名方運用──小青龍湯 [J]，2009

[107] 劉軍。小青龍湯在臨床上的應用體會 [J]，2011

[108] 張家禮。王文鼎醫話錄 [J]，1995

[109] 載玉。朱紫來治寒飲咳喘的經驗 [J]，1995

[110] 蔡華袖。小青龍湯臨床治療經驗 [J]，2013

[111] 錢華。小青龍湯的臨床運用與研究 [J]，2008

[112] 向忠軍，李傑，瞿延暉等。周衡教授運用小青龍湯治療咳嗽病驗案舉隅 [J]，2015

[113] 徐仲才。小青龍湯治療雜病經驗集錦 [J]，1995

[114] 程籬寒，岳春燕，程宏斌等。玉屏風散加味聯合敷貼療法冬病夏治慢性支氣管炎緩解期療效分析 [J]，2014

[115] 京葉。方劑辨證論治方法體之建立──小青龍湯證的辨證施治 [D]，2012

[116] 王立鵬，趙坤。趙坤教授活用小青龍湯治療小兒肺系疾病的驗案舉隅 [J]，2014

[117] 趙德利。張仲景小青龍湯之新用 [J]，2010

[118] 茆建國，朱蔚，郭燕蓉等。自發性氣胸的中西醫研究進展 [J]，2008

[119] 葉碧青。小青龍湯加減治療氣胸併胸腔積液一例 [J]，1985

[120] 郭淑軼。從治驗自發性氣胸看肺合皮毛 [J]，2009

[121] 曾曉芳。小青龍湯治療自發性氣胸 [J]，2004

[122] 徐國勝，祝光禮。辨證施治難治性氣胸驗案舉隅 [J]，2016

[123] 閆麗，何麗清。小青龍湯證本質探析 [J]，2013

[124] 黃臻，顏芳，徐國峰等。變通小青龍湯治療頑固性心力衰竭臨床應用體會 [J]，2011

[125] 王茶茶。小青龍湯臨證應用舉隅 [J]，2014

[126] 陳銳。小青龍加石膏湯臨床新用 [J]，2011

[127] 周立。小青龍湯經驗談 [J]，1987

[128] 張曉華，于德洵，錢鋒等。病態竇房結綜合症中西醫研究進展 [J]，2014

[129] 韓國棟。仲景分型辨治「吐涎沫」[J]，2013

[130] 宋超典。小青龍湯的臨床應用 [J]，1985

[131] 吳銘芳，陳德棶。小青龍湯臨床驗案 4 則 [J]，2014

[132] 桑怡，謝冠群，王小奇等。從五臟辨治腹瀉型腸易激綜合症 [J]，2010

[133] 倪衛東，管仕偉，周春祥等。周春祥運用小青龍湯經驗舉隅 [J]，2014

[134] 王建國。小青龍湯治療疑難重症舉隅 [J]，2010

[135] 王小文。小青龍湯新用 [J]，2010

## 參考文獻

[136] 方愛國。小青龍湯新用 [J]，2004

[137] 戴笠。小青龍湯治療急性腎炎的臨床經驗 [J]，2014

[138] 李占榮，郭起墉。小青龍湯臨床體會 [J]，2014

[139] 黃道富。小青龍湯經驗談 [J]，1995

[140] 宋超。小青龍湯臨床應用 [J]，1976

[141] 朱瑩。小青龍湯臨床運用舉隅 [J]，1992

[142] 董順明。類風溼性關節炎中醫治療探討 [J]，2007

[143] 胡益利。小青龍湯治療證體會 [J]，2000

[144] 嚴興明。湯宗明經方臨證發揮──小青龍湯證 [J]，2014

[145] 盛維雲。小青龍湯臨床應用 3 則 [J]，2011

[146] 賴克方，王長征，郭先健等。支氣管哮喘豚鼠肺內噬酸粒細胞增多和凋亡的關係 [J]，2001

[147] 張青玲。小青龍湯治療小兒外感咳嗽的體會 [J]，2016

[148] 孔維佳。耳鼻咽喉頭頸外科學：第 2 版 [M]，2010

[149] 中華中醫藥學會。中醫耳鼻咽喉科常見病診療指南 [M]，2012

[150] 李晨帥，任勤。小青龍湯在兒科的臨床應用 [J]，2013

[151] 胡鎮。變應性鼻炎六經證治探微 [J]，2016

[152] 朱正民，耿以安，陳虹等。小青龍湯加減治療過敏性鼻炎 [J]，2004

[153] 李丹，呂妍，唐方等。小青龍湯對過敏性鼻炎大鼠症狀積分及血清 IgEIL-12LTC4 水平的影響 [J]，2014

[154] 趙經梅，王志。辨證治療春季結合膜炎 32 例臨床觀察 [J]，1986

[155] 張文。小青龍湯治溼疹 [J]，2004

[156] 劉衛兵，谷峽。小青龍湯治療慢性蕁麻疹 19 例 [J]，1998

[157] 廖永清，陳玉興，簡雪芹等。小青龍湯分煎與合煎藥理作用對比研究 [J]，1999

[158] 苗愛榮，宋延平。小青龍糖漿的藥理作用 [J]，2001

[159] 蘇梅者等。慢性咳喘病中醫辨證與肺功能關係的研究 [J]，1990

[160] 李蘭芳譯。小青龍湯合麻杏石甘湯鎮咳作用的探討 [J]，1996

[161] 黃堅，陳長勳，李儀奎等。用血清實驗法觀察小青龍湯對離體豚鼠氣管平滑肌的作用 [J]，1995

[162] 張偉，李剛，張心月等。小青龍湯對慢性阻塞性肺疾病大鼠核因子 KB 和 γ- 麩胺醯半胱氨酸合酶表達的干預作用 [J]，2006

[163] 王樹鵬，郭小東，張麗豔等。小青龍湯及其加味方對變應性鼻炎大鼠 L-4 和 L-4mRNA 表達的影響 [J]，2006

參考文獻

[164] 黃志力，桂常青，劉錫玖等。生石膏及地龍對小青龍湯解熱的增強作用 [J]，1997

[165] 戴慎，薛建國，岳沛平等。中醫病症診療標準與方劑選用 [M]，2001

[166] 高靈玲，郭群，蘇瑋等。6種傳統方劑單味中藥顆粒體外抑菌作用比較 [J]，1998

[167] 盧長慶，伍銳敏。和漢藥的藥理 [J]，1982

[168] 邢彥霞，李晶，郭麗娟。小青龍湯對過敏性疾病的有用性 [J]，2005

[169] 俞仲毅，汪鴻宇，胡月娟等。小青龍湯整體給藥和含藥血清作用的比較研究 [J]，2001

[170] 倪力強，張寧霞，童瑤等。小青龍湯對哮喘大鼠 Th1/Th2 型細胞因子水平的影響 [J]，2003

[171] 童舜華，吳敦序，包照日格圖等。小青龍湯對大鼠哮喘模型肺組織糖皮質激素受體的影響 [J]，1998

[172] 童舜華。小青龍湯和補腎定喘湯對哮喘大鼠肺組織 β 受體和 cAMP 水平的影響 [J]，1999

[173] 童舜華，吳敦序，陳淑雯等。小青龍湯對哮喘大鼠氣道阻力、肺動態順應性和血嗜酸細胞數的影響 [J]，1999

[174] 張訓綱譯。小柴胡湯，小青龍湯對小兒支氣管哮喘的治療經驗 [J]，1983

[175] 胡國讓等。血清 IgE 檢測在評價補腎法防治支氣管哮喘療效中的應用 [J]，1982

[176] 余南生，詹可順。小青龍湯治療慢性支氣管炎血液流變學觀察 [J]，1999

[177] 高崎。小青龍湯中細辛的抗促癌作用 [J]，1998

[178] 木蘭，葉祖光。漢方藥和抗變應性藥物對人嗜鹼細胞性白血病細胞系 KU812F 的細胞增殖和組胺含量的作用 [J]，1996

[179] 松田正道。漢方方劑的抗促癌作用：第 2 報：小青龍湯對小鼠皮膚及肺促癌劑的抑制效果 [J]，1995

[180] 孫曉波，徐惠波。現代方劑藥理與臨床 [M]，2005

[181] 高雪，曲敬來，邱晨等。小青龍湯改善冷哮型支氣管哮喘氣道重塑的臨床研究 [J]，2006

[182] 吳雪榮。麻黃藥理作用研究進展 [J]，2010

[183] 侯寬昭。中國種子植物科屬詞典 [M]，1998

[184] 邱琴，王廷禮，崔兆傑。桂枝精油化學成分 GC/MS 分析 [J]，2000

[185] 楊琳，趙慶春，譚菁菁等。桂枝的化學成分研究 [J]，2010

[186] 沈群，陳飛龍，羅佳波等。桂枝、肉桂精油化學成分 GCMS 分析 [J]，2002

[187] 趙建一。桂枝的藥理研究及臨床新用 [J]，2010

# 參考文獻

[188] 張豔，明亮，王瑜等。白芍總苷的抗驚厥作用 [J]，1994

[189] 高崇凱，吳雁，王勇等。白芍總苷粉針劑的抗炎鎮痛作用 [J]，2002

[190] 盧傳堅，歐明，王寧生等。薑的化學成分分析研究概述 [J]，2003

[191] Karen L K K，Alaina J A，Van H T，Gingerols and related analogues inhibit arachidonic acid -indueed human platelet serotonin release and aggregation [J]，2001

[192] 曲恆芳，姜豔豔，于建光。妊娠嘔吐的乾薑療法 [J]，2005

[193] Tzeng T F，Liu T M. 6-Gingerol prevents adipogenesis and the accumulation of cytoplasmic lipid droplets in 3T3-L1 cells [J]，2013

[194] 徐植靈，潘炯光，朱啟聰等。中國細辛屬植物精油的氣相色譜—質譜分析：第三報 [J]，1986

[195] 史琳，王志成，馮敘橋等。五味子化學成分及藥理作用的研究進展 [J]，2011

[196] 韓景蘭，李曉萍，劉翠紅等。保肝中藥研究進展 [J]，2001

[197] 李廷利，黃莉莉，郝麗莉等。具有鎮靜催眠作用的中藥活性成分研究 [J]，2003

[198] 林蔚，黃宗鏞，陳冠敏等。中藥五味子改善小鼠睡眠作用的研究 [J]，2009

[199] 苗明三，方曉豔。五味子多糖對正常小鼠免疫細胞的影響 [J]，2003

[200] 王文燕，陳建光。五味子的藥理作用及開發研究 [J]，2007

[201] 邊才苗，楊雲斌，費傑等。五味子提取物體外抑菌作用初探 [J]，2009

[202] 馬廉蘭，李娟，劉志春等。五味子等中草藥對腸道致病菌和條件致病菌的抗菌作用 [J]，2003

[203] 孫文娟，呂文偉，于曉鳳等。北五味子粗多糖抗衰老作用的實驗研究 [J]，2001

[204] 高思海，潘鐵成，李華等。五味子酚對大鼠心臟移植供心的保護作用研究 [J]，2004

[205] 蔡治國，劉偉。咳嗽變異型哮喘的中醫研究進展 [J]，2008

[206] 李曙芳，劉田福，郭民等。五味子乙素對二氧化矽致大鼠肺損傷的保護作用 [J]，2009

[207] 王豔傑，吳勃巖，梁穎。五味子粗多糖拮抗環磷醯胺誘導小鼠微核的實驗研究 [J]，2006

[208] 王豔傑，吳勃巖，孫陽等。五味子粗多糖對 H22、S180 荷瘤小鼠抑制作用的實驗研究 [J]，2007

[209] 關亞會，賈洪文，王巍等。五味子木脂素類藥理作用的研究 [J]，2008

[210] 郭冷秋,張鵬,黃莉莉等。五味子藥理作用研究進展 [J],2006

[211] 姚軍強。半夏的藥理作用及其臨床配伍運用 [J],2013

[212] 黃慶彰。中藥的鎮咳作用半夏與貝母 [J],1954

[213] 劉守義,尤春來。半夏抗潰瘍作用機理的實驗研究 [J],1992

[214] 奧井由佳。半夏對大鼠迷走神經胃支傳出活動的激活作用 [J],1995

[215] 陶宗晉。半夏蛋白的分離、結晶、生物活力和一些化學性質 [J],1981

[216] 陳惠玲。半夏蛋白的抗兔胚泡著床作用 [J],1984

[217] 藤守志。半夏浸劑抗心律失常作用的實驗研究 [J],1983

[218] 張小麗,謝人明。四種中藥對血小板聚集性的影響 [J],2000

[219] Riordan J F. Biocheistry of zinc [J],1976

[220] 惠壽年,董阿玲。國內對甘草化學成分的研究進展 [J],1999

[221] 李儀奎,劉青雲,沈映君等。中藥藥理學 [M],1997

[222] 張驛珠。小青龍湯加減治療咳喘 20 例 [J],2009

[223] 李曉雲。小青龍湯加減治療小兒寒飲咳喘的體會 [J],2010

[224] 劉芳。小青龍湯治療支氣管哮喘寒哮型療效觀察 [J]，2016

[225] 黃山，劉英。小青龍湯加減治療小兒急性支氣管炎臨床觀察 [J]，2015

[226] 劉智剛。小青龍湯加減治療喘息型支氣管肺炎 62 例臨床分析 [J]，2015

[227] 關豔楠，羅豔。小青龍治療小兒寒性哮喘 40 例 [J]，2016

[228] 趙競秀。小青龍湯加減治療老年肺炎的臨床效果 [J]，2016

[229] 張海泉。加味小青龍湯對慢性肺心病急性發作期的改善作用 [J]，2012

[230] 唐萬雲，曾玉英，汪秀玲等。血府逐瘀湯合小青龍湯治療慢性肺源性心臟病急性加重期臨床觀察 [J]，2016

[231] 葛素娟。小青龍湯治療慢性心力衰竭 30 例臨床觀察 [J]，2014

[232] 于洋。小青龍湯的臨床新用 [J]，2011

[233] 張毅，顧蘅。小青龍湯方藥辨析 [J]，2015

[234] 徐嫚麗。鄭小偉運用小青龍湯治療支氣管哮喘醫案二則 [J]，2014

[235] 馬學忠。小青龍湯治療變應性鼻炎的研究 [J]，1996

[236] 王付。小青龍湯方證及變證與衍生方的應用 [J]，2013

[237] 陳玉珍等。小青龍湯治療病態竇房結綜合症的藥理研究 [J]，1995

[238] 孫豔紅。小青龍湯治療慢性支氣管炎急性期（外寒內飲證）臨床觀察 [D]，2009

[239] 徐升，楊昆，龔新月等。小青龍湯理法方藥指導臨床的體會 [J]，2015

[240] 余濤，薛漢榮。薛漢榮教授運用小青龍湯治療哮病經驗 [J]，2014

[241] 乜從正。小青龍湯淺釋與臨床應用舉隅 [J]，2003

[242] 高金泉，楊育周。經方臨證應用舉隅 [J]，2015

[243] 張德貴，游瑞珍。小青龍湯雜病治驗四則 [J]，2002

[244] 王明炯。從兩則病案談運用小青龍湯的體會 [J]，2007

[245] 周仲瑛。經方的變通應用 [J]，2005

[246] 羅國良。小青龍湯經驗總結 [J]，1987

國家圖書館出版品預行編目資料

小青龍湯：寒飲咳喘良方 / 楊建宇，王成祥，朱慶文 主編. -- 第一版. -- 臺北市：崧燁文化事業有限公司, 2025.04
面；　公分
POD 版
ISBN 978-626-416-486-3（平裝）
1.CST: 中藥方劑學
414.6　　　　　　　114004001

電子書購買

爽讀 APP

臉書

# 小青龍湯：寒飲咳喘良方

主　　編：楊建宇，王成祥，朱慶文
發 行 人：黃振庭
出 版 者：崧燁文化事業有限公司
發 行 者：崧燁文化事業有限公司
E - m a i l：sonbookservice@gmail.com
粉 絲 頁：https://www.facebook.com/sonbookss/
網　　址：https://sonbook.net/
地　　址：台北市中正區重慶南路一段 61 號 8 樓
8F., No.61, Sec. 1, Chongqing S. Rd., Zhongzheng Dist., Taipei City 100, Taiwan
電　　話：(02) 2370-3310　　傳　　真：(02) 2388-1990
印　　刷：京峯數位服務有限公司
律師顧問：廣華律師事務所 張珮琦律師

-版權聲明-

本書版權為中原農民出版社所有授權崧燁文化事業有限公司獨家發行繁體字版電子書及紙本書。若有其他相關權利及授權需求請與本公司聯繫。
未經書面許可，不可複製、發行。

定　　價：480 元
發行日期：2025 年 04 月第一版
◎本書以 POD 印製